精选疑难杂病秘验良方1000例

轩丽勇 / 编著

JINGXUAN YINAN ZABING MIYAN
LIANGFANG 1000LI

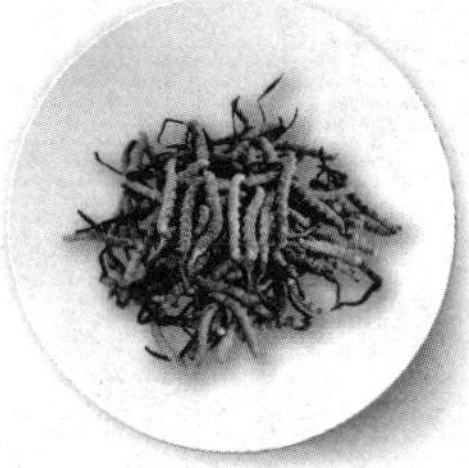
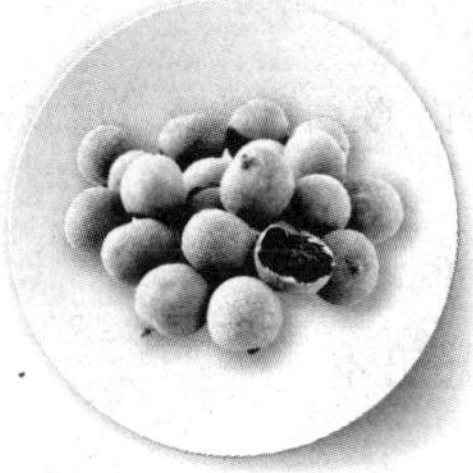
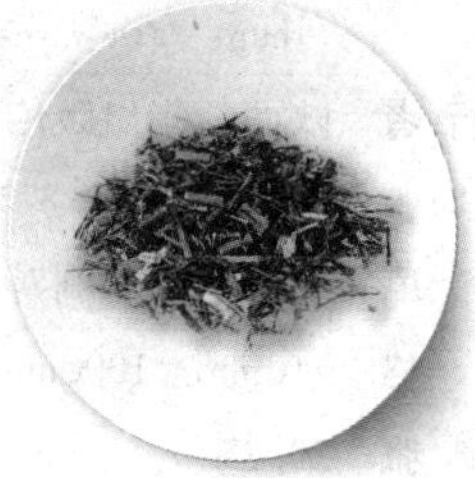

陕西新华出版传媒集团
陕西科学技术出版社

图书在版编目（CIP）数据

精选疑难杂病秘验良方1000例/轩丽勇编著. —西安：陕西科学技术出版社，2016. 1

ISBN 978 -7 -5369 -6599 -7

Ⅰ. ①精… Ⅱ. ①轩… Ⅲ. ①疑难病—验方—汇编 Ⅳ. ①R289. 5

中国版本图书馆 CIP 数据核字（2015）第 299184 号

精选疑难杂病秘验良方 1000 例

出 版 者 陕西新华出版传媒集团 陕西科学技术出版社
西安北大街 131 号 邮编 710003
电话（029）87211894 传真（029）87218236
http：//www. snstp. com

发 行 者 陕西新华出版传媒集团 陕西科学技术出版社
电话（029）87212206 87260001

印 刷 北京建泰印刷有限公司

规 格 710mm × 1000mm 16 开本

印 张 20. 25

字 数 320 千字

版 次 2016 年 3 月第 1 版
2020 年 5 月第 2 次印刷

书 号 ISBN 978 -7 -5369 -6599 -7

定 价 28. 00 元

前言

FOREWORD

社会经济的发展推动了全民经济的提升，人们的生活水平好了，各种物质享受也越来越丰富。在这样的前提下，自然会更加关心自己的健康问题。怎样才能更健康长寿？怎样才能摆脱疾病的困扰提升生活质量？

自古以来，人们为达到健康长寿的目的，做了各种各样的尝试，付出了大量的心血，然而大部分都是徒劳无功。长生不老虽然不可能实现，影响人类健康的因素也是千奇百怪，但人类的智慧却总是“道高一尺，魔高一丈”，我们的祖先从神农尝百草开始，历经千年，最终从纯天然的食材、药材中发现了很多延年益寿、药到病除的秘验良方。

秘验良方是我国传统医学的独特存在，并且代代相传，大都经历过漫长的考验，具有其他医疗方法不可代替的功效，并且简单实用、取材方便、价格低廉。民间流传说“偏方治百病”，虽然有些夸张，但很多偏方在民间都有很好的口碑。这本《精选疑难杂病秘验良方1000例》主要针对疑难杂症进行阐述，内容囊括内科、外科、五官科、儿科、妇科、男科、皮肤科等7大类各种疑难杂病上百种。疑难杂病通常是指那些病因复杂、诊断难以统一、医治难度较大的疾病，而这些疾病的涉及范围很广，包括人体的各个系统，概括了临床上众多的奇病、怪病、顽症以及病情复杂的疾病。因此，疑难杂病是一个广义的概念，并不单指某种疾病。

本书精选了治疗疑难杂病的特效良方1000余道，并详细讲解了每一道良方的配方、制用法、功效以及注意事项等。除了有内服的良方，还有其他诸如外敷、熏洗等治疗法，既有名医的临床良方，又有久经考验的民间偏方。

本书所列举的秘验良方有据可考，疗效可靠，从科学的角度出发，具有一定的实用性，并且语言通俗易懂，深入浅出的叙述方式适合普通人阅读，是家庭必备的健康工具书，是普通百姓日常保健必备的秘方大全。最后，提醒各位读者，中医注重“因人而异”的治疗，且书中一些良方因年代久远，并不一定适合每个个体的治疗与保健，因此，患病后应及时去医院就诊，并在医生的指导下使用良方。

编 者

目录

CONTENTS

第1章 内科疑难杂病良方

第2章 外科疑难杂病良方

第3章 五官科疑难杂病良方

第5章　妇科疑难杂病良方

第6章　男科疑难杂病良方

第7章 皮肤科疑难杂病良方

第1章 内科疑难杂病良方

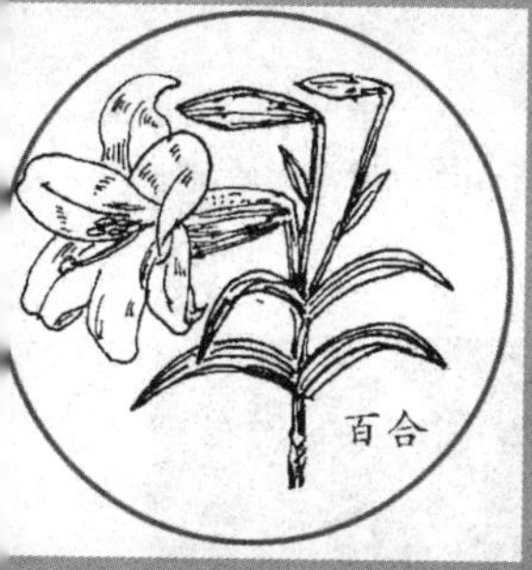

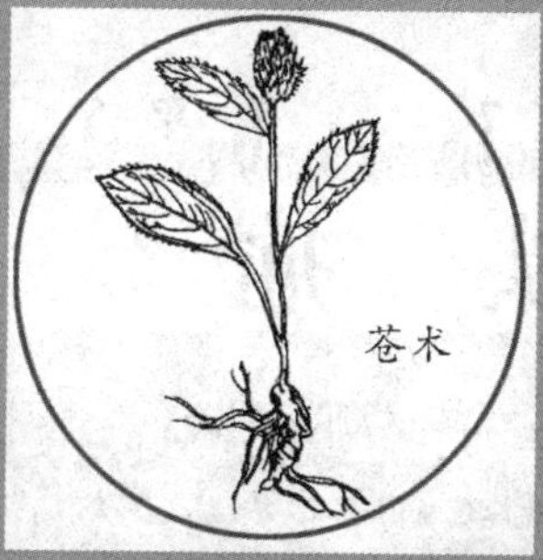

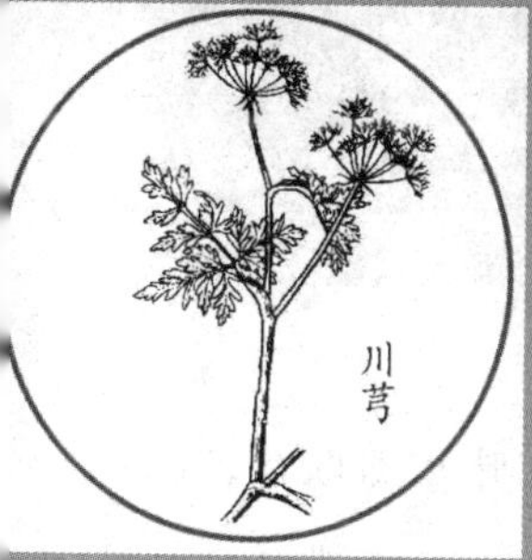

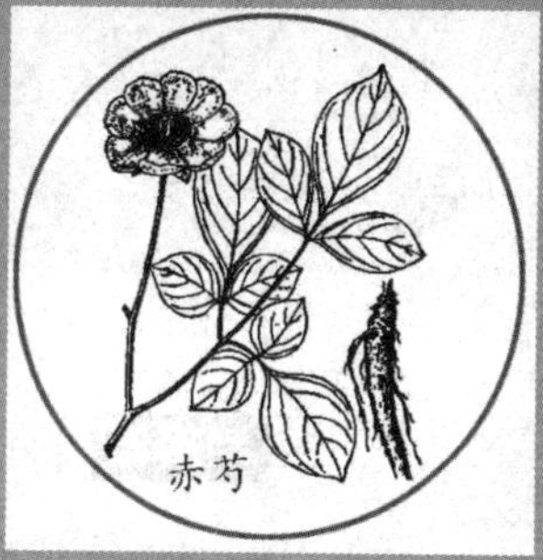

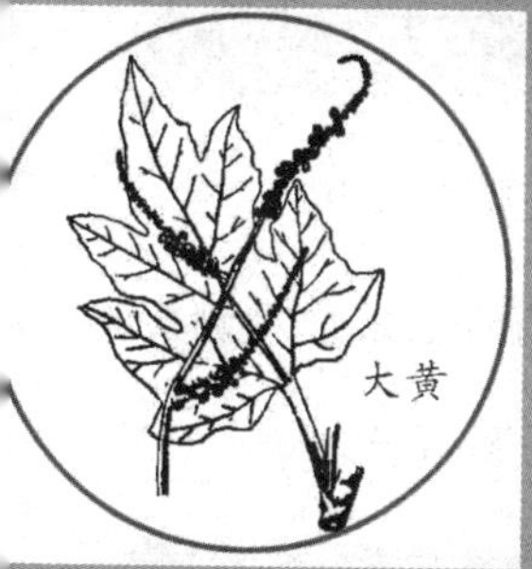

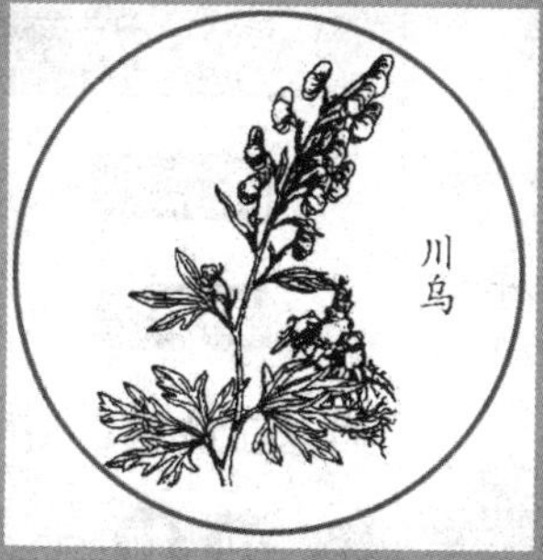

头痛

头痛是临床常见的症状，通常将局限于头颅上半部，包括眉弓、耳轮上缘和枕外隆突连线以上部位的疼痛统称头痛。头痛病因繁多，神经痛、颅内感染、颅内占位病变、脑血管疾病、颅外头面部疾病，以及全身疾病如急性感染、中毒等，均可导致头痛。此病多发生在青年、中年和老年人群中。头痛的原因大致可分为原发性和继发性两类。前者不能归因于某一确切病因，也可称为特发性头痛，常见的如偏头痛、紧张型头痛；后者病因可涉及各种颅内病变如脑血管疾病、颅内感染、颅脑外伤，全身性疾病如发热、内环境紊乱以及滥用精神活性药物等。

蜂蜜饮

配　方 蜂蜜50克。

制用法 有酒后头痛史的人，在饮酒前后吃蜂蜜50克，便可防止酒后头痛、头晕现象的发生。

功效

清热解毒，缓中止痛。适用于酒后头痛。

山楂陈皮汤

配　方 山楂、白糖各20克，冬瓜皮30克，陈皮15克。

制用法 将前3味水煎取汁，调入白糖即成。每日1剂。

功效

清热，理气，止痛。适用于头痛。

大黄细辛末

配　方 大黄、细辛各6克。

制用法 以上药研细末，左侧头痛塞左鼻，右侧头痛塞右鼻。

功效

散寒化痰，通窍止痛。治疗鼻炎、鼻窦炎引起的头痛、鼻塞。

二白汤

配方 白芍30克，蝉衣、白芷各12克，葛根15克，桂枝6克，细辛3克，川芎、蔓荆子各10克，生甘草8克。

制用法 将上药水煎，每日1剂，分3次口服。

功效

祛风活血。主治血管神经性头痛。

芹菜炒香菇

配方 芹菜400克，水发香菇50克。

制用法 按家常做法佐餐食用。

功效

平肝潜阳。适用于伴有眩晕、耳鸣、急躁等肝阳上亢的头痛。

大青根臭牡丹汤

配方 大青根、豨莶草、苍耳草、臭牡丹各30克。

制用法 水煎服。

功效

主治偏头痛。用此方治疗偏头痛患者39例，痊愈28例，好转9例，无效2例。

白芷川穹葱白汤

配方 白芷、川芎各10克，葱白7根。

制用法 水泡1小时，煎沸后6～10分钟即可。

功效

主治偏头痛。用此方治疗偏头痛52例，痊愈46例，好转4例，无效2例。

胡椒百草霜泥

配方 胡椒、百草霜各30克，葱白适量。

制用法 将胡椒研为极细粉末，加入百草霜混合均匀，贮瓶备用。用时取药末6克，同葱白共捣烂如泥状，敷于患者肚脐上，盖以纱布，胶布固定。

功效

适用于风寒型头痛。症见头痛时作，痛连项背，恶风畏寒，遇风尤剧，口不渴，苔薄白，脉浮。敷药后令患者覆被而卧，并吃热粥，以助药发汗，汗出痛止。

荞麦陈醋糊

配方 荞麦30克，陈醋适量。

制用法 将荞麦放入锅内炒至焦黄色，加醋再炒，然后取出用醋调成稠糊，装布袋中，趁热敷额上发际处。冷后炒热再敷之，至鼻子流黄臭涕，停止。

功效

祛风，活血止痛。用于治疗鼻窦炎、鼻炎、鼻寒引起之偏头痛。

马齿苋川朴硝膏

配方 生马齿苋1握，川朴硝30克。

制用法 取上药混合研细，入麻油，调令如膏，涂于头上，立见效。

功效

治热病头痛不可忍。症见头痛如裂，恶风发热，面红目赤，口渴欲饮，便秘尿赤，舌质边尖红，苔薄黄，脉浮数。

鲜薄荷叶外敷方

配方 鲜薄荷叶适量。

制用法 鲜薄荷叶在温水中浸泡5分钟，外敷太阳穴或头痛部位。

功效

疏散风热，清利头目。治偏头痛、高血压头晕痛。

艾叶生姜糊

配方 艾叶、生姜各6克，小麦5克，葱白4克。

制用法 将上药共研为糊状。每晚9时取本品加热至50℃左右，置布袋上，使药覆盖额颞部，次晨取下，头痛发作时连用3次。

功效

共治疗偏头痛20例，基本控制3例，显效10例，好转6例，无效1例。

泽兰根防风外敷方

配方 泽兰根、防风、白酒各适量。

制用法 捣成泥（鲜品佳），炒鸡蛋外敷患处。1日1换。

功效

泽兰，菊科泽兰属，别名飞机草、香泽兰。味辛温，气香，有舒筋活络、杀虫、活血的作用。

丁香细辛末

配方 丁香、细辛、薄荷脑各10克，川芎、白芷各30克，冰片5克。

制用法 将上药共研为极细末，过7号筛，装入嗅吸器内或装瓶密闭备用。取本品喷入无头痛侧鼻孔内，轻压对侧鼻翼，深吸气3分钟，痛止停药，可用至30分钟。

功效

本方共治疗血管神经性头痛30例，治愈19例，显效6例，有效4例，无效1例。

地龙半夏末

配方 全蝎21个，地龙6条，蝼蛄3个，五倍子15克，胆南星、半夏、白附子各30克，木香9克。

制用法 上药共研细末，每次取适量，加1/2的面粉，用酒调成饼，偏头痛摊贴于患侧太阳穴，全头痛摊贴于双太阳穴或两侧交替使用，外用纱布包裹固定。本法用于偏正头痛效果更佳。

功效

适用于脉络瘀阻型头痛。患者平时应避免或减少日晒，头痛发作时宜进入安静而避光的环境内，并卧床休息，尽可能促其睡眠。

阉鸡尾龙胆草末

配方 阉鸡尾36克，龙胆草20克，薄荷脑2克。

制用法 共研末，白酒调。适量外敷两侧太阳穴。每日1换。

功效

适用于偏头痛治疗。

咳　嗽

咳嗽是人体清除呼吸道内的分泌物或异物的保护性呼吸反射动作。虽然有其有利的一面，但剧烈长期咳嗽可导致呼吸道出血。中医认为，咳嗽是因外感六淫，脏腑内伤，影响于肺所致的有声有痰之症。见《素问·五脏生成篇》：咳谓无痰而有声，肺气伤而不清也；嗽是无声而有痰，脾湿动而为痰也。咳嗽谓有痰而有声，盖因伤于肺气动于脾湿，咳而为嗽也。

治疗咳嗽应区分咳嗽类型，西药、中药皆可，但以食疗为最佳，另外，还需正确区分一般咳嗽和咳嗽变异性哮喘，防止误诊。

石菖蒲外用方

配　方 石菖蒲、葱白、生姜各20克，艾叶10克。

制用法 所有药材切碎擦烂，炒热，纱布包裹，从胸背向上熨（按擦），凉后炒热再熨，1日3次。

功效

适用于风寒所致的咳嗽气促。

桃仁杏仁饮

配　方 桃仁、杏仁、栀子各7枚，白胡椒7粒，糯米15粒。

制用法 上药共捣碎，外敷双侧涌泉穴，胶布固定，晚敷晨揭。每日1次，一般3～5日可愈。

功效

本方应现捣现用。

玉米须橘皮饮

配　方 玉米须、橘皮各适量。

制用法 共加水煎，日服2次。

功效

止咳化痰。主治风寒咳嗽、痰多。

六君子膏

配　方 六君子丸加胆南星、香附、黄芩、黄连、麦冬、枳壳、石菖蒲、生姜、竹茹各等份。

制用法 上药用香油煎熬，去渣、入黄丹收膏。每取适量，贴肺俞穴（双），外加固定。

功效

健脾清肺，化痰止咳。主治咳嗽（脾虚痰热型）。临床证明，本方有良好的治疗和预防作用。

蜂蜜萝卜汁

配　方 蜂蜜、新鲜萝卜各150克。

制用法 将萝卜洗净、切丁，放入沸水中煮沸捞出，控干水分，晾晒半日。把萝卜丁放入锅中加蜂蜜，用小火煮沸调匀，晾凉后服用。

功效

理气除胀，消食化痰止咳。

贝母蒸甲鱼

配　方 川贝母5克，甲鱼1只（约500克），鸡清汤1公斤，葱、姜、花椒、料酒、盐各适量。

制用法 将甲鱼宰杀，去头及内脏，切块备用。将甲鱼块放蒸盆内，加入贝母、盐、料酒、花椒、葱、姜、鸡清汤，上笼蒸1小时，趁热服食。

功效

滋阴清热，润肺止咳，退热。治阴虚咳喘、低热、盗汗等。

双仁蜜饯

配方 甜杏仁、核桃仁各250克，蜂蜜500克。

制用法 先将甜杏仁、核桃仁去皮、尖，研细，加入蜂蜜，拌匀。每次3克，日服2次。

功效

主治咳嗽。

鲜梨贝母方

配方 鲜梨500克，贝母末6克，白糖30克。

制用法 将梨去皮剖开，去核，把贝母末及白糖填入，合起放在碗内蒸熟，早晚分食。

功效

清热化痰，散结解表。用治咳嗽或肺痈，症见胸痛，寒战，咳嗽，发热，口干，咽燥，痰黄腥臭或脓血痰等。

冰糖燕窝粥

配方 燕窝10克，大米100克，冰糖50克。

制用法 大米淘洗干净后放入锅内，加清水3大碗，旺火烧开，改用小火熬煮。将发好纯净的燕窝放入锅中与大米同熬约1小时，加入冰糖溶化后即成。

功效

滋阴润肺，止咳化痰。治肺虚久咳及咳喘伤阴。

荆芥薄荷饮

配方 荆芥、薄荷各9克，辛夷花6克。

制用法 共研末。放入杯中浸泡10分钟，代茶频饮。每剂可泡3～4次。

功效

疏风解表，清热解毒，利咽止咳。主治风寒风热型咳嗽、上呼吸道感染。

香菜汤治咳嗽

配方 香菜、饴糖各30克，粳米100克。

制用法 先将粳米洗净，加水煮汤。取粳米汤3汤匙与香菜、饴糖搅拌后蒸10分钟。趁热1次服，注意避风寒。

功效

辛温解表，和胃清肺。主治伤风咳嗽。

鲜豆浆

配方 鲜豆浆500毫升，白糖适量。

制用法 将豆浆放入锅中，大火烧沸，加入白糖，再煮2~3沸即可饮服。每日1剂。

功效

养阴清肺，化痰止咳。主治体虚消瘦、久咳、便燥等症。

燕窝炖梨

配方 燕窝5克（水浸泡），白梨2个，川贝母10克，冰糖5克。

制用法 白梨挖去核心，将其他3味同放梨内，盖好扎紧放碗中，隔水炖熟食用。

功效

养阴润燥，止咳化痰。治多年痰咳、气短乏力。

萝卜胡椒汤

配方 萝卜1个，白胡椒5粒，生姜3片，陈皮1片。

制用法 加水共煎30分钟，日饮汤2次。

功效

下气消痰，治咳嗽痰多。甜杏仁具有润肺、平喘的功效。本方可治虚劳咳喘、肠燥便秘。经常食用可治肺肾两虚久咳、久喘等。

紫色丸

配方 紫菜、蜂蜜各适量。

制用法 紫菜研成末，炼蜜做成丸状。每次服6克，1日服2~3次，饭后吃。

功效

和胃清热。主治咳嗽。

绿豆粳米粥

配方 绿豆100克，粳米、百合各50克，白糖适量。

制用法 将绿豆加水800毫升，大火煮至开裂，再将粳米、百合洗净放入，慢熬至粥成时，下白糖，调匀。分2~3次空腹服。

功效

适用于热病后期阴虚咽干咳嗽、烦躁失眠、神志不安、小便短赤、慢性咽炎。

川贝杏仁乳

配　方 苦杏仁9克，川贝3克，梨汁1小杯，糖适量。

制用法 杏仁用水泡软后捣碎，加水200毫升，煎汤去渣，加入川贝、梨汁、糖，研成杏仁乳。日服2次，每次15毫升。

功效

理气，润肺。主治咳嗽、慢性咳痰。

橘红酒

配　方 橘红30克，白酒500毫升。

制用法 将橘红加工粗碎，浸入白酒中封固，7天后即可饮用。每日晚间睡前服10~15毫升。

功效

理气散寒，化痰止咳。适用于肺脾不和、湿痰久蕴而引起的咳嗽多痰及每逢寒冷即复发不愈者，如长年慢性气管炎、哮喘病之寒湿偏盛者。

风寒咳嗽酒

配　方 全紫苏120克，陈皮60克，杏仁、栝楼、浙贝母、半夏、茯苓、干姜、枳壳、百部、白前、桔梗、桑白皮、枇杷叶各30克，甘草、细辛、豆蔻仁、五味子各15克，白酒5000毫升。

制用法 将前18味药共捣碎，装入细纱布袋中，扎紧口，置于容器中，倒入白酒浸泡、密封，隔日摇动1次。10~12日后开封，过滤去渣即可。每次服30~50毫升，每日早、晚各服1次。

功效

祛风散寒，止嗽平喘。适用于寒凉咳嗽，症见咳嗽气喘、鼻塞流涕、喉痒声重、痰稀色白、头痛发热、恶寒或恶风等。

黄芩外敷方

配　方 黄芩、桑叶、连翘、半夏、茯苓各40克，陈皮30克，甘草、杏仁各20克，白芥子10克。

制用法 上药共研细末，装瓶备用。取药末适量，用清水少许调为稀糊状，外敷于肚脐处。敷料覆盖，胶布固定。每日换药1次，7次为1个疗程。

功效

疏风清热，宣肺止咳。主治急性支气管炎咳嗽。

蜈蚣全蝎贴

配方 蜈蚣、全蝎各1克，古月15克。

制用法 上药烤干共研细末，摊在普通膏药上面，贴背部肺俞穴。每日换药1次，直至咳嗽好转或停止。

功效

用药期间忌食酸、冷、辛、热燥之食物。

生白矾外敷方

配方 生白矾30克。

制用法 用酸醋调匀，敷双侧足心，外用纱布固定。24小时更换。

功效

本方适用于久咳不愈者。可连用3次，3次无效者改用其他方法治疗。

感冒

普通感冒俗称“伤风”，又称急性鼻炎或上呼吸道卡他，多由鼻病毒引起，其次为冠状病毒、副流感病毒、呼吸道合胞病毒、埃可病毒、柯萨奇病毒等引起。

发生感冒时，通常起病较急，潜伏期1~3天不等，随病毒而异，肠病毒较短，腺病毒、呼吸道合胞病毒等较长。主要表现为鼻部症状，如喷嚏、鼻塞、流清水样鼻涕，也可表现为咳嗽、咽干、咽痒或灼热感，甚至鼻后滴漏感。发病的同时或数小时后可有喷嚏、鼻塞、流清水样鼻涕等症状。2~3天后鼻涕变稠，常伴咽痛、流泪、味觉减退、呼吸不畅、声嘶等。一般无发热及全身症状，或仅有低热、不适、轻度畏寒、头痛。体检可见鼻腔黏膜充血、水肿、有分泌物，咽部轻度充血，并发咽鼓管炎时可有听力减退等症状。脓性痰或严重的下呼吸道症状提示合并鼻病毒以外的病毒感染或继发细菌性感染。如无并发症，5~7天可痊愈。

柴胡香薷饮

配方 柴胡、香薷、银花、连翘、厚朴、炒扁豆、淡竹叶、藿香各10克，黄芩、焦山栀各5克。

制用法 上药先用温水浸泡30分钟，水煎，水开后10分钟即可，每日1剂，分3～4次温服。湿邪偏重，症见恶心呕吐明显者，加佩兰叶10克，白豆蔻5克；暑热偏重，症见高热口渴、心烦、尿短赤者，加生石膏20克，知母10克，板蓝根20克；热盛动风，症见高热抽搐者，加紫雪散1支。

功效

祛暑化湿，退热和中。主治夏季感冒。

大蒜汁

配方 大蒜适量。

制用法 捣汁。用棉球蘸汁，塞入鼻孔。

功效

预防流行性感冒。

红糖乌梅汤

配方 乌梅4个，红糖100克。

制用法 加水共煮浓汤。分2次服。

功效

解表散寒，发汗退热。治感冒，症见发热、畏寒等。

葱白大蒜汤

配方 葱白500克，大蒜250克。

制用法 葱白洗净，大蒜去皮，切碎，加水200毫升煎汤。每日服3次，每次1茶杯。

功效

解毒杀菌，透表通阳。可预防流行性感冒。

核桃葱姜茶

配方 核桃仁、葱白、生姜各25克，茶叶15克。

制用法 将核桃仁、葱白、生姜共捣烂，与茶叶一同放入砂锅内，加水1碗半煎煮。去渣1次服下，盖棉被卧床，注意避风。

功效

解表散寒，发汗退热。治感冒发热、头痛无汗。

米醋汤

配方 米醋不拘量。

制用法 米醋加水适量，小火慢熬，在室内熏蒸约1小时。

功效

消毒杀菌。有预防流行性感冒、脑膜炎、胆囊炎之功效。

葱姜豆豉液

配方 葱白5根，姜1片，淡豆豉20克。

制用法 用砂锅加水1碗煎煮。趁热顿服，然后卧床盖被发汗，注意避风寒。

功效

解热透表，解毒通阳。用于感冒初起，症见鼻塞、头痛、畏寒、无汗等。

羌活蒲蓝汤

配方 羌活、蒲公英、板蓝根各15～30克。

制用法 每日1剂，水煎，分2～3次服。

功效

外散表邪，内清热毒。主治流行性感冒。属风热型口渴甚者，加石膏30克；咳嗽明显者，加桔梗15克；兼见气虚者，加党参18克；若挟湿邪者，加苍术15克；若挟食滞者，加焦三仙各15克。

荆芥穗板蓝根液

配方 荆芥穗、羌活、白芷、杏仁各10克，板蓝根、生石膏各35克，前胡、黄芩各15克，淡豆豉30克。

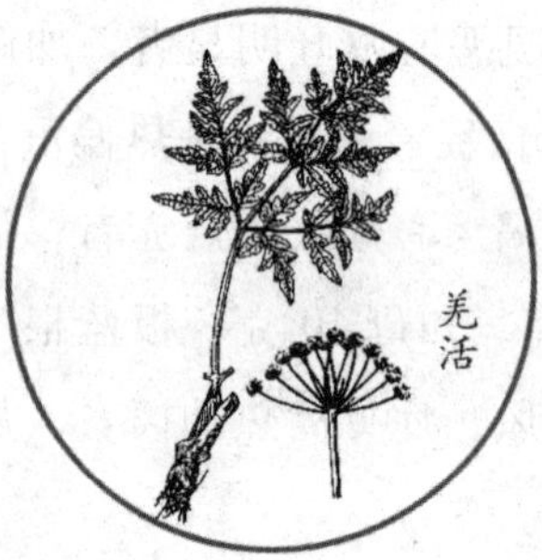

制用法 每日1剂，用温水浸泡15分钟，微火水煎约20分钟，水煎2次，每次煎取药液150～200毫升，每日服2～4次。

功效

祛风散寒，清热解毒。主治感冒。

马鞭草羌活汤

配方 马鞭草30克，青蒿、羌活各15克。

制用法 每日1剂，水煎服。

功效

祛风散寒，止痛。用于流行性感冒。

柴胡桂枝汤

配　方 柴胡、桂枝各6克，黄芩9克，白芍8克，党参10克，半夏3克，生姜2片，甘草2克。肢节疼痛偏重者，去党参，加生黄芪12克，防风6克；口干者，去半夏，加麦冬10克；咳痰黄黏者，去生姜、半夏，加竹茹、枳实各8克；体质较实者，不用参；体质弱者，加当归8克。

制用法 每日1剂，水煎服。

功效

解急退热，温阳散寒。主治流行性感冒。用此方治疗流感患者18例，均获得满意的疗效。

板蓝根金银花汤

配　方 板蓝根、金银花各20克，牛蒡子、贯众、连翘各15克，淡豆豉、杏仁、荆芥、桔梗、前胡各10克，薄荷、苏叶各8克，甘草6克。

制用法 每日1~2剂，水煎，分2~3次口服。

功效

主治感冒。用此方治疗感冒患者199例，其中服药2剂治愈者120例，3剂治愈者45例，4剂治愈者34例。

青叶龙葵汤

配　方 青叶30克，龙葵、鱼腥草、射干各15克。

制用法 每日2剂，每剂加水600毫升，煎至200毫升，加白糖或蜂蜜，2次分服。

功效

清热解毒，利咽消肿。主治感冒、流行性感冒。此方治疗流感患者94例，治愈87例，无效7例，有效率为92.5%。

柴胡鸭跖草液

配　方 柴胡12克，鸭跖草25克，金银花15克，板蓝根20克，桔梗、桂枝各10克，生甘草6克。

制用法 每日1剂，将上药用水浸泡60分钟（以水淹没药面为度），用温火煮沸3次，合并药液，分2次口服。

功效

主治感冒。用此方治疗感冒患者536例，均获治愈。其中服药2剂治愈者491例，3剂治愈者45例。

失眠

失眠按病因可划分为原发性和继发性两类，失眠患者的临床表现主要有以下方面：①睡眠过程的障碍。入睡困难、睡眠质量下降、睡眠时间减少。②日间认知功能障碍。记忆、注意力下降从而导致白天困倦，工作能力下降，在停止工作时容易出现日间嗜睡现象。③大脑边缘系统及其周围的植物神经功能紊乱。心血管系统表现为胸闷、心悸、血压不稳定，周围血管收缩扩展障碍；消化系统表现为便秘或腹泻、胃部闷胀；运动系统表现为颈肩部肌肉紧张、头痛和腰痛。情绪控制能力减低，容易产生波动。④其他系统症状。容易出现短期内体重减低、免疫功能减低和内分泌功能紊乱。

失眠在《内经》中称为“目不瞑”“不得眠”“不得卧”，并认为失眠原因主要有两种，一是其他病症影响，如咳嗽、呕吐、腹满等，使人不得安卧；二是气血阴阳失和，使人不能入寐，如《素问·病能论》曰：“人有卧而有所不安者，何也？……脏有所伤及，精有所寄，则安，故人不能悬其病也。”失眠是临床常见病症之一，虽不属于危重疾病，但常妨碍人们正常生活、工作、学习和健康，并能加重或诱发心悸、胸痹、眩晕、头痛、中风病等病症。顽固性的失眠，给病人带来长期的痛苦，甚至形成对安眠药物的依赖，而长期服用安眠药物又可引起医源性疾病。

大枣煨猪心

配　方 猪心1只，大枣10枚，精盐适量。

制用法 猪心洗净切块，与大枣一同入锅煮汤，加精盐调味食用。每日1剂。

功效

健脾益气，养心安神。用治心脾两虚型失眠，症见食少不寐，多梦易醒，面白无华，体倦神疲，心悸健忘，饮食乏味，舌淡，脉细或涩。

柏子仁蒸猪心

配　方 柏子仁 10 克，猪心 1 具，精盐适量。

制用法 先将猪心用清水洗净血污，再把洗净的柏子仁放入猪心内，共放入瓷碗中，加入少量水；上锅，隔水蒸至肉熟，加精盐调味。每日 1 剂，分 2 次服用。

功效

安神养心。适合失眠者服用。

龙眼肉鸡蛋方

配　方 龙眼肉 15 克，鸡蛋 1 个，白糖适量。

制用法 先煮龙眼肉，出味后加入鸡蛋 1 个，蛋熟后加糖少许服，每日 1 次。

功效

补气血，安心神。治气血两虚所致的失眠、心悸、健忘。

酸枣仁粥

配　方 酸枣仁 5 克，粳米 100 克。

制用法 酸枣仁炒黄研末，备用；粳米洗净，加水煮作粥，临熟，下酸枣仁末，再煮。空腹食之。

功效

宁心安神。用治心悸、失眠、多梦。

百合枣仁汤

配　方 鲜百合 100 克，生、熟枣仁各 15 克。

制用法 鲜百合用清水泡 1 昼夜。取生、熟枣仁各 15 克，水煎去渣，将百合加入其中煮熟，连汤吃下。或取鲜百合 100 克，加蜂蜜适量蒸熟，睡前半小时服。

功效

养心安神。治失眠。

半夏薏苡仁汤

配　方 法半夏、薏苡仁各 60 克。心脾亏虚加党参，心阴不足加麦冬，痰热扰心加黄连，胃中不和加神曲。

制用法 浓煎，临睡服下。

功效

用于入睡难眠。

归脾汤

配　方 太子参、白术、茯苓、酸枣仁各 15 克，黄芪、当归、远志各12克，生龙骨、生牡蛎各30克，枳壳9克，生大黄、甘草各3克。

制用法 上药加水煎煮，取药汁。每日1剂，分2次服用。

功效

对于入睡困难、多梦易醒、醒后不能再次入睡，以及伴有心悸的失眠症有一定疗效。

桂圆冰糖茶

配方 桂圆25克，冰糖10克。

制用法 把桂圆洗净，同冰糖放入茶杯中，冲入沸水，加盖闷一会儿即可饮用。每日1剂，随冲随饮，最后吃掉桂圆。

功效

此药茶能补益心脾、安神益智，可治精神不振、失眠多梦、心悸健忘。

绞股蓝红枣汤

配方 绞股蓝15克，红枣8枚。

制用法 分别洗净，加适量水同入锅中，用小火煮20分钟即可。每日1剂，吃枣喝汤。此汤有健脑消脂、镇静安神的作用。

功效

可防治神疲乏力、纳呆、便秘、失眠健忘等症状。

远志枣仁粥

配方 远志15克，炒枣仁10克，粳米75克。

制用法 粳米淘洗干净，与洗净的远志、酸枣仁一同放入锅中，加适量清水，大火烧开后改用小火煮成粥，可作夜餐食用。

功效

宁心安神，健脑益智。可防治老年人气血两虚引起的惊悸、失眠、健忘等症状。

泡莲子心

配方 莲子心2克。

制用法 用开水浸泡。代茶饮。

功效

清心开胃。主治心烦失眠、食欲不振。

天麻什锦饭

配方 天麻5克，粳米100克，鸡肉25克，竹笋、胡萝卜各50克，香菇、芋头各1个，调料适量。

制用法 将天麻浸泡1小时左右，使其柔软，然后把鸡肉切成碎末，竹笋及胡萝卜切成小片；芋头去皮，同水发香菇洗净，切成细丝。粳米洗净同上述食材一起放入锅中，加大料及白糖等调味品，用小火煮成稠饭状，每日1次，作午饭或晚饭食用。

功效

可辅治头晕眼花、失眠多梦、神昏健忘等症。

胃 炎

胃炎是多种不同病因引起的胃黏膜急性和慢性炎症，常伴有上皮损伤、黏膜炎症反应和上皮再生。胃炎是最常见的消化系统疾病之一，可分为急性和慢性两类。急性胃炎常见的为单纯性和糜烂性两种。前者表现为上腹不适、疼痛、厌食和恶心、呕吐；后者消化道出血为主要表现，有呕血和黑粪。急性胃炎分为急性单纯性胃炎、急性糜烂性胃炎、急性腐蚀性胃炎和急性化脓性胃炎；慢性胃炎通常又可分为浅表性胃炎、萎缩性胃炎和肥厚性胃炎。

慢性胃炎是最常见的胃病，属中医学“胃脘痛”“痞满”“吞酸”“嘈杂”“纳呆”等病范畴。中医认为，慢性胃炎多因长期情志不遂，饮食不节，劳逸失常，导致肝气郁结，脾失健运，胃脘失和，日久中气亏虚，从而引发种种症状。在临床上应根据病人的实际情况给予辨证论治。

归芍六君汤

配 方 人参、白术、茯苓各90克，甘草30克，陈皮、半夏各45克，当归、白芍药各60克。

制用法 上药为细末，水泛为丸，如梧桐子大。每次9克，温开水送服。

功效

补气养血，行气化痰。主治脾胃虚弱，气郁痰阻，饮食不思，胸脘痞闷，腹部胀痛，呕吐痰水，面色萎黄，四肢无力。

归桂化逆汤

配方 当归、茯苓各6克，白芍药（酒炒）4.5克，肉桂、木香各15克，青皮3克，蒺藜12克，郁金、合欢花、牛膝各6克，玫瑰花、降香各1.5克，大枣5枚。

制用法 上药水煎服。

功效

解郁和中，主治肝气犯胃，食入即吐。

生姜外敷方

配方 生姜120克，面粉30克，鸡蛋清2个。

制用法 将生姜捣烂与面粉、鸡蛋清混合，外敷胃脘部。

功效

温中散寒，止呕。治胃脘冷痛，呕吐清水。

莱菔子外敷方

配方 樟树皮、莱菔子各15克，艾叶10克，白米饭适量。

制用法 上物共捣烂如泥，敷脐上。

功效

行气散寒，止痛。治胃胀痛。

栀子鸡蛋糊

配方 栀子50克，鸡蛋2个。

制用法 栀子研为细末，用鸡蛋清或水调成糊状，敷肚脐或两脚心。每隔12小时把药膏取下再加水或鸡蛋清，使之保持一定湿度，连敷3～4天。

功效

主治胃脘冷痛。

茵陈术附汤

配方 茵陈、炙甘草各3克，白术6克，附子、干姜各1.5克，肉桂（去皮）1克。

制用法 上药水煎服。

功效

温阳散寒，利胆祛湿。

茯苓栀子茵陈汤

配方 茵陈叶3克，茯苓（去皮）1.5克，山栀仁、苍术（去皮，炒）、白术各9克，黄芩、黄连（去须）、枳实（麸炒）、猪苓（去皮）、泽泻、陈皮、汉防己各0.6克，青皮（去白）0.3克。

制用法 上药用水450毫升，煎至150毫升，去滓，空腹时温开水送服。

功效

清热燥湿，疏肝利胆。主治湿热积滞胃脘，心下痞满，四肢困倦，恶心欲吐，口生恶味，饮食迟化。

柴苓饮

配方 柴胡、猪苓、茯苓、泽泻、白术各6克，肉桂3克。

制用法 上药水煎服。

功效

解表利湿。主治风湿侵袭，发热身痛，小便不利，中寒呕泄，表里俱病，脉紧。

臭参蛇参外敷方

配方 臭参、大叶山桂、焦山楂、马蹄香、鸡屎藤、蛇参、天仙藤、甜绞股蓝各等量。

制用法 上药研末，用醋调成糊状，敷于关元、神阙，外用胶布固定。2日1次。

功效

本方具有温中益气、升清降浊的作用，适用于慢性浅表性胃炎。

吴茱萸花椒外敷方

配方 吴茱萸15克，花椒20克。

制用法 上药研细末，取适量水调成糊状，敷脐，纱布固定，每日更换1次。

功效

温中散寒。治胃脘冷痛。

白术黄精糊

配方 臭参、白术、黄精、蛇参、小黄伞、腌鸡尾、木姜子、乌梅、天仙藤、苦绞股蓝各等量。

制用法 上药研末，用醋调成糊状，敷于关元、神阙，外用胶布固定。2日1次。

功效

本方具有益气养阴、升清降浊的作用，适用于慢性萎缩性胃炎及慢性浅表性胃炎。

理脾阴煎

配方 南沙参、炒白术各6

克，茯苓、陈皮、炒白芍药各3克，山药4.5克，白扁豆（炒）6克，甘草、山栀各1.5克，茵陈0.6克，薏苡仁、炒谷芽各9克。

制用法 上药水煎服。

功效

健脾利湿。主治脾胃不和，湿热内积，恶心欲呕。

便秘

便秘在人群中的患病率高达27%，但只有一小部分便秘者会就诊。便秘可以影响各年龄段的人，女性多于男性，老年多于青、壮年。因便秘发病率高、病因复杂，患者常有许多苦恼，便秘严重时会影响生活质量。

便秘常表现为：便意少，便次也少；排便艰难、费力；排便不畅；大便干结、硬便，排便不净感；便秘伴有腹痛或腹部不适。部分患者还伴有失眠、烦躁、多梦、抑郁、焦虑等精神心理障碍。

由于便秘是一种较为普遍的症状，症状轻重不一，大部分人常常不去特殊理会，认为便秘不是病，不用治疗，但实际上便秘的危害很大。便秘的“报警”征象包括便血、贫血、消瘦、发热、黑便、腹痛等和肿瘤家族史。如果出现报警征象应马上去医院就诊，做进一步检查。

大黄散

配方 生大黄适量研为极细末，装入干净瓶内备用。

制用法 用时取生大黄末适量，加蜂蜜与白酒各半，调成糊状，敷于脐部，以盖脐窝为度，上面再加塑料薄膜及纱布，用胶布或绷带固定。每晚睡前贴敷，次日起床后除去，连续1周为1个疗程。

功效

应用生大黄粉末敷脐治疗习惯性

便秘效果显著，有效率达80%以上。极个别患者局部潮红，略有瘙痒，但除去药物以后，反应随即消失。

蜂蜜食疗方

配　方 蜂蜜、黑芝麻各适量。

制用法 蜂蜜2～3羹匙，黑芝麻焙熟研细末2～3羹匙，兑开水（温凉均可）200～300毫升调成糊状口服，早、晚各1次。

功效

缓解便秘。

附子丁香贴

配　方 附子、丁香各15克，川乌、白芷各9克，猪牙皂10克，胡椒3克，大蒜、麝香各适量。

制用法 将方中前6味药混合共碾成细末，贮瓶密封备用。用时取药末适量，和大蒜、麝香共捣烂成饼，敷于患者的肚脐上，盖以纱布，胶布固定。每日换药1次。

功效

本方适用于冷秘。症见大便艰涩，小便清长，四肢不温，腹中冷痛，舌淡苔白，脉沉迟。

大黄莱菔子贴

配　方 大黄10克，莱菔子12克，连须葱白、食盐各适量。

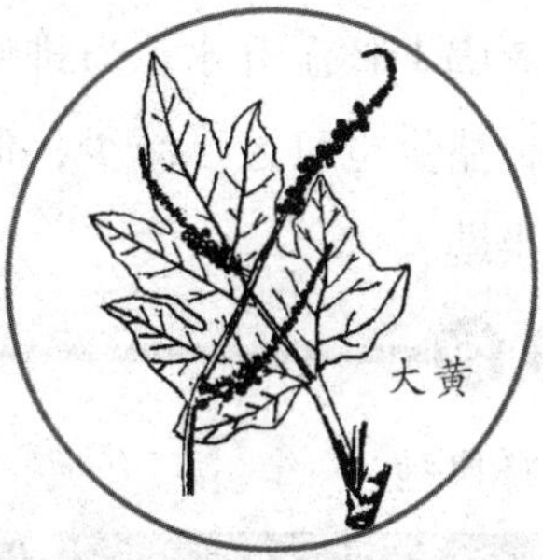

制用法 将大黄和莱菔子共碾成细末，与葱头和食盐共捣烂如膏状，在锅内炒热，敷于患者的肚脐上，盖以纱布，胶布固定，每日换药1次。

功效

实证便秘，凡冷秘、热秘、气秘型便秘均可运用。

鸡内金末

配　方 鸡内金7个。

制用法 将鸡内金晒干、刷净，把鸡内金放在瓦片上，置炉火上慢慢烘焦，然后研成细末，待用。热水冲服。早、晚饭前各1次，7天服完。

功效

促进消化，加速排便。

陈醋生津开胃

配　方 陈醋1汤匙。

制用法 每天早晨，空腹饮用，然后接着喝1杯温开水。当排便逐渐正常后，醋量也可逐步减少，但一般不少于半匙。

功效

缓解便秘。

香油蜂蜜茶

配　方 蜂蜜50克，香油25克。

制用法 将蜂蜜倒入杯中，用筷子或小勺不停地搅拌使其起泡。当泡浓密时，一边搅动一边将香油缓缓注入蜂蜜内，共同搅拌均匀，即可服用。

功效

补虚润肠，可改善便秘症状。

牛奶蜂蜜饮

配　方 牛奶250克，蜂蜜适量。

制用法 牛奶放入锅中，煮沸，晾温后，调入蜂蜜，即可服用。每日早晨空腹食用，连服3天，通便为度。

功效

帮助加速排便。

山楂麦芽汤

配　方 山楂、麦芽各15克，红糖适量，酒少许。

制用法 先将山楂洗干净，沥干水分，用小火将山楂和麦芽炒至略焦，然后离火，加少许酒搅拌，再放于锅上炒至干，然后加适量的清水，煎煮15分钟左右，去渣后加入红糖再煮至沸即可。以上为1日量，分作2次服用，温热服。

功效

缓解消化不良性便秘。

番泻叶熬汤灌肠

配　方 番泻叶30克，黄柏20克，枳实15克。

制用法 将上药放容器内，加水3000毫升。煎20～25分钟，过滤，凉后备用。1日灌肠3次。

功效

本方治疗便秘，疗效甚佳，但痔疮破溃者和妊娠者慎用。

神经衰弱

神经衰弱是一种以脑和躯体功能衰弱为主的神经症，以易于兴奋又易于疲劳为特征，常伴有紧张、烦恼、易激惹等情绪症状及肌肉紧张性疼痛，睡眠障碍等生理功能紊乱症状。

人类中枢神经系统的活动，在机体各项活动中起主导作用。而大脑皮质的神经细胞具有相当高的耐受性，一般情况下并不容易引起神经衰弱或衰竭。在紧张的脑力劳动之后，虽然产生了疲劳，但稍事休憩或睡眠后就可以恢复，但是，强烈紧张状态的神经活动，一旦超越耐受极限，就可能产生神经衰弱。

瘦肉莲子百合汤

配　方 瘦猪肉250克，莲子、百合各30克。

制用法 共放砂锅内加水煮汤，调味服食，每天1次，连服数天。

功效

本方健脾养心，宁志安神，适用于心脾亏虚所致神经衰弱。

枸杞菊花汤

配　方 枸杞子、大生地各12克，麦冬、酸枣仁、菊花、山萸肉、茯神各9克，丹皮6克，丹参、制首乌、龟板各15克。

制用法 水煎服，1日1剂，分早、晚服用。

功效

本方滋阴降火，平肝潜阳，宁神定志，适用于阴虚阳亢所致的神经衰弱。

安神汤

配　方 小麦45克，黑豆30克，夜交藤10克。

制用法 以上食材同放锅中，加

水适量煎煮成汤，弃去小麦、黑豆、夜交藤药渣饮汤。1日1剂，分2次饮服。

功效

这款药膳有滋养心肾、安神的功效，适用于心肾不交之失眠、心烦等症。

粳米核桃粥

配方 粳米，核桃肉各50克。

制用法 将粳米加水800毫升，煮成稀粥后，核桃肉捣烂，加入稀粥，再用小火煮数滚，见粥稠表面有油为度，温热服食，早、晚各1次，连服数天。

功效

补肾助阳，宁心安神。适用于肾阳不足所致神经衰弱。

丹皮佛手汤

配方 丹皮、柴胡、远志各6克，焦山栀、白芍、当归、茯神、佛手片、酸枣仁各9克，炙甘草3克，生牡蛎15克，钩藤12克。

制用法 水煎服，1日1剂，分2次服。

功效

本方疏肝理气，凉肝宁心。

芹菜枣仁饮

配方 鲜芹菜90克，酸枣仁8克。

制用法 芹菜与酸枣仁加适量水共煮为汤，弃去芹菜和酸枣仁渣饮汤。此为1日量，分中午饭后和晚上临睡前2次服用。

功效

平肝清热，养心安神。适用于虚烦不眠、神经衰弱引起的失眠健忘、血压高时头晕目眩等病症。

龙眼酒

配方 龙眼肉250克，60度白酒400毫升。

制用法 龙眼肉切碎，装入瓷瓶中，以酒浸泡15~20天。每日2次，每服10~20毫升。

功效

补心脾，适用于神经衰弱之失眠、健忘、心悸等。

龟肉百合汤

配方 龟肉50克，百合15克，红枣10枚，调料适量。

制用法 龟肉切块，大枣去核，与百合共煮，加调味品，煮至龟肉熟烂即可，饮汤食肉。此为1日量，分2次食用。

功效

具有滋阴养血、补心益肾的效果。适用于心肾阴虚所致的失眠、心烦、心悸等症。

鲜花生叶饮

配方 鲜花生叶15克，赤小豆30克，蜂蜜2汤匙。

制用法 将花生叶、赤小豆洗净，放入锅内，加水适量煎煮为汤，抛弃花生叶，调入蜂蜜，饮汤食豆。此为1日量，分早、晚饮服。

功效

这款药膳有养血安神的功效，适用于神经衰弱、失眠多梦等。

百合蜂蜜蒸食方

配方 生百合60~90克，蜂蜜1~2匙。

制用法 百合洗净切碎，拌入蜂蜜，蒸熟，每晚睡前服食。

功效

清心安神，润燥除烦。适用于神经衰弱、睡眠不宁、易醒。

养心汤

配方 茯神、柏子仁、酸枣仁、五味子各10克。

制用法 水煎服，每日1剂，分2次服。

功效

养心安神。主治神经衰弱。

陈皮煎剂

配方 清半夏、陈皮、石菖蒲各9克，茯苓15克，黄连、炙远志、甘草、枳实各6克，竹茹12克，夜交藤、珍珠母各30克。

制用法 水煎服，每日1剂，日服2次。

功效

化痰清热，和胃安神。主治神经衰弱。症见失眠、眩晕、惊悸、胸闷、口苦、苔腻，脉滑数等。

党参白术煎剂

配方 党参、熟地各12克，生黄芪15克，白术、茯神、当归、酸枣仁各9克，炙甘草3克，远志、广木香各6克，五味子4.5克。

制用法 水煎服，1日1剂，早、晚服。

功效

补益心脾，调养气血。适用于心脾两虚所致的神经衰弱。

心悸

心悸，是指病人自觉心中悸动、惊惕不安、甚则不能自主的一种病症。多因体虚劳倦、情志内伤、外邪侵袭等，导致心神失宁而发病。其病位在心，根据病症的临床表现，应分辨病变有无涉及肝脾肺肾，是涉及一脏，或病及多脏，心悸病机有虚实之分，故治疗上应分虚实，虚证分别治以补气、养血、滋阴、温阳；实证则应祛痰、化饮、清火、行瘀。但本病以虚实错杂为多见，且虚实的主次、缓急各有不同，故治当相应兼顾。同时，由于心悸以心神不宁为其病理特点，故应酌情配入镇心安神之法。

黄芪茯苓粥

配方 炙甘草、黄芪、龙眼肉各10克，茯苓粉、大米各50克，白糖少许。

制用法 将炙甘草、黄芪择净，放入锅中，加清水适量，水煎取汁，加茯苓粉、大米、龙眼肉煮粥，待熟时调入白糖，煮沸即成，每日1剂，7天为1个疗程，连续2~3个疗程。

功效

补气安神。适用于慢性心功能不全心悸怔忡、胸闷气短、活动后加剧、面色淡白或有自汗、舌淡苔白、脉结代等。

茯神远志汤

配方 菖蒲3克，远志6克，茯神9克。

制用法 水煎服，每日1剂，分2次服用。

功效

适用于心悸、心血不足症。

二参茵陈煎剂

配方 川芎、黄芪、山楂各20克，苦参、丹参各30克，茵陈25克，桑寄生、半夏各10克，炒枣仁15克。

制用法 加水煎服，每日 1 剂，早、晚服。

功效

适用于室性早搏所致的心悸。

生脉粥

配方 党参、麦冬、五味子各 10 克，大米 50 克，冰糖适量。

制用法 诸药择净，水煎取汁，与大米加清水适量煮粥，待熟时调入冰糖，煮沸即成，或将生脉口服液 1 支，调入稀粥中服食，每日 2 剂，7 天为 1 个疗程，连续吃 2~3 个疗程。

功效

补气养阴。适用于心悸、疲乏无力、失眠多梦、五心烦热、潮热盗汗、面色淡白无华、舌红苔薄、脉结代而细等。

马兰莲子汤

配方 马兰头、白茅根、莲子各 15 克，红枣 3 枚。

制用法 马兰头、白茅根择去杂质，分别用水洗净，同放入锅，加入适量水，煎煮 1 小时，去渣；莲子去心，同红枣一起放入药液中，再次调整水量，再煮 2 小时，即可食用。

功效

马兰头清热凉血，白茅根凉血止血，莲子、红枣补脾。本方可祛邪扶正并举，以达到止血清热的功效。

莲子百合粥

配方 莲子肉、五味子各 9 克，龙眼肉 15 克，百合 12 克。

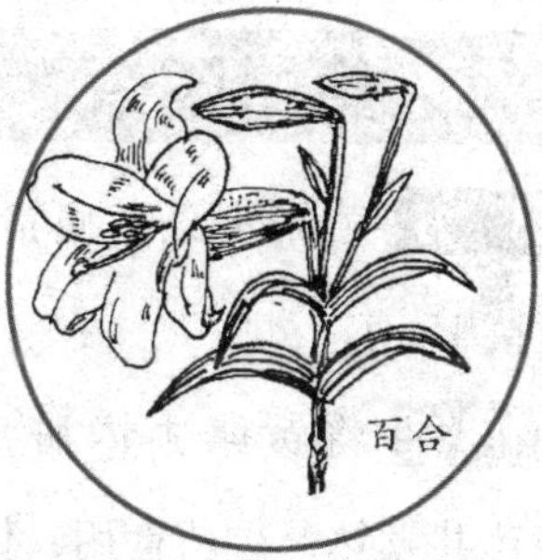

制用法 加水煎服，每日 1 剂。

功效

适用于心虚所致的心悸。

猪心党参汤

配方 猪心 1 个，党参 15 克，丹参、北黄芪各 10 克。

制用法 将党参等 3 味药用纱布包好，加水与猪心共炖熟，吃肉饮汤，日服 1 次。

功效

适用于心虚所致的心悸。

蛇肉羹

配　方 新鲜生蛇（肉）、猪瘦肉各150克。

制用法 将蛇肉与瘦猪肉加水适量煲汤，用食盐调味，佐膳。

功效

可治疗心悸。

黄鳝粥

配　方 黄鳝1条，瘦猪肉100克，黄芪15克。

制用法 将黄鳝去内脏后与猪肉、黄芪共煮熟，去药食用，佐餐。

功效

适用于气血虚所致的体倦无力、心悸、气短。

龙骨甘草饮

配　方 小麦50克，甘草9克，百合15克，生地、生龙骨各18克，大枣10枚。

制用法 将生龙骨先煎后再与其他药一起煎，每日1剂，分2次服。

功效

适用于心肝阴虚血少所致的心悸。

花生粳米糊

配　方 花生米、粳米各40克，嫩花生叶50克。

制用法 将上3味研为细末，加水600毫升，煎至400毫升，再加醋调匀。每晚睡前一次服完。

功效

适用于神经官能症之心悸。

枸杞桑葚汤

配　方 龙眼肉50克，枸杞子24克，桑葚18克，白糖适量。

制用法 将以上3药水煎，再加入白糖服用，每日2次。

功效

适用于心悸。

松叶洗浴片

配　方 新鲜松叶适量。

制用法 松叶切成约2厘米长的小段，装入小布袋里，泡澡时将松叶袋放入浴缸中。

功效

促进血液循环，预防心脏疾病，对心悸、气短有缓解作用。

眩晕

眩晕是因机体对空间定位障碍而产生的一种动性或位置性错觉，它涉及多个学科。绝大多数人一生中均经历此症。据统计，眩晕症占内科门诊病人的5%，占耳鼻咽喉科门诊的15%。眩晕可分为真性眩晕和假性眩晕。真性眩晕是由眼、本体觉或前庭系统疾病引起的，有明显的外物或自身旋转感。假性眩晕多由全身系统性疾病引起，如心血管疾病、脑血管疾病、贫血、尿毒症、药物中毒、内分泌疾病及神经官能症等几乎都有轻重不等的头晕症状，患者感觉"飘飘荡荡"，没有明确转动感。

枸杞天麻汤

配方 枸杞子、山萸肉、泽泻、丹皮、熟地、女贞子、旱莲草、丹参、天麻、葛根、淮山药、茯苓各15克，砂仁8克，酸枣仁、夏枯草各20克，甘草10克。

制用法 水煎，分3次服，每日1剂。

功效

适用于老年眩晕症。

镇眩粉

配方 川芎、白芍各10～16克，当归、生地、桂枝各10～12克，白茯苓12～18克，白术、甘草各10克，生龙骨、生牡蛎各30～60克。

制用法 每天1剂，水煎2次，每次煎取200～300毫升，早、晚各服1次，15天为1个疗程。

功效

治眩晕症有良效。

茯苓桂枝汤

配方 茯苓12克，桂枝5～10克，白术、甘草各6克。

制用法 加水煎煮2次，将药液混匀。每日1剂，分2次服用。

功效

对缓解眩晕有一定的疗效。

丹参酸枣饮

配方 天麻、茯苓、法半夏、丹参、枳实各15克，钩藤、酸枣仁、葛根各20克，荷叶顶3个，砂仁8克（冲），竹茹、甘草各10克，石菖蒲5克。

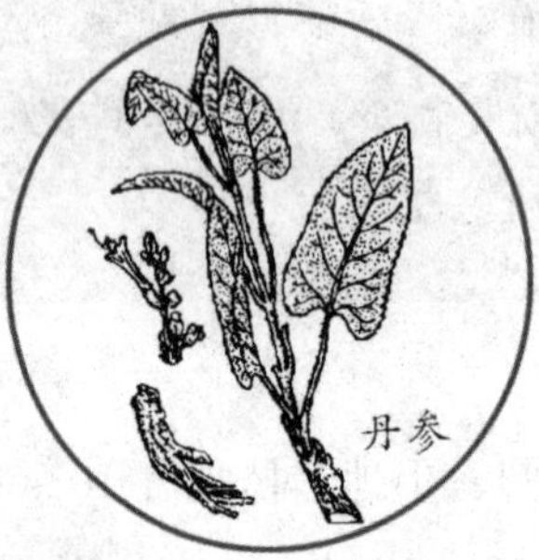

制用法 水煎，分3次服，每日1剂。

功效

适用于脾胃不和性眩晕。

五味子合剂

配方 五味子、酸枣仁、山药各10克，龙眼肉15克，当归6克。

制用法 水煎服，每日1剂。

功效

补血安神，滋养肝肾。治眩晕反复发作，伴耳鸣、心悸、健忘、失眠等。

龙眼白果汤

配方 龙眼肉7枚，白果仁3个。

制用法 加水同煮汤。每日空腹顿服。

功效

用治眩晕、眼黑。

火炭母天麻煎剂

配方 火炭母25克，天麻、石菖蒲各9克，鸡屎藤、当归各12克，枳实、白芷、砂仁各3克。

制用法 水煎服，每日2次。

功效

治气血亏虚眩晕。

黄芪三七汤

配方 黄芪、太子参各30克，丹参15克，益母草、葛根各20克，麦冬、赤芍各15克，五味子、川芎、红花、甘草各10克，三七粉5克。

制用法 水煎，分3次服，每日1剂。

功效

适用于气虚性眩晕。

胆囊炎

胆囊炎是较常见的疾病，发病率较高。根据其临床表现和临床经过，又可分为急性的和慢性的两种类型，常与胆石症合并存在。右上腹剧痛或绞痛，多为结石或寄生虫嵌顿梗阻胆囊颈部所致的急性胆囊炎，疼痛常突然发作，十分剧烈，或呈现绞痛样。胆囊管非梗阻性急性胆囊炎时，右上腹疼痛一般不剧烈，多为持续性胀痛，随着胆囊炎症的进展，疼痛亦可加重，疼痛呈现放射性，最常见的放射部位是右肩部和右肩胛骨下角等处。

五金玉米须

配　方 金钱草30克，海金沙、玉米须各15克，鸡内金、金铃子、川郁金各10克。

制用法 每日1剂，水煎分服。

功效

清热利胆，化结排石。适用于胆囊炎、膀胱炎等。

黄木膏

配　方 大黄50克，木香30克，乳香、白芥子各20克，冰片5克。

制用法 将以上药品研细末，用时取10～15克，用沸醋拌成糊状，趁热（以不烫伤皮肤为度）贴敷胆囊压痛点，纱布覆盖，胶布固定，每日换药1次。

功效

清热解毒，活血止痛。主治胆囊炎。

茵陈散

配　方 茵陈20克，熊胆、郁金、姜黄各10克。

制用法 共为细末。每次冲服3克，每日3～4次。

功效

适用于急性胆囊炎。

金钱草汤

配　方 金钱草60克，郁金、鸡内金、元胡、赤芍、丹参、茯苓各15克，枳壳、槟榔、陈皮、柴胡各12克，广木香10克。

制用法 水煎服，每日1剂，分2次服。

功　效

适用于肝胆郁结、湿热停滞型胆囊炎。

大黄芒硝散

配　方 大黄、芒硝各30克。

制用法 共为细末。每次服10克，每日3次。

功　效

治急性胆囊炎。

大黄柴胡饮

配　方 大黄、黄柏、柴胡各12克，白芍、枳实、半夏、郁金各9克，龙胆草6克，干姜10克。

制用法 水煎服，每日1剂，分2次服完。

功　效

治急性胆囊炎。

苍术厚朴汤

配　方 苍术、枳壳、甘草各10克，陈皮、广木香、大黄各6克，川楝子12克，厚朴9克。

制用法 水煎服，每日1剂，分2次服完。

功　效

适用于胆囊炎。

西瓜酪

配　方 西瓜瓤14克，冻粉1.5克，白糖60克，香蕉油1滴，清水90克。

制用法 西瓜瓤去子、切碎，挤出西瓜汁；冻粉切成寸段。在瓜汁中加白糖15克，放入冻粉煮化，搅均匀，凉透，凝结成冻，即为西瓜酪。清水加入剩余白糖烧开，凉透，加上香蕉油。把西瓜酪割成小块，摆在盘子中，四周浇上糖水即成。

功　效

清热解毒，利胆降压。适用于胆囊炎、胆石症。

大黄山楂汤

配　方 生大黄、郁金各10克，山楂、金铃子各120克，积雪草20克。

制用法 水煎服，每天1剂。

功效

治急性胆囊炎。

米醋液

配方 米醋不拘量。

制用法 米醋加水适量，小火慢熬，在室内烧熏约1小时。

功效

消毒杀菌，有预防胆囊炎的功效。

泥鳅散

配方 泥鳅适量。

制用法 焙干，研末。每次冲服9克，每日3次。

功效

治急性胆囊炎、腹痛、呕吐。

新鲜小麦秆

配方 鲜嫩小麦秆100克（采取春天已灌浆，尚未成熟的小麦秆），白糖少许。

制用法 麦秆加水煮半小时左右，加白糖使之微甜，代茶饮，每次半小碗，1日3次。

功效

消炎利胆。适用于胆囊炎。

三叉神经痛

三叉神经痛是最常见的脑神经疾病，以一侧面部三叉神经分布区内反复发作的阵发性剧烈痛为主要表现，国内统计的发病率为52.2/10万，女略多于男，发病率可随年龄而增长。三叉神经痛多发生于中老年人，右侧多于左侧。该病的特点是：在头面部三叉神经分布区域内，发病骤发、骤停、闪电样、刀割样、烧灼样、顽固性、难以忍受的剧烈性疼痛。说话、洗脸、刷牙或微风拂面，甚至走路时都会导致阵发性时的剧烈疼痛。疼痛历时数秒或数分钟，疼痛呈周期性发作，发作间歇期同正常人一样。

地龙贴

配方 全蝎21个，地龙6条，土狗（又名蝼蛄）3个，五倍子15克，生天南星、生半夏、白附子各30克，木香9克。

制用法 上药共研细末，备用。取药末25克，加入面粉10克，拌匀，用酒调和，捏成饼状，贴敷太阳穴上，用纱布包裹固定。每日换药1次。

功效

祛风化痰，通络止痛。主治三叉神经痛。

细辛干姜液

配方 细辛、胡椒（或川椒）各10克，干姜3克，白酒15～30毫升。

制用法 加水适量煎沸。然后用一喇叭形纸筒，一端置在药锅上，另一端贴近患者鼻孔，吸入药液蒸汽，每次10分钟，每日2次。

功效

散寒止痛。治三叉神经痛。

白芷蓖麻仁膏

配方 白芷、蓖麻仁、乳香各5克。

制用法 以上药量为1次用量，共捣烂为膏状，或再加白酒调成膏状备用。用时取上药膏贴敷于患侧太阳穴处，敷料包扎，胶布固定。每日换药1次，连贴3～5日。

功效

祛风通络，活血止痛。主治三叉神经痛。

艾叶热敷法

配方 生艾叶150克，生鸡蛋1枚，银屑适量。

制用法 艾叶捣蓉后加少许水入瓷碗内煨沸，纳入蛋清拌匀后再加银屑（或用小银器代替）搅匀，趁热裹熨患处。每次半小时，每日2次，连续用至疼痛消失。

功效

适用于三叉神经痛。

荜拨吸入法

配方 荜拨、木鳖子各30克，藿香18克，冰片6克。

制用法 荜拨、藿香漂洗烘干（80℃），木鳖子去壳存仁。4药混合精研约1小时，过筛，贮瓶备用。将火柴头大小体积的药面（约 0.5 克）置于纸折中，痛侧鼻孔对准药面，将药粉吸入。首次应在痛时吸入，隔 10 分钟后再吸，以后每隔 3～4 小时 1 次，每日 4 次。

功效

祛风通络，治疗三叉神经痛。

川乌液

配方 川乌、草乌各 12 克，花椒、麻黄、半夏、胆南星各 15 克，姜黄 30 克。

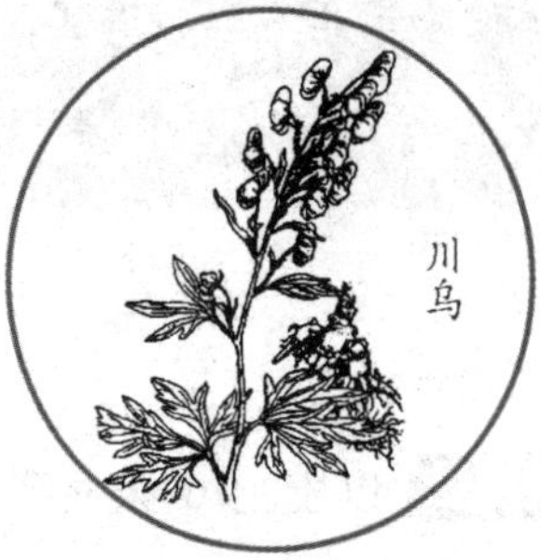

制用法 上药共研细末，浸泡少量酒精中，2 日后取涂患处，疼痛发作时随时涂抹，缓解后每日 3 次。

功效

主治瘀血阻滞型三叉神经痛。

葱白生姜贴

配方 生葱白、鲜生姜各 250 克。

制用法 先将葱白（剥去老皮）与鲜生姜（去皮，老姜佳）混合砸成酱放入碗内，上盖 6 层纱布（纱布必须在新水内泡过，湿度适宜，盖于酱的表面备用）以防干燥。夏天可放入冰箱内保鲜，能用 2～3 日，冬天不能太凉，凉时可略加温。治疗时将葱姜酱涂在 2 厘米 ×2 厘米的纱布上，贴在穴位上（贴前先针刺所选穴位），抹酱的厚度为 0.5 厘米，不必固定，若酱干后，局部仍痛不止，可揭掉干的再敷上一层，其痛即可减轻。敷酱后局部皮肤呈红色，后变褐色（如色素沉着皮肤之状），重时局部起疱如烫伤样，但很少见，大部分患者局部皮肤仅潮红，无其他不良反应。轻者隔日 1 次，重者每日 1 次。

功效

治疗三叉神经痛，效果显著。

鼻嗅法

配方 鹅不食草、石菖蒲各 10 克，细辛 6 克，冰片 3 克。

制用法 研细为末，装入瓶中封盖，每日打开鼻嗅数次，每次 1～2 分钟。10 日为 1 个疗程。

功效

本方醒脑通窍，适用于三叉神经痛。

心绞痛

心绞痛是冠状动脉供血不足，心肌急剧的、暂时缺血与缺氧所引起的以发作性胸痛或胸部不适为主要表现的临床综合征。特点为前胸阵发性、压榨性疼痛，可伴有其他症状，疼痛主要位于胸骨后部，可放射至心前区与左上肢，劳动或情绪激动时常发生，每次发作持续3～5分钟，可数日一次，也可一日数次，休息或用硝酸酯制剂后消失。

中医认为，心绞痛是由于正气亏虚，痰浊、瘀血、气滞、寒凝等病理产物阻于心脉，而引起心脉挛急，临床以膻中或左胸部发作性憋闷、疼痛为主要表现的一种病症。本病多发于40岁以上的中老年人。其诱发因素常为寒冷、饱餐、劳累及情绪激动。

栝楼薤白汤

配　方 栝楼、薤白各12克，白酒适量。

制用法 将3药慢火同煎服，每日2次，饭后服用。

功效

主治心绞痛。

三香饼

配　方 降香、檀香、三七各10克，麝香0.1克，冰片0.25克，胡椒10克，白酒适量。

制用法 以上前6味共研细末，临用时取2克药末，用白酒调成药饼，分成5份，置于伤湿止痛膏中间，贴敷于膻中穴和双侧内关穴、心腧穴，隔天换药1次，连用5次为1个疗程。

功效

适用于心绞痛。

三七散

配　方 丹参、三七、檀香各12

克，广郁金、莪术各9克，乳香、没药、血竭、桃仁、红花、王不留行各6克，冰片2克。

制用法 将药材共研为极细末，和入溶解的膏药500克内，搅拌均匀，用绒布摊成4厘米×3厘米大小的膏药，贴在心前区（相当于左乳根穴）和左心俞穴。每周换1张。

功效

缓解心绞痛。

白檀香膏

配方 白檀香、制乳香、制没药、郁金、醋炒延胡索各12克，冰片2克，麝香0.1克。

制用法 将以上前6味共研细末，加入麝香调匀，再用二甲亚砜适量调成软膏，然后置于伤湿止痛膏的中心，贴敷于双侧内关穴、膻中穴，每日换药1次。

功效

治疗心绞痛。

丹参酒

配方 丹参30克，白酒500克。

制用法 白酒浸泡丹参。每次饭前饮服10毫升，每日2~3次。

功效

适用于心绞痛。

玉竹山楂丸

配方 玉竹、山楂各500克，糖粉、白糊精各适量。

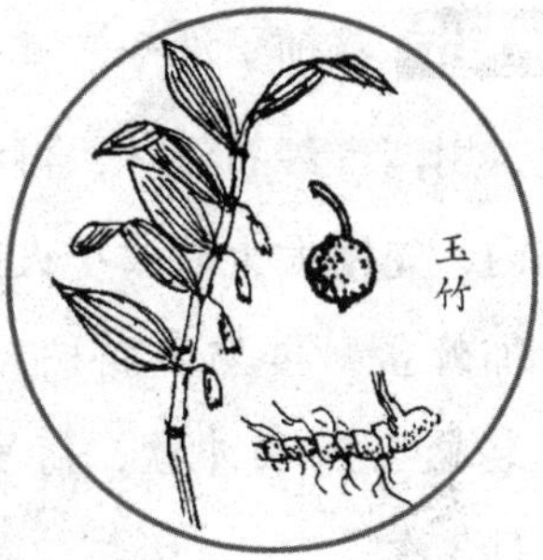

制用法 山楂水煎2次，每次15分钟，玉竹水煎2次，每次30分钟；合并2药，沉淀，取上清液，浓缩成清膏，入3倍量的糖水、1倍量的白糊精；搅匀，制颗粒，干燥，过筛。每服22克，开水冲服，每日3次。

功效

治疗心绞痛。

老榕树根汤

配方 老榕树根、余甘根各30克，蒿草根15克。

制用法 上药共入锅煎水。饭后服，每周服药6天，连服4周为1个疗程。

功效

主治心绞痛。

蜂蜜柿子羹

配方 七成熟的青柿子1000克，蜂蜜2000克。

制用法 将柿子洗净去柿蒂，切碎捣烂，用消毒纱布绞汁，再将汁放入砂锅内，先用大火后改小火煎至浓稠时，加蜂蜜，再熬至黏稠，停火，冷却，装瓶。开水冲饮，每次1汤匙，每日3次。

功效

主治心绞痛。

核桃枣汤

配方 核桃1个，红枣1枚。

制用法 去核，纸包煨熟。以生姜汤下，细嚼。

功效

主治心绞痛。

西洋参末

配方 西洋参、川三七、鸡内金、琥珀、珍珠粉各10克，麝香0.3克。

制用法 上药共研细末，调匀。每次服2克，日服2~3次。

功效

主治心绞痛。

五灵脂末

配方 延胡索、五灵脂、草果、没药。

制用法 等份为末。每服6~9克。

功效

主治心绞痛。

三七琥珀散

配方 三七30克，琥珀20克，肉桂15克，冰片10克。

制用法 上药共研细末，过120目筛，装入瓶中，密封备用。取本药散5克，用适量菜油调和成糊状，分别外敷于双侧涌泉、足三里、心俞穴上，上盖纱布，胶布固定。每日换药1次。

功效

温阳益气，活血化瘀。主治冠心病、心绞痛。

高血压

高血压的症状因人而异。早期可能无症状或症状不明显，仅仅会在劳累、精神紧张、情绪波动后发生血压升高，并在休息后恢复正常。随着病程延长，血压明显地持续升高，逐渐会出现各种症状，此时被称为缓进型高血压病。缓进型高血压病常见的临床症状有头痛、头晕、注意力不集中、记忆力减退、肢体麻木、夜尿增多、心悸、胸闷、乏力等。当血压突然升高到一定程度时甚至会出现剧烈头痛、呕吐、心悸、眩晕等症状，严重时会发生神志不清、抽搐。这就属于急进型高血压和高血压危重症，多会在短期内发生严重的心、脑、肾等器官的损害和病变，如中风、心梗、肾衰等。症状与血压升高的水平并无一致的关系。

桑叶菊花汁

配 方 霜桑叶 30 克，黄菊花 10 克。

制用法 桑叶、菊花洗净入砂锅，加水适量，小火煎煮，去渣取汁。口服，每日 2 次。

功效

可治高血压。

枸杞汁

配 方 枸杞茎、叶 500 克。

制用法 将枸杞茎、叶加适量的水煮，煮好后喝其汁液。

功效

镇定肝风，补精益气，是高血压患者的食疗佳品。

葛粉菊花茶

配 方 菊花茶 25 克，葛粉 50 克，蜂蜜适量。

制用法 菊花茶焙干研末，加入沸葛根粉糊中，再调入蜂蜜，每日 1 次，常服。

功效

主治高血压。

鬼针草汤

配方 鬼针草适量。

制用法 鬼针草全草，洗净泥沙杂质，晾干备用或鲜用。干品每次20~30克，砂罐加水浸泡15~20分钟，小火煎熬，沸后立即离开炉火，冷却，每日午饭前服50~70毫升。鲜品每次50~60克，煎，服法同前。每日服1次，服至症状消失、血压正常即可停药。

功效

主治高血压，症见耳鸣、口干口苦、恶心呕吐等。

肉桂贴

配方 肉桂、吴茱萸、磁石各等份。

制用法 上药共研细末，密封备用。取上药末5克，用蜂蜜调匀，贴于涌泉穴上，阳亢者加贴太冲穴；阴阳不足者加贴足三里。每次贴2穴，交替使用。贴后外以胶布固定。并用艾条悬灸20分钟。每日于临睡前换药1次。

功效

引火归原，降压止晕。主治高血压。

钩藤泡脚

配方 钩藤30克，冰片3克。

制用法 钩藤布包，与冰片共放入盆中，加入温水，浸泡两脚30分钟，可随时加入热水，以保持一定水温。每日早晚各1次，直至血压正常。

功效

平肝潜阳。治高血压病。

菊槐绿茶

配方 菊花、槐花、绿茶各3克。

制用法 沸水沏，待浓后频频饮用。平时可常饮。

功效

清热，散风。治高血压引起的头晕头痛。

醋浸花生米

配方 生花生米、醋各适量。

制用法 生花生米半碗，用好醋倒至满碗，浸泡7天。每日早、晚各吃10粒。血压下降后可隔数日服用1次。

功效

清热，活血。对保护血管壁、阻止血栓形成有较好的作用。

银耳炖灵芝

配方 灵芝8克，银耳6.5克，冰糖25克。

制用法 将灵芝、银耳洗净，用小火炖2~3小时，至银耳熬成稠汁，取出灵芝残渣，分3次服用。

功效

可降血压，治疗失眠多梦、心神不安。

红花朱砂糊

配方 红花夹竹桃叶（瓦片焙黄）3克，罗芙木、龙胆草、淮牛膝各20克，罗布麻叶、豆腐渣果、杉罗树皮各30克，吴茱萸10克，朱砂6克。

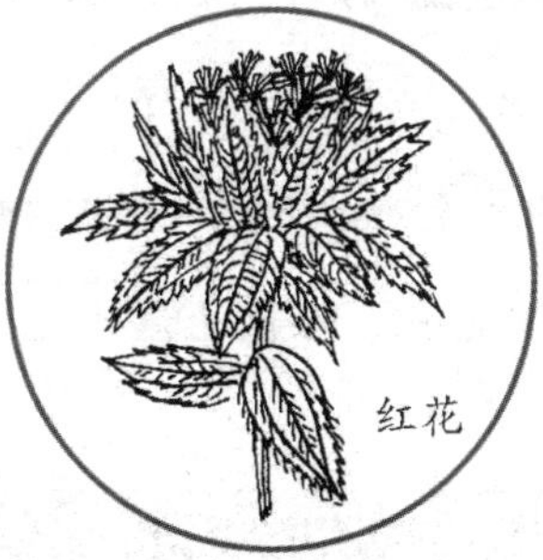
红花

制用法 将上药混合研末，过100目筛。用时取少许药末，加鸡蛋清调成糊状，于每晚睡前敷贴于神阙穴及涌泉穴，晨起除去不用。每夜1次，每次敷一足，两足交替敷贴，6次为1个疗程。

功效

清肝化痰，降压平眩。适用于高血压眩晕症。

大臭牡丹膏

配方 大臭牡丹、香油、桐油、黄丹各1000克。

制用法 前3药浸泡2~7日，加温沸腾1小时，待药液泡沫散去，大臭牡丹茎叶焦枯时，滤去药渣，继续加温至药液沸腾，加入黄丹，微火，不断搅拌。半小时后药液由棕红色变为黑色时，取1滴滴入冷水中成滴不散，即可停止加温，待稍冷却后涂于硬纸上，呈圆形，直径约5厘米，如硬币厚，即成大臭牡丹膏。用时以微温烘软膏药，贴于一侧之曲池穴、足三里穴、血海穴。每日换贴另侧，连续贴7次，以后每月加强贴2次，每次间隔5天，坚持1年。

功效

适用于高血压。

肾炎

肾脏的生理功能主要是排泄代谢产物及调节水、电解质和酸碱平衡，分泌多种活性物质，维持机体内环境稳定，以保证机体的正常生理功能。肾炎是由免疫介导的、炎症介质（如补体、细胞因子、活性氧等）参与的，最后导致肾固有组织发生炎性改变，引起不同程度肾功能减退的一组肾脏疾病，主要表现：乏力、腰部疼痛、纳差、肉眼血尿、水肿、高血压、肾功能异常、尿量减少（部分患者少尿）、充血性心力衰竭等。

中医认为慢性肾炎的发生与发展都与正虚邪实有关，正虚为本，邪实为标，是一种虚实夹杂的疾病。正虚主要表现在肺、脾、肾三脏，其中以脾肾亏虚最常见；邪实主要以湿、热、瘀、毒为主。若湿热困于腰部，可致筋脉弛缓，经气不通，表现出腰痛。若热邪盛于下焦，脉络受损，血渗膀胱，则可导致血尿。脾虚而后天之本不充，日久及肾，肾虚温煦滋养失职，必使脾气匮乏，两者常相互为患，不能截然分开。无论外邪伤及脏腑或脏腑本身虚损，均可致肺、脾、肾三脏功能障碍。

石榴山药汤

配方 石榴肉、淮山药、生地、炙黄芪、赤芍、小蓟、白云苓各30克，丹皮、水红花子、五加皮、大腹皮、陈皮各10克，车前子（布包）、泽泻各10～30克，防风6克，蝉衣15克，鱼腥草（后下）、连翘各20～40克，益母草30～60克。

制用法 每日1剂，水煎3次，分3次服。42剂为1个疗程。

功效

益肾活血，祛风化湿。主治急性肾炎。

乌梢蛇饮

配方 乌梢蛇、蝉衣、浮萍、

西河柳、晚蚕沙各30克，白鲜皮、地肤子、蛇床子各12克，麻黄6克。

制用法 每日1剂，水煎服。

功效

祛风通络，利水渗湿。主治急性肾炎。

牛黄肉桂冲剂

配方 人工牛黄0.6克，肉桂粉2克，田七粉3克，琥珀粉4克。

制用法 每日1剂，分2次冲服。

功效

解毒散结，活血祛瘀。主治慢性肾炎。

大蓟根汤

配方 大蓟根15克，薏苡仁根30克。

制用法 水煎服。

功效

治慢性肾炎，消蛋白尿。

金樱菟丝子汤

配方 金樱子、菟丝子、女贞子、枸杞子、车前子、丹参各20克，党参、公英、赤小豆各30克，萆薢15克。

制用法 每日1剂，水煎服。若气虚者加黄芪30～60克；血虚者加首乌30克，当归10克；水肿者加泽泻20～30克，大腹皮15克；阳虚者加熟附子6～12克。

功效

补肾益精，健脾固摄。主治慢性肾炎。

红花草茎汤

配方 红花草茎50～60克，毛竹根（露出地面青绿色者）3节。

制用法 加水500毫升，煎半小时后，过滤，滤渣再煎1次，加红糖120克，分2次服，5天为1个疗程。

功效

活血化瘀。主治急性肾炎。

金银花板蓝根煎剂

配方 金银花30克，板蓝根18克，连翘15克，牛蒡子、蝉蜕、山豆根各9克，玄参20克，升麻、桔梗、黄芪各12克，甘草6克。

制用法 每日1剂，水煎，早、晚分2次温服，连服14天为1个疗程。

功效

疏散风热，清热解毒。主治急性

肾小球肾炎。

益肾汤

配　方 黄芪、茯苓、白术、白茅根、枸杞子各25克，黄精、狗脊、川断、蒲公英、川楝子、山药、生地、防己、甘草各15克，双花50克。

制用法 水煎服，每日1剂。

功　效

治慢性肾炎。

丹参当归汤

配　方 丹参、当归各20克，川芎、益母草各15克，全蝎、水蛭各6克。

制用法 水煎服，每日1剂。

功　效

治慢性肾炎。

生地雷公藤

配　方 生地、茯苓各15克，山茱萸、泽泻、丹皮、怀山药、雷公藤各10克。

制用法 用水煎服。

功　效

治慢性肾小球肾炎，以水肿、蛋白尿为主要表现者。

五草汤

配　方 爵床草、益母草、白花蛇舌草各30克，车前草15克，浮萍草10克。

制用法 每日1剂，水煎，分2次服。

功　效

祛风清热，解毒利水。主治急性肾炎，水肿少尿期。

土茯苓杜仲汤

配　方 土茯苓、益母草各30克，黄芪50克，蝉蜕、海藻各15克，泽泻25克，桂枝10克，白茅根、杜仲、续断各20克。

制用法 水煎服。

功　效

通补兼施，温阳利水。治慢性肾小球肾炎、慢性肾盂肾炎。

制附子

配　方 制附子、生姜各10克，先煎，茯苓、白术（炒）各15克，山药（炒）30克。

制用法 水煎服。

功　效

治慢性肾小球肾炎，表现为高度

水肿，明显蛋白尿，伴面色白、精神萎靡、舌暗胖有齿痕者。

野鸭大蒜汤

配　方 野鸭1只，大蒜50克。

制用法 将野鸭去毛开膛取出内脏洗净，大蒜剥皮填于鸭腹内，煮熟。食肉饮汤，2日食1只，连服数次。

功效

补中益气，宣窍通闭。用治慢性肾炎。

薏苡仁肉桂汤

配　方 薏苡仁30克，滑石粉、茯苓各24克，益母草18克，砂仁壳5克，肉桂3克。

制用法 用水煎服。

功效

健脾利湿，益肾化浊。治慢性肾炎。

参芪丝子汤

配　方 党参、菟丝子、薏苡仁各15克，黄芪30~60克，丹参15~30克，当归12克，桃仁、红花、地龙各10克，益母草、六月雪各30~60克。

制用法 每日1剂，水煎服。

功效

益气活血。主治慢性肾炎。

黄芪鱼腥草汤

配　方 黄芪45克，鱼腥草、白花蛇舌草各30克，地龙、益母草、丹参、蝉衣各15克，银花20克，猪肾（猪腰子）1个。

制用法 每日1剂，水煎服。

功效

补肾健脾，清热解毒，活血化瘀。主治慢性肾炎。

益母草半边莲汤

配　方 益母草、半边莲各30克，熟地12~30克，枣皮、丹皮各6克，茯苓、泽泻、淮山药各12克。

制用法 每日1剂，水煎，分2次服。

功效

主治慢性肾炎。

地黄小蓟汤

配　方 生地、北沙参、玄参各10~20克，墨旱莲、荔枝草各15~30克，小蓟15~20克，黄柏10克，白茅根30~60克。

制用法 水煎服，每日1剂。

功效

养阴，清热利湿。主治慢性肾炎。

糖尿病

糖尿病是一组以高血糖为特征的代谢性疾病。高血糖则是由于胰岛素分泌缺陷或其生物作用受损，或两者兼有引起。糖尿病是长期存在的高血糖，导致各种组织，特别是眼、肾、心脏、血管、神经的慢性损害、功能障碍。

糖尿病属于中医消渴的范畴。消渴是以多饮、多食、多尿、身体消瘦为特征的一种疾病。首见于《黄帝内经》，东汉著名医家张仲景在《金匮要略》中将消渴分为三种类型：渴而多饮者为上消；消谷善饥者为中消；口渴、小便如膏者为下消。中医认为，该病的病机特征是阴虚燥热，以阴虚为本，以燥热为标，且两者互为因果：燥热甚者则阴虚越甚，阴虚甚者则燥热越甚。

双地双冬酒

配　方 生地、熟地、天冬、麦冬、大枣、山药、莲子（去心）各20克，白酒1000毫升。

制用法 将上药研制粗末，浸入白酒内，密封，每日摇动1次，15日后过滤取药酒，即可。每次服30毫升，每日2次。

功效

滋肾养心，益脾和胃。适用于糖尿病。

麦冬茶

配　方 麦冬（鲜品）全草50克。

制用法 每日1剂，切碎，水煎，代茶饮。

功效

养阴润肺，清心除烦，益胃生津。主治糖尿病。

生地茯苓饮

配　方 生地、茯苓各15克，枸杞子20克，淮山药、天花粉各30

克，太子参25克，知母、牛膝、生甘草、牡丹皮、泽泻各10克。

制用法 每日1剂，水煎，分2~3次口服。15天为1个疗程。

功效

降糖，生津。主治糖尿病。

太子参黄芪汤

配方 太子参20克，黄芪50克，穿山甲、当归、红花、桃仁、甘草、川芎各10克，赤芍、丹参各15克。

制用法 每日1剂，水煎3次后合并药液，分早、中、晚口服。14天为1个疗程。

功效

降糖。主治糖尿病。

参地饮

配方 党参50克，生地、熟地各25克，地骨皮、泽泻、丹参、枸杞子各20克。

制用法 每日1剂，水煎3次，分3份，于早、午、晚饭前半小时各服1份。

功效

稳定胰岛素水平。主治非胰岛素依赖型糖尿病。

枸杞子酒

配方 枸杞子125克，甘菊花10克，麦冬25克，糯米2000克，酒曲适量。

制用法 将以上3味同煮至烂，加入糯米和酒曲，按常法酿酒。酒熟去糟，即可。每次饭前服20毫升，每日服2次。

功效

用于糖尿病肾虚消渴、视物模糊、肺燥咳嗽等症。

洋葱红酒

配方 新鲜洋葱1~2头，葡萄酒500毫升。

制用法 将洋葱洗净，剥去老皮，切成八等份半圆形；将洋葱装入盛红葡萄酒的瓶中，盖紧密封，置阴凉处放置5~7天，即可饮用。每次饮30~50毫升，每日饮1~2次。与浸过酒的洋葱一起食用效果更佳。

功效

降血压，降血糖，增强免疫。

二参酒

配方 生黄芪、生地黄、玄

参、丹参各30克，葛根、苍术各15克，天花粉、山萸肉各20克，低度白酒600毫升。

制用法 将以上8味药捣碎，置于容器中，加入白酒，密封，浸泡7日后，过滤去渣，即可。每次服15~30毫升，每日服3次。

功效

益气，养阴，活血。适用于气阴两虚型糖尿病。

菟丝子酒

配　方 菟丝子、山萸肉各50克，芡实30克，低度白酒500毫升。

制用法 将以上3味药捣碎，置于容器中，加入白酒，密封，浸泡5~10日后，过滤去渣，即可。每次服15~30毫升，每日服3次。

功效

补肾，养肝，固精。适用于腰膝酸痛、遗精、消渴、尿有余沥等。

竹笋粥

配　方 鲜竹笋1个，粳米100克。

制用法 将竹笋洗净，切片，加水适量，入粳米同煮成粥。每日服2次。

功效

清肺除热，兼能利湿。主治糖尿病及久泻久痢、脱肛者。

生地玉竹汤

配　方 北沙参、麦冬、生地各15克，玉竹5克。

制用法 每日1剂，水煎2次，早、晚分服。

功效

养阴清热，益胃生津。主治糖尿病（肺燥津伤型）。

蚕竹汤

配　方 蚕茧、玉竹各10克。

制用法 水煎服，每日1剂，每日服2次。

功效

消食止渴，养阴生津。主治糖尿病。

山楂根玉米须汤

配　方 山楂根、茶树根、荠菜花、玉米须各10克。

制用法 共制粗末，水煎服，每日1剂。

功效

降糖降脂，化浊利尿。主治糖尿病，伴有高脂血症、肥胖症者。

黑豆蜂蜜膏

配　方 黑豆、黄精各30克，蜂蜜10克。

制用法 黑豆、黄精洗净，去杂质，一起入锅中，加入清水1500毫升。浸泡10分钟，再用小火慢炖2小时，离火后加入蜂蜜搅匀即可。每日1剂，当点心食用，日服2次，每次1小瓶，喝汤吃豆。

功效

主治糖尿病。

鲜藕汁

配　方 鲜藕适量。

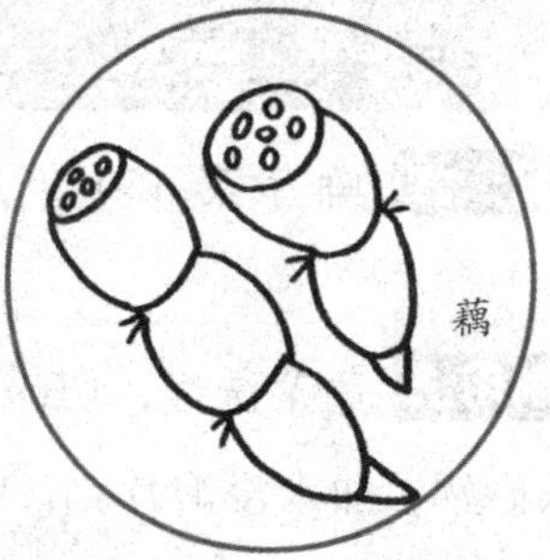

制用法 将藕榨汁半茶杯，开水冲饮。早、晚各1次。如有热象，用中药天花粉15克煎水半碗冲入藕汁同服。

功效

藕汁性凉，有抑制尿糖和生津止渴的功能。常喝藕汁可控制病情发展。

地骨皮茶

配　方 地骨皮15克。

制用法 将地骨皮制为粗末，放入杯中，用沸水冲泡，代茶饮用。每日1～2剂。

功效

凉血退热，清肺止咳。主治肺热津伤型糖尿病。症见烦渴多饮、口干舌燥、大便异常、尿多尿频等。

党参栝楼饮

配　方 党参18克，栝楼根9克。

制用法 党参、栝楼根加水一起煎煮，取汁，分次服用，每日1剂。

功效

益气，生津止渴。主治糖尿病口渴引饮。

黄芪白芍饮

配　方 生黄芪、杭白芍各30克，仙灵脾15克，生甘草、乌梅、葛根各10克。

制用法 每日1剂，水煎服，每日服3次。

功效

补肾益气，生津敛阴。主治糖尿病。

高脂血症

高脂血症是人体脂质代谢失常，血浆内脂质浓度超过正常范围的病症。因脂质多与血浆中蛋白结合，故又称高脂蛋白血症。本病或有肥胖、黄色瘤等临床特征，或无特异性临床症状。根据病因可分为原发性和继发性两类。原发性系由于脂质和脂蛋白代谢先天性缺陷引起，继发性者主要继发于某种疾病，如糖尿病、肝脏疾病、肾脏疾病、甲状腺疾病等，以及饮酒、肥胖、饮食与生活方式等环境因素的影响。长期高脂血症易导致动脉硬化加速，尤其是引发和加剧冠心病及脑血管疾病等。高脂血症属中医的“痰证”“虚损”“胸痹”“眩晕”等范畴。

消脂丸

配方 川郁金、刺蒺藜、杭菊花、茺蔚子、远志、炒苍术、炒枳壳、何首乌、红花、丹参、车前子各60克，决明子、炒山楂各180克，泽泻120克，肉苁蓉6克，白茯苓90克，陈皮、石菖蒲、制胆星各40克。

制用法 诸药粉碎为细末，过筛，水泛为丸，如小绿豆大，每次服5克，1日3次，3个月为1个疗程，复查。可连服2～3个疗程。

功效

行气活血，化湿消痰。

芹菜红枣饮

配方 鲜芹菜150克，红枣15枚。

制用法 芹菜洗净，切碎，与红枣同入砂锅，加水浸泡片刻，煎煮30分钟，过滤取汁即成。早、晚各服一次。

功效

平肝清热、补虚降脂。适用于高脂血症。

生山楂何首乌液

配方 生山楂30克，何首乌、泽泻各20克，决明子25克，荷叶、丹参各15克，生甘草10克。

制用法 将以上药材用水煎3次后合并药液，分2~3次口服，每日1剂。1个月为1个疗程。服用15日、30日时分别空腹抽血查血脂。

功效

主治高脂血症。

海带绿豆汤

配方 海带、绿豆、红糖各150克。

制用法 将海带浸泡，洗净，切块。绿豆淘洗净，共煮至豆烂，用红糖调服。每日2次，可连续食用。

功效

清热，养血。治高血脂、高血压。

黑芝麻桑葚糊

配方 黑芝麻、桑葚各60克，白糖10克，大米30克。

制用法 将黑芝麻、桑葚、大米分别洗净后，同放入罐中捣烂。砂锅内放清水3碗煮沸后加入白糖，待糖溶化、水再沸后，徐徐放入捣烂的三味药物，煮成糊状服食。香甜可口，除病益身。

功效

滋阴清热。有降低血脂之良效。是治疗高脂血症的良方。

制川军茵陈汤

配方 制川军10克，猪苓、泽泻、白术、茵陈各20克，何首乌、生薏苡仁、决明子、金樱子各25克，柴胡、郁金各15克，生甘草6克。

制用法 将上药加水600毫升，小火煎至300毫升，分早、晚2次口服，10天为1个疗程，一般连服2~3个疗程。

功效

主治高脂血症。

丹参山楂汤

配方 制首乌、丹参、山楂各15克，黄芪、地龙各12克，陈皮、苍术各6克，赤芍10克。

制用法 每日1剂，水煎服。3个月为1个疗程。

功效

行气化痰，化瘀消脂。主治高脂血症。

首乌虎杖汤

配方 首乌30克，赤芍、泽泻、枸杞子、女贞子各15克，黄芪、丹参、山楂各20克，桃仁、虎杖各10克。

制用法 每日1剂，水煎，分3

次服。

功效

补肾健脾，活血通络，治高脂血症。

金樱子决明子汤

配方 金樱子、决明子、制首乌、生薏仁各30克，茵陈、泽泻各24克，生山楂18克，柴胡、郁金各12克，酒大黄6克。

制用法 每日1剂，加水500毫升，用小火煎至250毫升，分2次服。每2周为1个疗程。

功效

滋阴降火，行滞通脉。主治高脂血症。

脂肪肝

脂肪肝，是指由于各种原因引起的肝细胞内脂肪堆积过多的病变。脂肪性肝病正严重威胁国人的健康，成为仅次于病毒性肝炎的第二大肝病，已被公认为隐蔽性肝硬化的常见原因。脂肪肝是一种常见的临床现象，而非一种独立的疾病。其临床表现轻者无症状，重者病情凶猛。一般而言脂肪肝属可逆性疾病，早期诊断并及时治疗常可恢复正常。

佛手香橼汤

配方 佛手、香橼各6克，白糖适量。

制用法 佛手、香橼加水煎，去渣取汁加白糖调匀，每日2次。

功效

疏肝解郁，理气化痰。适用于肝郁气滞型脂肪肝。

玉米须赤豆汤

配方 玉米须60克，冬葵子15克，赤小豆100克。

制用法 将玉米须、冬葵子加水煎煮至沸后，去渣取汁，在此汁液中加入赤小豆共煮，吃豆喝汤，每日1剂，分2次服食。

功效

适用于形体肥胖、水湿停滞型脂肪肝。

生大黄敷脐

配方 生大黄10克。

制用法 将其捣烂，白酒调匀后敷于脐部，纱布覆盖，胶布固定，2小时后除去，每日1次，连用1～2周，隔7～15天后可再敷。

功效

适用于有高血脂症状的脂肪肝。

荷叶粥

配方 鲜荷叶1张，粳米50克，冰糖适量。

制用法 将荷叶洗净切丝，加水煎汤去渣，放入洗净的粳米煮为稀粥，后调入冰糖服食，每日1剂，早晨服用。

功效

清热解暑，升助脾阳。主治脂肪肝。

寄生巴戟天汤

配方 寄生、巴戟天、首乌各12克，象贝、赤芍、白芥子各15克，郁金、枳壳各9克，丹参、泽泻、草决明各30克。

制用法 每日1剂，水煎服，30日为1个疗程。

功效

活血祛瘀，利湿。主治脂肪肝。

陈皮决明子汤

配方 陈皮10克，决明子20克。

制用法 水煎服，每日1剂，分2次服。

功效

燥湿化痰，清肝降脂。主治脂肪肝。

大枣芹菜饮

配方 大枣10枚，芹菜（连根）120克。

制用法 将上2味加适量水煎汤，代茶饮用。每日1剂。

功效

平肝清热，祛风利湿。主治脂肪肝。

大蒜酸牛奶散

配方 酸牛奶100毫升，糖醋大蒜头1个，蜂蜜10毫升。

制用法 将糖醋大蒜头掰瓣，去膜，剁成糊状，与酸牛奶、蜂蜜充分混合均匀即成。早晨顿服。

功效

散瘀降脂。主治各型脂肪肝。

虎杖首乌汤

配　方 虎杖30～50克，生何首乌15～20克，泽泻、茯苓、白术各20～30克，荷叶10～15克，甘草5～10克。

制用法 将上药水煎3次后合并药液，分早、中、晚3次口服，每日1剂。半个月为1个疗程。

功效

清热，利水，渗湿。主治脂肪肝。

山楂泽泻汤

配　方 生山楂、泽泻各20～30克，丹参、生何首乌、草决明、黄精、虎杖各15～20克，白芍、醋柴胡各10～15克。

制用法 每日1剂，水煎，分2～3次服。1个月为1个疗程。

功效

主治脂肪肝。

荷叶橘皮饮

配　方 鲜荷叶20克，橘皮15克，蒲黄粉10克。

制用法 将鲜荷叶、橘皮同入砂锅，加水适量，大火煮沸，改用小火煮15分钟，调入蒲黄粉，拌和均匀，继续用小火煮沸即成。早、晚分服。

功效

化痰利湿，散瘀降脂。主治痰湿内阻型脂肪肝。

甲状腺功能亢进症

甲状腺功能亢进症简称“甲亢”，是由于甲状腺合成释放过多的甲状腺激素，造成机体代谢亢进和交感神经兴奋，引起心悸、出汗、进食和便次增多和体重减少的病症。多数患者还常常同时有突眼、眼睑水肿、视力减退等症状。甲亢属于中医“瘿病”的范畴，古人也称为瘿、瘿气、瘿瘤等。它实际上是包括以甲状腺肿大为主要临床症状的一类疾病。中医认为其病因以阴虚火旺、肝热脾虚、痰热等为主。

海带绿豆粥

配　方 海带、大米各30克，绿豆60克，陈皮6克。

制用法 海带泡软切丝与绿豆、大米、陈皮同入锅，煮至绿豆开花时加红糖（或盐），喝汤吃米豆。每日1次，2周为1个疗程。

功效

清凉解毒，消肿软坚。主治甲状腺功能亢进。

青笋海蜇皮

配　方 水发海蜇皮250克，青笋500克，白糖、醋、精盐、香油各适量。

制用法 把海蜇皮切丝；青笋去皮，切丝，加精盐少许码好，腌10分钟后，用水浸漂数分钟。将青笋放盘底，海蜇皮丝放上面，把白糖、醋、精盐、香油放入碗内兑成汁，淋在蜇丝上即可。佐餐食，宜常食。

功效

适用于甲状腺功能亢进。

郁金丹参饮

配　方 郁金9克，丹参、海藻各15克，红糖适量。

制用法 水煎后去渣，红糖调服。

功效

用于甲状腺肿气血瘀结证。

紫菜决明子汤

配　方 紫菜30克，决明子25克。

制用法 水煎服。每日1剂，2次分服。

功效

清热利水，化痰散结。用治甲状腺肿大。

海藻昆布煎剂

配　方 海藻、昆布、夏枯草、穿山甲、丹参、太子参各15克，王不留行10克，皂角刺、红花各5克，川足2条，郁金8克，泽兰叶12克，川贝8克。

制用法 上药加水3碗，煎成1碗，每日1剂，睡前服。

功效

治疗单纯性甲状腺肿。

四海丸

配　方 海藻、海带、海螺壳、海蛤粉、昆布各90克，川芎60克，广木香、甘草各1.5克。

制用法 以上药材共研为末，炼蜜为丸，睡前服用。

功效

适用于甲状腺肿大兼有血气瘀滞者。

五倍子敷方

配方 五倍子不拘量。

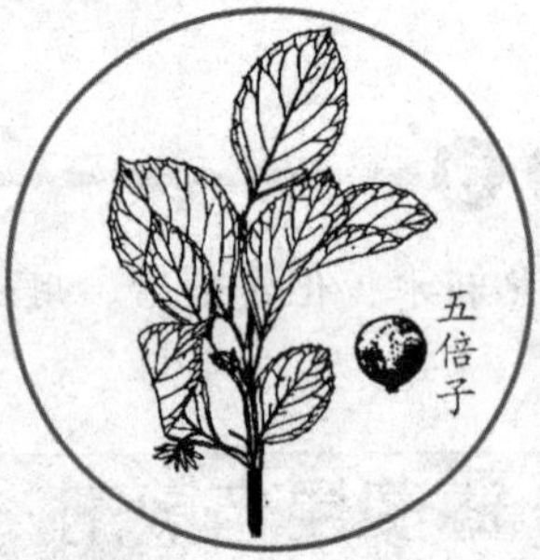

制用法 放砂锅内炒黄研末，每晚睡前用米醋调成膏状敷于患处，次日清晨洗去，7 日为 1 个疗程。

功效

适用于甲状腺肿大。

莲子粥

配方 莲子、粳米各适量。

制用法 莲子煮熟后，晒干，磨粉备用，每次取莲子粉 20 克，入粳米 60 克煮粥，早、晚餐食用。

功效

养心安神，益肾健脾。治疗甲状腺功能亢进。

沙参玉竹煲老鸭

配方 沙参、玉竹各 30 克，老雄鸭 1 只约重 2000 克，葱、姜、味精、精盐各适量。

制用法 鸭宰杀后，除去毛和内脏，洗净放入砂锅（或搪瓷锅）内，再放沙参、玉竹、葱、姜、清水（适量），用大火烧沸后，转用小火焖煮 1 小时以上，使鸭肉熟烂，最后放精盐、味精，搅匀即成。食肉饮汤。

功效

补脾阴，清肺热。用治甲状腺功能亢进症。

参贝百合汤

配方 沙参、浙贝母各 20 克，百合、生牡蛎各 15 克。

制用法 水煎服，每日 1 剂。

功效

养阴清热，散结消瘿。治甲状腺功能亢进症。

荷叶二冬汤

配方 天冬、麦冬、沙参各 15 克，荷叶 30 克，甘草 10 克。

制用法 每日 1 剂，水煎 2 次，早、晚分服。

功效

清热养阴，润燥生津。适用于甲状腺功能亢进症。

昆布全蝎末

配方 昆布30克，全蝎1只。

制用法 昆布煎汤去渣，全蝎焙焦研末。昆布汤送下全蝎末，每天早晨服1次，连服10余天。

功效

适用于甲状腺功能亢进。

黄药子

配方 黄药子6克。

制用法 水煎服，每日1剂。连服5～8周。

功效

解郁化痰。主治甲状腺功能亢进。

白石汤

配方 白芍、石决明、猫爪草、浮小麦各30克，夏枯草、玄参、丹参、太子参各15克，五味子、甘草各6克。

制用法 上药以水煎服，每日1剂。

功效

适用于甲状腺功能亢进。

贫　血

贫血是指人体外周血红细胞容量减少，低于正常范围下限的一种常见的临床症状。由于红细胞容量测定较复杂，临床上常以血红蛋白（Hb）浓度来代替。贫血症状的有无或轻重，取决于贫血的程度，贫血发生的速度，循环血量有无改变，病人的年龄以及心血管系统的代偿能力等，贫血发生缓慢，机体能逐渐适应，即使贫血较重，尚可维持生理功能；反之，如短期内发生贫血，即使贫血程度不重，也可出现明显症状，年老体弱或心、肺功能减退者，症状较明显。

黄芪当归汤

配　方 炙黄芪、淮山药、紫河车、熟地、针砂各30克（先煎），当归20克，杭白芍、白云苓、炒白术、制香附、陈皮、生麦芽、鸡血藤、济阿胶各10克（烊冲），甘草、焙内金、砂仁各6克（后下），潞党参15克，煅绿矾0.3克（烊冲）。

制用法 每日1剂，水煎3次，分3次服。30剂为1个疗程。

功效

益气养血，主治缺铁性贫血。

三黑大枣饼

配　方 黑矾、炒黑豆、炒黑芝麻、大枣肉、馒头各120克。

制用法 将馒头上方开口去心，包入黑矾，火烤使其熔化为度，另将炒黑豆、黑芝麻研粉放入，用大枣肉拌匀诸药，压成饼状，晒干研末，均分80包，日服2次，每次1包。

功效

主治缺铁性贫血。

党参黄芪药液

配　方 党参、仙灵脾、黄芪、丹参各30～35克，南沙参、仙鹤草、焦三仙各15～20克，甘草5～10克。

制用法 将上药水煎3次后合并药液，分2～3次口服，每日1剂。20天为1个疗程。

功效

主治营养性贫血。

黄芪太子参汤

配　方 黄芪15～45克，太子参、土茯苓、板蓝根、熟地、白花蛇舌草各15～30克，水蛭、白术各10克，山药、菟丝子各20～30克，当归10～12克，杞果、丹参各10～15克，穿山甲5～10克，公英30克。

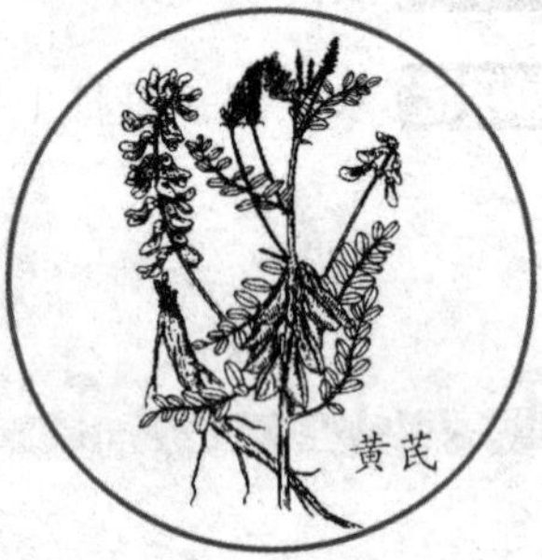

制用法 每日1剂，水煎服，儿童酌减。

功效

益气健脾，补肾填精，活血化瘀，清热解毒。主治再生障碍性贫血。

当归首乌汤

配　方 全当归、制首乌、黄芪

各20~30克，党参、五味子、乌梅、陈皮、茯苓、丹参各15~20克，熟地、枸杞子各10~15克，甘草10克。

制用法 以上药材加水共煎，每日1剂，分2~3次口服。1个月为1个疗程。

功效

主治缺铁性贫血。

粳米龙眼粥

配　方 龙眼肉15克，红枣3~5枚，粳米100克。

制用法 同煮成粥，热温服。

功效

养心补脾，滋补强壮。适合贫血患者。

猪肝菠菜汤

配　方 猪肝150克，菠菜适量。

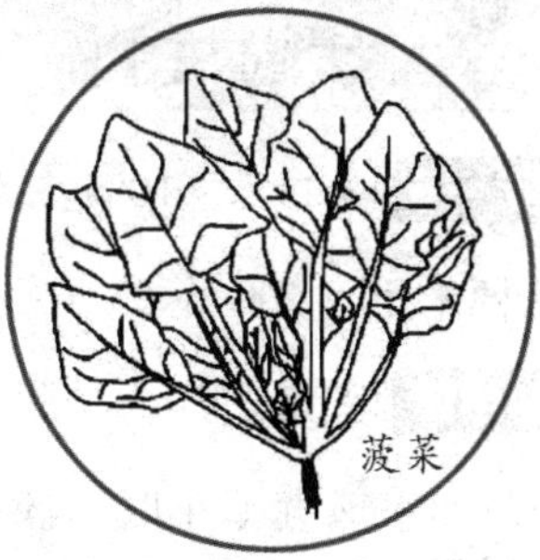

制用法 猪肝洗净、切片，与淀粉、盐、酱油、味精适量调匀，放入油锅内与焯过的菠菜炒熟，或将猪肝洗净切片，放入沸水中煮至近熟时，放入菠菜，开锅加入调料，吃肝、吃菜、喝汤。

功效

有补铁作用。适用于缺铁性贫血。

羊骨粥

配　方 新鲜羊骨1000克，粳米200克。

制用法 羊骨洗净捶碎，加水熬汤，去渣后，入粳米共煮成粥。食用时加适量调料，温服，10~15天为1个疗程。有补肾壮骨的作用。

功效

温补滋养。适合贫血患者食用。

首乌红枣粥

配　方 制首乌60克，红枣3~5枚，粳米100克，红糖适量。

制用法 先以制首乌煎取浓汁去渣，加入红枣和粳米煮粥，将熟时，放入红糖适量，再煮一两沸即可。热温服。首乌忌铁器，煎汤煮粥时需用砂锅或搪瓷锅。

功效

有补肝益肾、养血理虚等功效。

人参阿胶饮

配　方 人参、甘草各10克，阿胶、鹿角胶（均烊化）、五味子、鸡血藤、连翘、首乌、女贞子、旱莲草、当归、菟丝子、枸杞子各15克，三七粉5克（分冲），仙鹤草、黄芪、黄精各30克。

制用法 每日1剂，水煎，分3次口服。

功效

主治再生障碍性贫血。

中　风

中风，中医病名，有外风和内风之分，外风因感受外邪（风邪）所致，在《伤寒论》中名曰“中风”（亦称桂枝汤证）；内风属内伤病症，又称脑卒中、卒中等。现代一般称中风，多指内伤病症的类中风，多因气血逆乱、脑脉痹阻或血溢于脑所致。以突然昏仆、半身不遂、肢体麻木、舌謇不语，口舌歪斜、偏身麻木等为主要表现的疾病，并具有极高的病死率和致残率。

菊花山楂茶

配　方 菊花5克，山楂片20克，草决明15克，茶叶适量。

制用法 共入保温瓶内，以沸水冲泡。半小时后饮服，频频当茶饮。

功效

预防中风。

人参附片粥

配　方 人参5～10克，制附片20克，粳米50～100克。

制用法 人参切片，与附片共置砂锅内，加水煎煮1小时，滤取药液对入粳米粥内，再煮沸即成，缓缓服食。每日1剂。

功效

大补元气，补火回阳。适于中风之突然昏迷、目合口开、手撒遗尿等。

细辛末

配方 细辛（又名杜衡）适量。

制用法 研为细末，吹入鼻孔。

功效

适用于中风不省人事。

顺气丸

配方 郁李仁、火麻仁、山药、车前子、怀牛膝、山茱萸各60克，防风、独活、槟榔、炒枳壳、菟丝子各30克。

制用法 上药共研细，米汤送服。

功效

润燥通腑，搜风顺气。主治中风瘫痪。

生木耳饮

配方 生木耳不拘量（开水浸发）。

制用法 水煎服，同时饮黄酒3～4杯，盖被捂出微汗。

功效

适用于中风眼珠上翻，手足抽搐。

三七红花汤

配方 三七粉（吞）、红花、川芎各10克，当归20克，丹参40克，鸡血藤30克，生黄芪100克，全蝎6克。

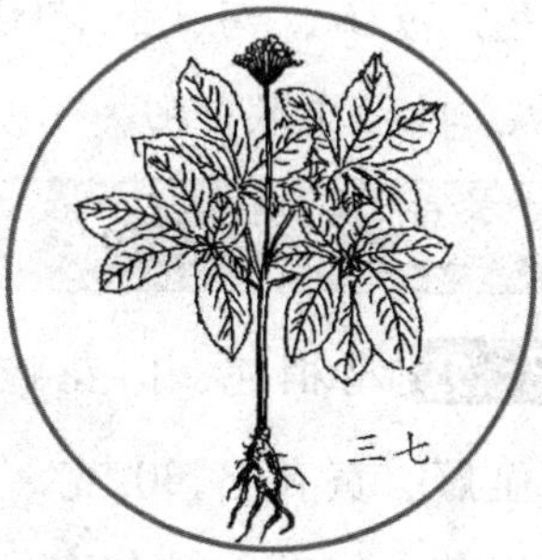

制用法 每日1剂，水煎，分2次服。

功效

活血化瘀。主治中风后遗症。

桑叶黄米酒

配方 鲜桑叶、黄米酒各250克。

制用法 黄酒煎煮鲜桑叶，留200克左右，趁热一次服用。

功效

主治中风不语、半身不遂。

十全大补汤

配方 生黄芪、童子参（即太子参）、茯苓、白芍、生地、玉竹、竹茹各15克，白术、甘草、当归、牛膝各10克，白茅根、鲜桑枝、赭石粉各30克。

制用法 水煎服，每日1剂，分3次温服。5剂为1个疗程。

功效

益气，凉血，泻火，消瘀，降逆，化痰。主治中风先兆。

二蛇黄芪汤

配方 乌梢蛇、白花蛇各15克，鸡血藤、黄芪各30克，当归、白芍、川芎、红花、桃仁各12克，丹参25克，桂枝、山楂、甘草各10克。

制用法 将上药水煎3次后合并药液，分2次温服，每日1剂，15剂为1个疗程。

功效

活血化瘀，益气通络。主治中风后偏瘫。

木耳桃仁

配方 黑木耳、桃仁、蜂蜜各120克。

制用法 将黑木耳泡发，去杂洗净，与桃仁共捣烂如泥，调入蜂蜜，隔水蒸食。分4日食用。

功效

活血祛风。用治中风、四肢麻痹。

风湿性关节炎

风湿性关节炎是一种常见的急性或慢性结缔组织炎症，可反复发作并累及心脏。临床以关节和肌肉游走性酸楚、重著、疼痛为特征。中医称为“三痹”，根据感邪不同及临床主要表现，有“行痹”“痛痹”“着痹”的区别，其病机主要为风寒湿邪三气杂至，导致气血运行不畅，经络阻滞所致。

桑枝汤

配方 鲜嫩桑枝30～60克。

制用法 水煎服，每日1剂。

功效

祛风湿，利关节。适用于风湿性关节痛。

蠲痹汤

配方 秦艽、川芎、当归、独活各8克，木香、乳香、炙甘草、桂心各3克，桑枝、海风藤各15～30克。

制用法 以上药材加水煎服。

功效

散寒止痛，祛风除湿。主治风寒湿痹证。症见关节酸痛不红肿、遇寒加剧、得温则减、怕冷、不发热或低热、气短乏力、心悸怔忡，苔薄白，脉沉细或细数。

樱桃米酒

配方 鲜樱桃500克，米酒1000毫升。

制用法 将樱桃洗净晾干，浸入米酒内，密封贮存，每日摇荡1次，10日后即成。每次饮50毫升，每日2次。

功效

滋养肝肾，祛风除湿。适用于风湿性关节炎、四肢麻木等。

山楂树根茶

配方 山楂树根60克，红糖30克。

制用法 山楂树根洗净切碎，水煎取汁，调入白糖，代茶饮用，每日1剂。

功效

活血化瘀，通络止痛。适用于风湿性关节炎。

石榴皮鸡汤

配方 母鸡1只，石榴皮150克。

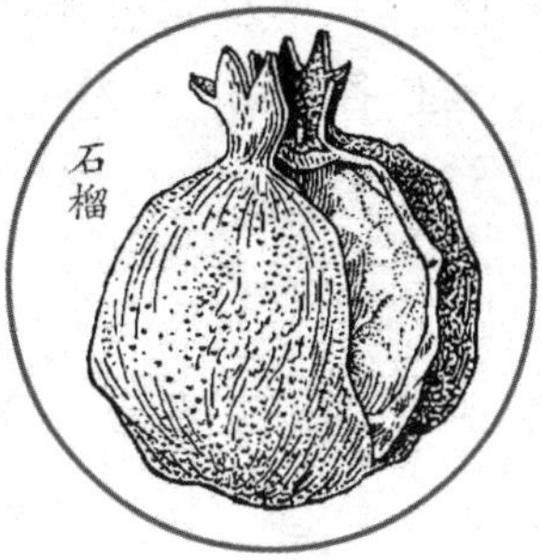

制用法 母鸡开膛去内脏，切大块，同石榴皮共煮。吃肉饮汤，每日2次。

功效

适用于风湿性关节炎。

三消饮子汤

配　方 生川乌（先煎至不麻口为度）12克，北细辛6克，苍术、独活、牛膝各9克，全当归12克，穿山龙、千年健、追地风各30克，威灵仙18克，乳香、没药各3克（均去油）。

制用法 水煎服，每日1剂，日服2次，趁热服，服时可滴酒数滴。

功效

温经散寒，祛风渗湿。主治痹证。可用于风湿性关节炎。

宣痹汤

配　方 防己、杏仁、滑石、薏苡仁各15克，连翘、山栀、半夏、赤小豆、蚕砂各9克。

制用法 水煎服，每日1剂，分2次服。

功效

通络止痛，清化湿热。主治风湿性关节炎。

术柏饮

配　方 苍术10克，黄柏12克，土茯苓30克，独活20克，忍冬藤24克，赤白芍各15克。

制用法 每日1剂，水煎2次，每次加水500毫升，煎取药汁150毫升，将2次煎汁混合后，早、晚各服1次。

功效

清热利湿，祛风活血。主治风湿性关节炎风湿热证。

第2章 外科疑难杂病良方

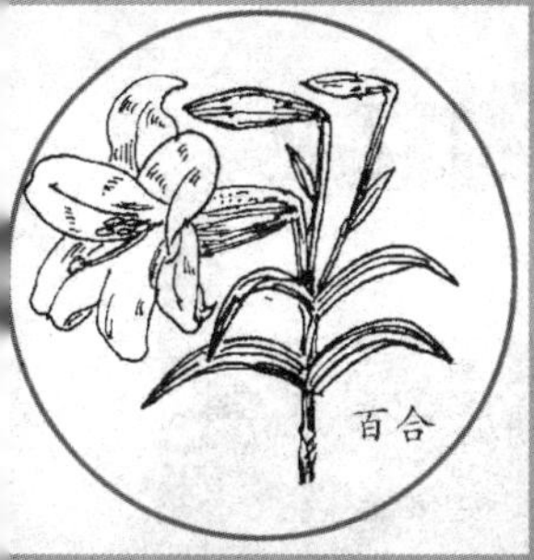

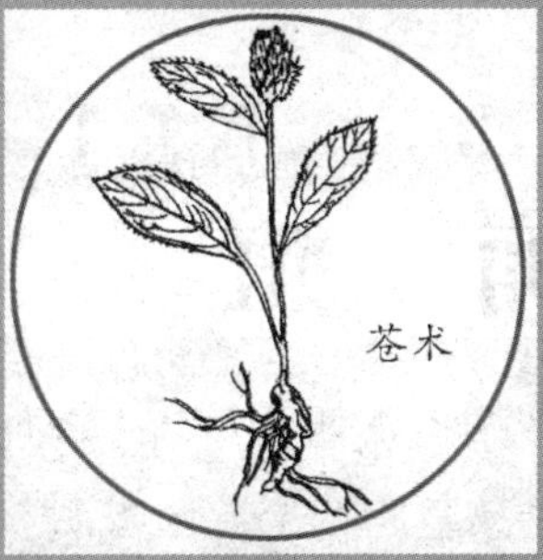

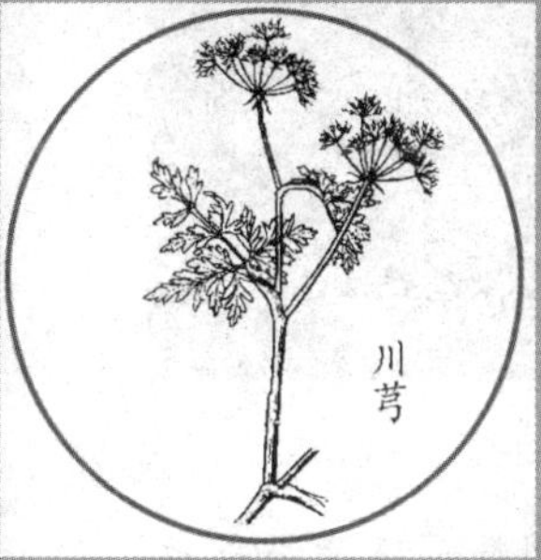

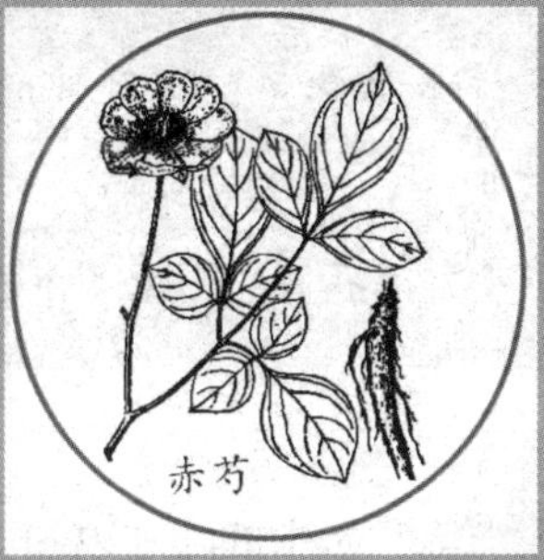

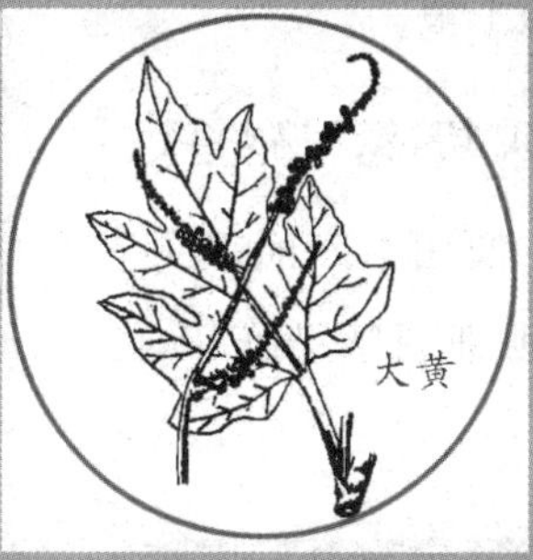

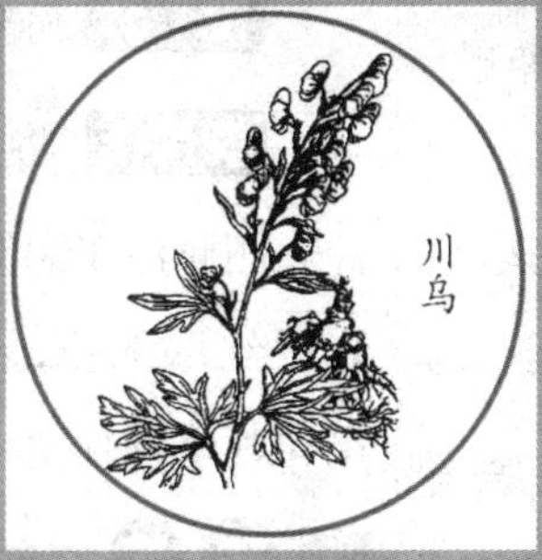

痈 疽

痈是指发生在皮肉之间的急性化脓性疾病。《灵枢·痈疽》云："痈者，其上皮薄以泽。此其候也。热胜则肉腐，肉腐则为脓，然不能陷，骨髓不为焦枯，五脏不为伤，故命曰痈。"本病的特点是局部光软无头，红肿疼痛（少数初起皮色不变），肿胀范围多在6~9厘米，发病迅速，易肿，易脓，易溃，易敛，多伴有恶寒、发热、口渴等全身症状，一般不会损筋伤骨，也不会造成陷证。

由于发病部位不同，本病有许多名称，生于颈部的，称颈痈；生于腋下的，称腋痈；生于脐部的，称脐痈；生于胯腹的，称胯腹痈；生于委中穴的，称委中毒。相当于西医的体表浅表脓肿、急性化脓性淋巴结炎。

藤黄外涂方

配　方 藤黄50克。

制用法 藤黄加水500毫升，放锅内煮化，用纱布滤去药渣，瓶贮。使用时，棉签蘸药涂于创口内外，或疮疡内外，有特效。每日可用2次。

功效

一切外伤出血和无名肿毒，无论已溃未溃，外涂有特效。忌内服。《纲目拾遗》中记载藤黄有"治痈疽，止血化毒，敛金疮，亦能杀虫。"藤黄外用时可以研末调敷、磨汁涂或熬膏涂。

丝瓜汁

配　方 鲜丝瓜1根。

制用法 将丝瓜切碎，捣烂绞汁。频频涂于患处。使用本方前，应先将丝瓜洗净，否则细菌感染伤口，反而起不到疗效。

功效

散瘀，止血，消肿。用治痈疽疮口太深不敛。

米醋膏

配　方 米醋250毫升，乳香末、没药末各6克，淀粉60克。

制用法 将米醋放于砂锅内煮沸，再将2味中药放入搅匀，随搅随下淀粉，待成糊状后便倒在牛皮纸上涂抹。糊的厚度约15厘米，面积要大于患部。待药糊稍凉时趁温热敷于病变部位，用纱布包扎固定。

功效

消瘀解毒。用治疖、痈、蜂窝织炎、丹毒、乳腺炎等急性外科炎症。

金银菊花茶

配　方 金银花15克，甘菊10克。

制用法 金银花与甘菊一同用沸水1000毫升冲泡，待凉后分次当茶饮，每次200毫升左右，每日3~4次。

功效

清热解毒，清肝明目。

蒲公英金银花茶

配　方 蒲公英20克，金银花15克。

制用法 上药用沸水1000毫升冲泡，待凉后分次当茶饮，每次200毫升左右，每日3~4次。

功效

清热解毒。用于痈肿初起。

黄龙猪胆液

配　方 藤黄10克，马钱子、龙脑（冰片）各6克，新鲜猪胆汁100克。

制用法 将马钱子用砂拌炒软，去毛，研成粉末。然后将藤黄、龙脑分别研成粉末。将上药掺在猪胆汁中备用。用时，以棉签或小毛刷蘸药汁涂在疖肿上，涂药范围要比红肿的范围大，每日涂2~3次。

功效

适用于疖肿。

柳叶膏

配　方 鲜柳树叶或嫩芽适量。

制用法 将采集的鲜柳树叶或嫩芽用水洗净，加水适量浸煮，2~4小时后过滤，如此浸煮2次，合并2次滤液，浓缩成膏状，即可装入瓶中密封备用。使用时将患处用医用酒精消毒，涂敷柳叶膏，然后用纱布包扎固定，每天换药1次。

功效

退热，杀菌，消肿，止痛，提脓，生肌。外敷可治疗疔疮疖肿及外伤感染诸疾。

乌梅散

配　方 建乌梅2份，轻粉1份。

制用法 将建乌梅肉火煅存性，研为细粉。轻粉放在研钵内，研至极细末（以不见光亮为度），再入乌梅粉同研至极细末，装瓶备用。用时，以水调为糊状，敷于疮面（厚薄适中），用膏药（药店出售的黑膏药即可）或用消毒纱布敷料盖之，每日换药1次，候其逐渐变小干枯脱落，疮面痊愈为止。

功效

适用于治疗疔疮疖毒。

远志方

配　方 远志100克，水1000毫升。

制用法 将远志浸洗，去土、去心，加水煎熬至500毫升。每日1剂，1日3次。

功效

远志具有消炎止脓的作用，适用于收口期痈。

西皮方

配　方 海桐皮、五加皮各30克，生地90克。

制用法 将上述药材放在一起碎细，用白布袋盛放，放入酒中浸于瓷瓶中密封，秋夏3日，春冬7日，开封去渣，每食前温服1～2杯。

功效

海桐皮、五加皮具有清毒排瘀的作用，适用于溃脓期痈。

槐花酒

配　方 槐花120克，黄酒500毫升。

制用法 将槐花微炒至黄，趁热放入黄酒中，煎10余沸，去渣。取汁热服。

功效

槐花能治痈疮，适用于初期痈。

金银花草煎剂

配　方 金银花50克、甘草10克。

制用法 将金银花和甘草用水2碗，煎取半碗，再入酒半碗，略煎后分为3份。早、中、晚各服1份，重者1天2剂。

功效

金银花具有清热解毒的功效，适用于溃脓期痈。

神验煎散

配　方 人参、没药、当归各30克，甘草、栝楼各3克。

制用法 将上述药材放在一起研碎，以酒5千克，煮至2千克，净瓷瓶贮之。每服半盏，或浸酒半盏温服，每日1剂，1日3次。

功效

此方可以排余毒，适用于收口期痈。

丹　毒

丹毒是一种累及真皮浅层淋巴管的感染，主要致病菌为A组β溶血性链球菌。诱发因素为手术伤口或鼻孔、外耳道、耳垂下方、肛门、阴茎和趾间的裂隙。皮肤的任何炎症，尤其是有皲裂或溃疡的炎症为致病菌提供了侵入的途径。

《素问·至真要大论》云："少阳司天，客胜则丹疹外发，及为丹熛疮疡……"本病发无定处，生于胸腹腰胯部者，称内发丹毒；发于头面部者，称抱头火丹；发于小腿足部者，称流火；新生儿多生于臀部，称赤游丹。本病相当于西医的急性网状淋巴管炎，可潜伏于淋巴管内，引起复发。

金银花玄参汤

配　方 金银花20克，玄参15克，当归10克，甘草6克。

制用法 每日1剂，水煎服。

功效

滋阴凉血，清热解毒。

绿豆大黄蜜

配　方 绿豆25克，大黄10克，生薄荷汁、蜂蜜各少许。

制用法 将绿豆与大黄研成末，用生薄荷汁加蜂蜜调匀。涂于患处，每日更换2~3次。

功效

解毒，泻热。适用于小儿丹毒。

菊花茯苓饮

配方 野菊花、土茯苓各30克。

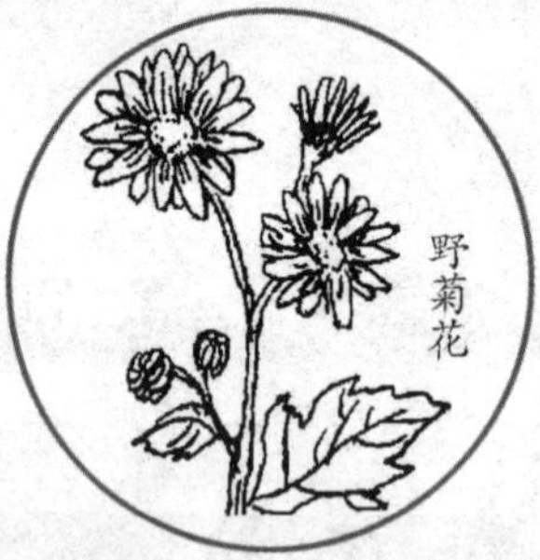

制用法 每日1剂，加冷水浸泡片刻，水煎2次，取药汁分2次服。

功效

清热解毒，消炎。适用于丹毒。

赤豆汤

配方 赤小豆25克，牛膝、川柏各15克。

制用法 水煎服。

功效

消炎解毒。

芦根汁

配方 鲜芦根2000克。

制用法 鲜芦根洗净，榨取汁，当茶饮。每次100毫升，每日3~5次。

功效

清热解毒，利湿。主治丹毒初起。

茯苓苡仁粥

配方 茯苓、苡仁各30克，红花5克，大米适量。

制用法 茯苓、红花熬汁去渣，加入苡仁、大米若干，用小火煮成粥，每日早、晚服用。

功效

健脾利尿，活血化瘀。主治慢性丹毒。

生姜绿豆泥

配方 绿豆15克，生姜30克。

制用法 将绿豆洗净，用清水浸软，生姜洗净切碎，共捣烂如泥，调匀后涂敷患处。每日1次。

功效

清热解毒，祛湿消肿。

麻黄鹿角阳和汤

配方 鹿角霜、熟地各30克，川椒、麻黄、肉桂各5克，白芥子3克，炮姜1.5克。

制用法 水煎服，每日1剂。头2煎温服、第3煎熏洗患处。

功效

温阳解毒，利湿消肿。

鲜板蓝根泥

配方 鲜板蓝根适量。

制用法 将板蓝根洗净，捣如泥，外敷患部，每日数次。

功效

清热解毒。主治丹毒。

芩连消毒饮

配方 黄芩、生山栀、制川军、野菊花、草河车、赤芍各9克，黄连、生甘草各3克，银花、连翘各12克，紫地丁15克。

制用法 先将上药用水浸泡15分钟，再煎20分钟，每剂煎2次，每日1剂，分2次服。

功效

用治颜面疔疮、头面丹毒等。

芙蓉花

配方 干芙蓉花或叶适量。

制用法 将芙蓉花研成末加凡士林，按1∶4配方，调匀。将药涂在患处。每天3次。

功效

主治丹毒。

冻疮

冻疮是人体因受寒邪侵袭所引起的全身性或局部性损伤，相当于西医的冻伤。寒冷是冻疮发病的主要原因。人体的皮肤在遇到寒冷（0～10℃）、潮湿或冷暖急变时，局部小动脉发生收缩，久之动脉血管麻痹而扩张，静脉瘀血，局部血液循环不良而发病。此外，皮肤湿度、末梢微血管畸形、自主性神经功能紊乱、营养不良、内分泌障碍等因素也可能参与发病。缺乏运动、手足多汗潮湿、鞋袜过紧及长期户外低温下工作等因素均可致使冻疮的发生。

辣椒柿子皮末

配　方 辣椒干5克，柿子皮50克。

制用法 将柿子皮烧焦研末，辣椒焙干，研末。混合，用花生油调成糊状，敷患处。

功　效

活血消炎。主治冻疮（已破患者）。

活蟹蜂蜜末

配　方 活蟹1只，蜂蜜适量。

制用法 活蟹烧存性，研成细末，以蜂蜜调匀。涂于患处，每日更换2次。

功　效

清热解毒，疗疡排脓。主治冻疮溃烂不敛。

牛脂樟膏

配　方 牛脂30克，樟脑、甘油各10克，香料适量。

制用法 将牛脂放容器内加温至融化时，即放入樟脑、甘油、香料，搅拌待冷凝为膏备用。用时轻症冻伤可直接用药膏涂抹，冻疮欲溃者用时可微温使药膏待融后蘸之搽患处。

功　效

散寒治瘀。主治Ⅰ度、Ⅱ度冻伤及皲裂；Ⅲ度冻伤破溃者忌用。

山楂泥

配　方 鲜山楂100克。

制用法 将山楂烧熟捣烂，敷患处。

功　效

活血散瘀。主治新旧冻疮。

红灵酒

配　方 当归、肉桂各60克，红花、干姜各30克，樟脑、细辛各15克，75%的酒精1000毫升。

制用法 上药浸泡7天后外搽患处或揉擦。

功　效

活血舒筋，消肿止痛。主治冻疮。

当归红枣汤

配　方 当归、山楂各15克，红枣10克。

制用法 将红枣泡发洗净，与当归、山楂一起置入砂锅中，加水煮沸，改小火煮1小时即成。喝汤吃枣。

功效

滋阴养气，养肝补气。主治冻疮。

芫花酊

配方 芫花6克，红花3克，75%的酒精100毫升。

制用法 芫花、红花浸酒精中2周，过滤去渣备用。用时以药液外搽患处。

功效

活血消肿。主治冻疮。

热萝卜敷片

配方 萝卜适量。

制用法 将萝卜切片放入烧热的锅中炕热，趁热贴于患部，温后进行摩擦。

功效

下气化痰，化积宽中。主治轻度冻伤，皮肤未破者。

甘草桂枝液

配方 生甘草30克，桂枝15克。

制用法 2味药投入暖水瓶中，加入沸开水，灌满为度，2小时后即可使用。于晚上临睡前半小时倒入脸盆内，先熏洗后泡洗患处，至水温下降后取出，用干净毛巾拭干。重者中午加洗1次，轻者每晚熏洗1次。1剂药可重复加水使用2次，3剂为1个疗程。

功效

温通经脉，振奋气血。主治Ⅰ度、Ⅱ度冻伤。

丝瓜散猪油末

配方 老丝瓜、猪油各适量。

制用法 将老丝瓜烧存性，研为细末，用猪油调涂患处。每日1~2次。

功效

润燥消肿，通经活络。主治冻疮。

白及糊

配方 白及适量。

制用法 将白及磨粉，香油调成糊，敷患处。每日1次。

功效

生肌止痛。主治冻疮已溃烂者。

生姜酒

配方 鲜生姜240克，白酒300毫升。

制用法 将生姜洗净捣烂，浸入白酒内，密封，每日摇动1次，5日后即可。每日3~5次用药棉蘸取药酒涂搽患处。同时也可内服，每次10~15毫升，每日2次。

功效

温经通络。主治冻疮、斑秃。

当归红花酒

配方 桂枝、当归各30克，红花15克，细辛10克，白酒500毫升。

制用法 将诸药粉碎，用纱布袋装，扎口，置于容器中，白酒浸泡，7日后取出药袋，压榨取液。将榨取液与药酒混合，静置，过滤，即可。先用棉签蘸药酒涂搽局部，再用手按摩。

功效

活血，温经，通脉。主治冻疮、褥疮。

甘桂汤

配方 甘草、麦芽各2份，桂皮、艾叶各1.5份，花椒0.5份，樟脑适量。

制用法 上药共研粗末，和匀，每袋装入10~15克，收贮备用。用时每取1袋，冲入沸水1000~1500毫升，待药温40~45℃时（以平足背，承受为度），将患处浸泡洗20~30分钟，并适当按摩局部皮肤。要不时添加温水，保持药液温度。每日浸洗2~3次。

功效

温经散寒，通经活络。主治冻疮初起未溃者。

姜椒酒

配方 鲜生姜、花椒各100克，95%的乙醇300毫升。

制用法 将生姜切片，与花椒同置于容器中，加入95%的乙醇，密封，浸泡3~5日后即可取用。涂搽患处，每日涂搽2~3次。

功效

温经散寒。主治冻疮。

桃桂汤

配方 桃仁、桂枝、生姜各30克，食盐60克（分4次溶化）。

制用法 先取食盐15克溶于2000毫升水中，将其余3味药放入食盐溶液，煮沸10分钟后取全部药液于容器中，趁热将冻处放入药液中泡洗30分钟。每晚1次，连用4日必愈。

功效

温经散寒，活血软坚。主治冻疮。

干红辣椒凡士林外用方

配方 干红辣椒数个，凡士林100克。

制用法 将干红辣椒研末与凡士林加热融化，拌匀。擦患处，每日2～3次。

功效

活血温经。主治冻疮。

茄子根汤

配方 茄子根30克，辣椒10克（朝天椒佳），白菜帮1个。

制用法 上药加水1500毫升，煎至1000毫升，将药液倒入盆内，待温浸洗患处。每晚1次，每次30分钟。

功效

温经活血。主治冻疮。

硫黄散

配方 荞麦粉、麦粉各15克，硫黄24克。

制用法 将硫黄研成细粉，与前2味粉混匀、备用。用时取此粉撒于患处并以纱布包扎。每日换药1次。

功效

温经散寒，解毒敛疮。主治冻疮已溃破者。

桂椒液

配方 桂枝、花椒各30克，当归15克。

制用法 上药加水1500毫升，煎至1000毫升，将药液倒入盆内，待温浸泡患处（冷则加热）。每日1剂，早、晚各1次，每次浸泡15～30分钟。

功效

温经散寒，活血通络。主治冻疮。

二秧膏

配方 茄秧1000克，辣椒秧500克。

制用法 上药放铁锅内加水熬5小时，取3次滤液合并浓缩成膏。涂患处，或将膏溶于水中熏洗，每日1次。

功效

清热消肿，散寒燥湿。主治冻伤。

桂冰膏

配方 肉桂、冰片、樟脑各2

克，乳香、没药各10克。

制用法 上药共研极细末，以凡士林适量配制成软膏状，备用。先以萝卜汤或淡盐水清洗溃烂面，再将此膏涂擦患处，2~3天涂1次。

功效

温经活血，消炎生肌。主治冻疮已溃烂者。

疝气

疝气，即人体内某个脏器或组织离开其正常解剖位置，通过人体间隙、缺损或薄弱部位进入另一部位，俗称“小肠串气”。有脐疝、腹股沟直疝、斜疝、切口疝、手术复发疝、白线疝、股疝等。疝气多由咳嗽、喷嚏、用力过度、腹部过肥、用力排便、妇女妊娠、小儿过度啼哭、老年腹壁强度退行性变等原因引起。

陈皮丝瓜汤

配方 干丝瓜1个，陈皮15克。

制用法 丝瓜焙干，研末，陈皮研末。2味混合，开水送服。每次服10克，日服2次。

功效

理疝消肿。主治小肠疝气肿痛。

茄蒂汁

配方 青茄蒂适量。

制用法 茄蒂煎成浓汁。每次饮用30毫升，服用后再饮白糖水1杯。见效后继续服用2次，可痊愈。

功效

理气，止痛。适用于疝气。

丁香肉桂末

配方 丁香4克，肉桂5克，五倍子8克，朴硝40克。

制用法 上述4味药材共研细末，用时取5克，加适量醋调匀做成饼状，贴于脐部，用胶布固定，隔3天换药1次。

功效

适用于婴儿脐疝。

生姜茴香丸

配方 生姜连皮120克，大茴香60克，食盐30克。

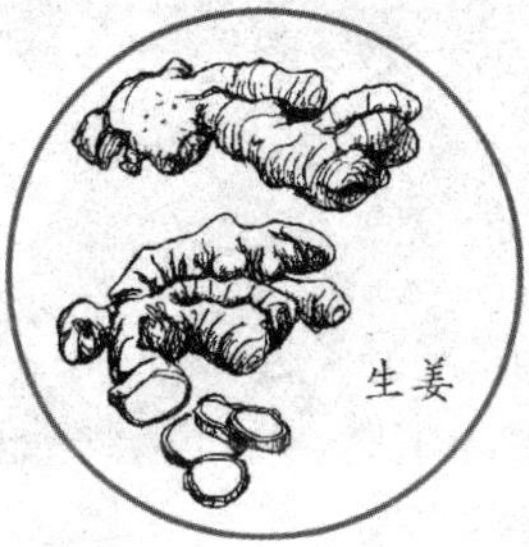

制用法 共捣烂，置于砂锅中浸24小时，小火炒干，研为细末，水泛为丸，如梧桐子大。每服30～50粒，空腹温酒送下。

功效

主治小肠疝气（指小肠坠入阴囊，时上时下，似有物状，立则入囊，如狐之出入无常，故又称“狐疝”）。

葱白乳香散

配方 葱白、乳香各适量。

制用法 共捣烂如泥状，涂于患处。

功效

主治卒疝。

生姜治疝气

配方 新鲜生姜1块。

制用法 生姜切薄片，6～10片敷于患侧阴囊，用纱布兜之。每日更换1次。

功效

适用于卒疝。通常敷药2～3天缓解。敷药后有灼热刺痛感，个别起小皮疹。

荔香散

配方 荔枝核（炮微焦）、大茴香（炒）各等份。

制用法 上2药研为末。每服10～15克，用酒调下。

功效

主治疝气痛极，小腹气痛。

加味通心饮

配方 瞿麦穗、木通（去皮节）、栀子（去壳）、黄芩、连翘、甘草、枳壳（去瓤）、川楝子（去核）各等份。

制用法 上述各药研为末。每服25克，水1盏半，灯芯20茎、车前草5茎同煎，空腹温服。

功效

主治诸疝胀痛及小便不利。

脱肛

脱肛，或称直肠脱垂，指肛管直肠外翻而脱垂于肛门外。多见于3岁以下小儿，男女发病率相等，随着年龄增长，多可自愈，随着医疗技术的提高和生活水平的改善，其发病率有所下降。脱肛的主要症状为：肿物自肛门脱出。初发时肿物较小，排便时脱出，便后自行复位。以后肿物脱出渐频，体积增大，便后需用手托回肛门内，伴有排便不尽和下坠感。最后在咳嗽、用力甚至站立时亦可脱出。随着脱垂加重，引起不同程度的肛门失禁，常有黏液流出，导致肛周皮肤湿疹、瘙痒。

龙骨五倍子

配方 五倍子、炒浮萍草、龙骨、木贼草各9克。

制用法 共研细末，干擦或麻油调敷。

功效

收涩固脱。主治肛门直肠黏膜脱垂。

益气升阳汤

配方 黄芪、党参各15克，白术、当归、柴胡、生麻、炙甘草、樗树皮、陈皮、罂粟壳各10克。

制用法 每日1剂，水煎3次分服。

功效

益气升阳，适用于脱肛。

参麦芩连归地汤

配方 沙参5克，麦冬12克，黄芩10克，黄连5克，当归6克，生地15克，枳壳6克，厚朴、乌梅、白芍各9克。

制用法 水煎服，每日1剂。

功效

清热凉血，利肛收敛。

脱肛液

配方 明矾6克，盐酸普鲁卡因2克，加水至100毫升。

制用法 注射于直肠周围或直肠黏膜层与肌层之间。

功效

固肠收涩。主治直肠脱垂。

提肛汤

配方 黄芪15克，升麻5克，当归、麦冬、枳壳各10克，炒淮山药、沙参、乌梅、白芍各15克。

制用法 每日1剂，水煎，分早、中、晚服。

功效

升阳举陷，益气滋阴。

何首乌鸡汤

配方 何首乌30克，雌鸡1只（约500克）。

制用法 将鸡宰杀去毛及内脏，以白纱布两三层包何首乌末，纳鸡腹内，加清水适量，放入锅内，煲至鸡肉离骨，取出首乌末，加盐、油、姜、酒调味，饮汤食鸡肉。1日内分2次服完。

功效

适用于脱肛。

鲫鱼黄芪汤

配方 鲫鱼200克，黄芪20克，枳壳9克（炒）。

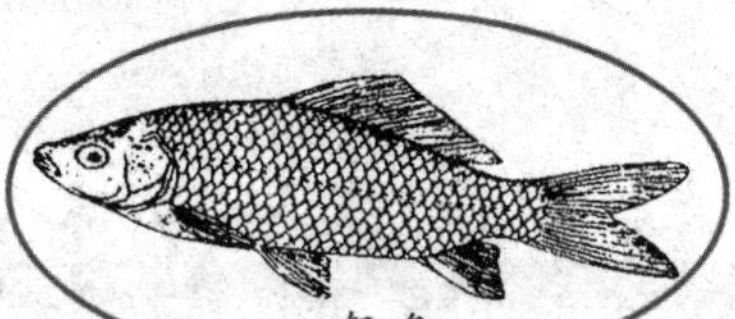

鲫鱼

制用法 将鲫鱼去鳃、鳞、内脏，先煎黄芪、枳壳，30分钟后下鲫鱼，鱼熟后取汤饮之，可少加生姜、盐以调味。

功效

主治脱肛。

田螺炖猪肉

配方 田螺肉、猪肉各120克。将洗干净的田螺肉、猪肉入锅共炖。

制用法 每日1剂，分4次服食。

功效

主治脱肛。

柴胡药熏

配方 柴胡、甘草各10克，

黄芪60克，升麻、大枣、党参各30克，马齿苋50克。

制用法 上药加水2000毫升，煎至1500毫升左右，倒入盆内，趁热蹲坐盆上，先熏10～20分钟，待温后再坐浴20分钟，每日2～3次，10天为1个疗程。若洗浴的同时配合内服本方汤剂50～100毫升，则效果更佳。

功效

适用于脱肛。

痔疮

痔（俗称痔疮）是一种位于肛门部位的常见疾病，任何年龄都可发病，但随着年龄增长，发病率逐渐增高。在我国，痔是最常见的肛肠疾病，素有“十男九痔”“十女十痔”的说法。在美国，痔的发病率约为5%。

关于痔的病因主要有两种学说。一种是静脉曲张学说，另一种是肛垫下移学说。痔的诱发因素很多，其中便秘、长期饮酒、进食大量刺激性食物和久坐久立是主要诱因。主要表现为便血，便血的性质可为无痛、间歇性、便后鲜血，便时滴血或手纸上带血，便秘、饮酒或进食刺激性食物后加重。单纯性内痔无疼痛仅坠胀感，可出血，发展至脱垂，合并血栓形成、嵌顿、感染时才出现疼痛。外痔平时无特殊症状，发生血栓及炎症时可有肿胀、疼痛。

火麻仁丸

配　方 火麻仁20克，杏仁10克，芍药、枳实、厚朴各9克，大黄12克。

制用法 水煎服，每日1剂，分2次服。

功效

益气健脾，润燥滑肠。主治痔疮。

加味三奇散

配　方 生黄芪、炒槐花、地榆

炭、樗白皮、大白芍各9克，防风炭、刺猬皮各4.5克，炒枳壳3克，炙升麻2.4克。

制用法 水煎，去渣取汁，分2次温服，每日1剂。

功效

益气升阳，收缩止血。主治脱肛、痔出血。

消痔饮

配方 草决明20克，朱砂莲、煅牡蛎、马勃、黄柏各15克，甘草6克。

制用法 布包马勃与其他药同煎30分钟，去渣留汁内服，每日3次，每次约160毫升。

功效

清热解毒，活血止血，软坚收敛，消肿止痛。主治痔疮。

黄柏熏洗液

配方 蒲公英、黄柏、赤芍、丹皮、土茯苓各30克，桃仁20克，白芷15克。

制用法 水煎外用，每日1剂，日用2~3次，先加水2500~3500毫升，煮沸后过滤去渣，将药液倒入普通盆内，患者趁热先熏后洗，每次15~30分钟。

功效

清热，解毒，除湿，消肿，凉血散瘀。适用于痔疮。

樟脑麻油

配方 硫黄、雄黄各10克，樟脑3克，麻油适量。

制用法 硫黄、雄黄、樟脑研成细末，用麻油调匀，擦患处。

功效

本方适用于湿热而致的痔疮。

鱼腥草汤

配方 鱼腥草、马齿苋各9克，槐花18克，五倍子4.5克。

制用法 煎汤趁热洗患处。

功效

适用于内痔。

乌梅汤

配方 乌梅、五倍子、射干、炮山甲、火麻仁各10克，苦参15克，煅牡蛎30克。

制用法 水煎服，每日1剂，每日服2次。

功效

清热解毒，润肠通便。适用于痔疮。

槐花地榆水

配方 槐花、地榆、枳壳各10克，仙鹤草、旱莲草、侧柏叶、胡麻仁各15克，黄芩5克，勒莱苋30克。

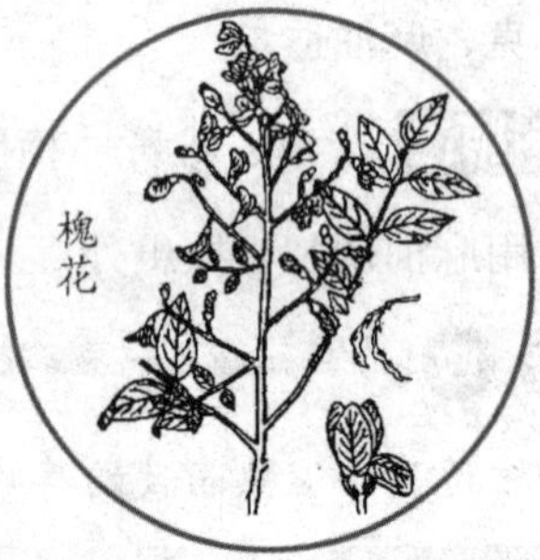

制用法 水煎服，每日1剂，日服2次，另外，可用此药煎液熏洗肛门。

功效

清肠利湿，止血。适用于痔疮。

金银花芒硝

配方 金银花10克，芒硝2克，红花、防风、五倍子、黄连各5克，蛇床子、艾叶各3克。

制用法 上药制成中药颗粒散剂，治疗时取20克，以温开水冲后坐浴，每日2次，10日为1个疗程，一般治疗时间为2个疗程。

功效

活血化瘀，消肿止痛。主治混合痔、内痔、外痔。

豆渣丸

配方 生豆腐渣适量。

制用法 锅内炒干为末，每服9克，白砂糖汤下，每日3次。

功效

适用于血痔。

丝瓜散

配方 丝瓜1根。

制用法 烧存性，研末，酒服6克。

功效

主治肛门久痔。

金针菜汤

配方 红糖100克，金针菜120克。

制用法 将金针菜用水2碗煎至1碗，加入红糖，温服，每日1次。

功效

本方活血消肿，适用于初起痔疮。

跌打损伤

跌打损伤一般是指刀枪、殴打、闪挫、刺伤、擦伤、运动损伤等，伤处多有疼痛、肿胀、出血或骨折、脱臼等，也包括一些内脏损伤，但主要以软组织损伤为主。中医治疗跌打损伤有着几千年的历史，古称“跌打损伤”为诸伤之总论，多因外力作用，或自身姿势不正确的情况下用力过猛而造成的。中医把凡因外力作用于人体而引起的筋骨伤损、瘀血肿痛、气血不和、经络不通以至脏器受损等，统称为跌打损伤。

通络酒

配方 黄芪、秦艽、木瓜、牛膝、白芍药、丹参、当归、枸杞子、鸡血藤、生川乌、生草乌、乌梢蛇、海桐皮、伸筋草、海风藤各15克，白酒500克。

制用法 将黄芪、秦艽、木瓜、牛膝、白芍、丹参、当归、枸杞子、鸡血藤、生川乌、生草乌、乌梢蛇、海桐皮、伸筋草、海风藤切成片置于容器中；加入白酒密封浸泡30天后，过滤去渣即成。

功效

舒经活络，适合跌打损伤。

当归丹参饮

配方 当归18克，丹参、透骨草各30克，鸡血藤21克，制乳香、制没药各9克，香附、延胡索各12克。

制用法 水煎服，分早、晚2次服。

功效

活血化瘀，行气通络。主治损伤后遗症。

三七大黄散

配方 生大黄、生栀子、姜黄、土鳖虫各150克，生川乌、生草乌、生南星、生半夏各 100 克，三七、乳香、没药、青陈皮各 50 克。

制用法 将上药共研为极细末，装入瓶内备用。用时，根据受伤部位大小，取药末适量用白酒调匀敷患处，每日 3～4 次。外敷药后局部用热水袋外烫药物，效果更佳。

功效

活血，消肿，止痛。主治跌打损伤。

牛蒡子三白汤

配方 牛蒡子、白僵蚕、白蒺藜、独活、秦艽、半夏、白芷、桑枝各适量（剂量可随症酌定）。

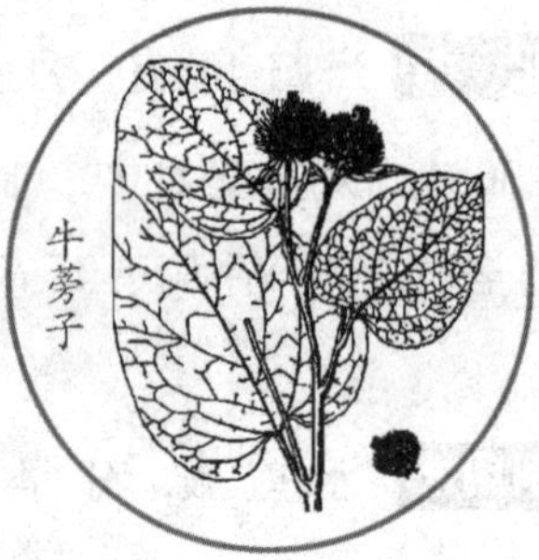

制用法 水煎服，每日 1 剂，日服 2 次。

功效

宣达气血，开破痰结，疏肝宣肺，导其壅滞。

泽兰活血消肿方

配方 泽兰 20 克。

制用法 捣蓉敷患处。

功效

活血消肿。主治跌打损伤肿痛。症见肢体肿痛、紫红。

栀子石膏散

配方 生栀子 10 克，生石膏 30 克，桃仁 9 克，红花 12 克，土鳖虫 6 克。

制用法 将上药焙干，共研为细末，装入瓶内备用。用时，取药末用 75% 的酒精浸湿 1 小时后，再加入蓖麻油适量，调成糊状。依患处范围大小，取药摊适量厚度于纱布上，直接贴敷患处，用绷带包扎固定，隔日换药 1 次。

功效

消肿止痛。主治软组织损伤。

土鳖虫田三七

配方 土鳖虫 500 克，生大黄、红花、田三七各 250 克，制马钱子 100 克，蜂蜜适量。

制用法 将前 5 味药分别研为极细末，过 120 目筛，用蜂蜜将上药末和匀，制成蜜丸，每丸重 6 克。每次 1 丸，早、晚各口服 1 次，用黄酒或白开水送服。5天为1个疗程。

功效

消肿止痛，主治跌打损伤。

芎七酒

配方 川芎、三七各20克，牛膝、生地、薏米仁、羌活、海桐皮、五加皮、地骨皮各15克，白酒2000毫升。

制用法 将上药拣净，置白酒中，密封浸泡，每隔5~7天搅拌或摇动一次，30天后滤取上清液饮服。每日2次，每次15毫升，温服。

功效

活血化瘀，通络止痛。用于各种关节疼痛、跌打损伤、瘀血肿痛等。

跌打损伤酒

配方 柴胡、当归、川芎各30克，黄芩、五灵脂、苏木、续断、桃仁、赤芍、骨碎补、红花、三棱各15克，乳香、没药各5克，白酒2500毫升。

制用法 将上述各药拣干净，置于酒坛中，倒入50度白酒，加盖密封浸泡30天，滤取上清液服用。每日2次，每次15~30毫升，温服。

功效

活血化瘀，通络止痛。用于跌打损伤、瘀血肿痛、皮肉青紫等。

活血散瘀酒

配方 骨碎补、刘寄奴、元胡各60克，白酒2斤。

制用法 将上3味药切碎，装纱布袋内，扎口，放白酒中密封浸泡15天，隔日摇动1次，过滤去渣，取酒饮服。每日2~3次，每次15~20毫升。

功效

活血通络，散瘀止痛。适用于跌打挫伤、瘀血肿痛。

三七酒

配方 田三七30克，白酒500毫升。

制用法 将三七洗净，切片，用纱布袋包，置酒中密封浸泡20~30天即可。每日2次，每次10~20毫升。

功效

活血止痛，止血消瘀。

烧烫伤

烧烫伤是指因火焰、灼热的气体、液体、固体或电、放射线及化学物质的作用于人体而引起的一种损伤。临床以火焰伤和烫伤为常见。由于烧伤程度不同，临床表现各异，1度烧伤伤区较小，创面潮红、灼热、疼痛、无水疱，2~3天脱屑痊愈；浅2度烧伤表现为剧痛，局部潮红，呈大小不等水疱，基底均匀红色，局部感觉过敏或肿胀，1~2周痊愈，有色素沉着；深2度表现疼痛迟钝，中央有不同密度的红色小斑点，烧伤后12~24小时更明显，3~4周愈合，有疤痕；3度烧伤表现为疼痛消失，无水疱，皮肤呈蜡白色，无弹性或炭化，坚硬如皮革，干后皮下静脉阻塞如树枝状，2~4周焦痂脱落，形成肉芽创面，大都需植皮才能愈合，可形成疤痕和疤痕挛缩。

石榴皮液

配　方 石榴皮500克。

制用法 石榴皮洗净，加水500毫升，小火煎成250毫升，过滤去渣，加少许防腐剂，备用。用时取药液浸湿纱布多块，贴于创面，纱布块之间留1毫米间隙。如无渗液，不必换药，痊愈时纱布自行脱落。

功效

适用于烧烫伤。

鲜牛奶外敷方

配　方 鲜牛奶适量。

制用法 将消毒过的纱布浸于牛奶中。将纱布敷于伤口。

功效

生津润燥。用治火灼致伤。

鲜芙蓉液

配　方 鲜芙蓉花适量。

制用法 将上药浸入食油中，待

花浸透沉底后，过滤去渣备用。同时以棉花蘸药液涂伤处，每日2~3次。1度以上面积较大者，用消毒纱布浸药液贴敷，每日换药1次。

功效

适用于烧烫伤。

金花草末

配方 金花草、茶油各适量。

制用法 金花草放在新瓦片上煅黑，存性，备用。烫伤部位用生理盐水冲洗后，取金花草末调茶油敷。

功效

清热解毒，利湿止血。适用于烫伤。

冰片醋液

配方 冰片3克，米醋250毫升。

制用法 将冰片放入醋瓶内，使冰片溶化。用时摇匀，涂搽患处，1日数次。

功效

解毒止痛。用于烫伤水疱未破者。

醋调大黄燕窝泥

配方 大黄50克，燕子窝泥20克，冰片4.5克，米醋适量。

制用法 将前3味研为细末，用米醋调匀，涂敷患处，1日2次。

功效

清热解毒，散瘀止痛。用于1度烫伤、烧伤。

五倍子蛋清糊

配方 五倍子、鸡蛋清各适量。

制用法 将五倍子研末调鸡蛋清成糊状，敷患处。

功效

主要治疗烧伤。

马铃薯汁

配方 马铃薯适量。

制用法 将马铃薯去皮，洗净，切碎，捣烂如泥，用纱布挤汁。以汁涂于患处。

功效

清热，防腐。用治轻度烧伤及皮肤破损。

海螺灰

配方 海螺壳适量。

制用法 海螺壳烧灰研成细末，放在瓷瓶中密封，存于井内水中，隔

3 日后即可使用。用前先将患部洗净，再将海螺灰撒布伤面，然后以纱布绷带包扎，每日上药 2 次。

功效

清热收湿，消肿止痛。治水火烫伤。

蟹治水烫伤

配方 蟹（河蟹、海蟹不限）1 只。

制用法 将蟹捣烂。涂敷患处。

功效

清凉，消炎，止痛。用治水烫伤、灼伤、漆疮、疥癣等。

无根藤末

配方 无根藤适量。

制用法 焙干，研成细末，用茶油调涂患处。

功效

此方用于烫伤。

腰肌劳损

腰肌劳损，又称功能性腰痛、慢性下腰损伤、腰臀肌筋膜炎等，实为腰部肌肉及其附着点筋膜或骨膜的慢性损伤性炎症，是腰痛的常见原因之一。主要症状是腰或腰骶部胀痛、酸痛，反复发作，疼痛可随气候变化或劳累程度而变化，如日间劳累加重，休息后可减轻，时轻时重，为临床常见病、多发病，发病因素较多。其日积月累，可使肌纤维变性，甚而少量撕裂，形成瘢痕、纤维索条或粘连，遗留长期慢性腰背痛。

另外，腰部脊柱是一根独立的支柱，其前方为松软的腹腔，无骨性结构保护，既必须承受着人体二分之一的重力，又需要从事着各种复杂的运动，故腰部在承重和运动时，因过度的负重、不良的弯腰姿势所产生的强大拉力和压力，容易引起腰段脊柱周围的肌肉、筋膜和韧带损伤。

麸皮热敷方

配　方 麸皮1500克，食醋250毫升。

制用法 在铁锅内炒糊麸皮，再加食醋迅速搅拌均匀，装入自制布袋内，然后放置在腰部位，用被子盖好保暖热敷。

功效

促进腰部血液循环，能祛风湿、活血通络。

薏苡仁米粥

配　方 薏苡仁、粳米各50克。

制用法 薏苡仁洗净，置锅中，加粳米，加清水500毫升，急火煮开3分钟，小火煮30分钟，成粥。趁热食用。

功效

解表散寒，和胃补中，清热利湿。适用于湿热型腰肌劳损。

熟地骨脂菟丝子汤

配　方 熟地、补骨脂、菟丝子各10克，杜仲、枸杞子、当归尾、没药、山茱萸、红花、独活、肉苁蓉各5克。

制用法 水煎口服。每日1剂，日服2次，淡盐汤送服。

功效

适用于腰肌劳损。

绿茶红糖水

配　方 绿茶1克，熟芝麻末5克，红糖25克。

制用法 加开水400~500毫升搅匀，分3次温服，每日服1剂。

功效

适用于腰肌劳损。

韭子桃仁汤

配　方 炒韭菜子6克，胡桃仁5个，黄酒适量。

制用法 炒韭菜子、胡桃仁一起放入锅中，加清水200毫升，大火煮沸3分钟，小火煮10分钟，加入少许黄酒，分次食用。

功效

壮阳益肾，温暖腰膝。适用于肾阳虚型腰痛、怕冷者。

杜仲威灵仙猪腰汤

配　方 杜仲20克，威灵仙15克，猪腰1~2个。

制用法 杜仲、威灵仙分别研粉

后混匀；再取猪腰剖开，洗去血膜，再放入药粉，摊匀后合紧，共放入碗内，加水少许，用锅置火上久蒸，吃猪腰，饮汤。每日1剂。

功效

补肾强骨，除湿止痛。治腰肌劳损。

黄芪没药煎

配方 黄芪40克，鹿角霜、白术各20克，当归、骨碎补、螃蟹、枸杞子各10克，䗪虫、没药各6克，生麦芽15克。

制用法 水煎服。每日1剂，分2次服。将热药渣敷腰部，10日为1个疗程。

功效

补益肝肾，益气活血。适用于肝肾亏损、瘀血闭阻经络之腰肌劳损。

活血药酒

配方 丹参、杜仲各30克，川芎20克，优质高粱酒750克。

制用法 上药研粗末，浸酒后密封1周。每日饮2～3次，饮量酌情自定。

功效

补肾活血，祛风止痛。治腰肌劳损、肌肉僵硬。

肩周炎

肩周炎又称肩关节周围炎，俗称凝肩、五十肩。以肩部逐渐产生疼痛，夜间为甚，逐渐加重，肩关节活动功能受限而且日益加重，达到某种程度后逐渐缓解，直至最后完全复原为主要表现的肩关节囊及其周围韧带、肌腱和滑囊的慢性特异性炎症。肩周炎是以肩关节疼痛和活动不便为主要症状的常见病症。该病多见于50岁左右的中年人，青年与老年人也有发生。疼痛特点是胳膊一动就痛，不动不痛或稍痛，梳头、穿衣、提物、举高都有困难。发作严重时可疼痛难忍，彻夜不眠。

松枝酒

配方 松枝2500克，酒5000毫升。

制用法 松枝与酒入瓷罐密封1周后饮用，每次30~50毫升，每日3次，饭后服。

功效

松枝有祛风活血的功效，可用于治疗风湿关节痛、跌打肿痛等疾患。

生姜酒

配方 老生姜100克，葱白50克，甜酒25毫升。

制用法 老生姜、葱白与酒共捣烂，入锅内炒热，取出热敷患处。

功效

老生姜能扩张血管；葱白具有通阳宣窍的作用。两者与甜酒共用，有助于疏通经络、活血化瘀。

桑枝芪归炖鸡

配方 老桑枝、黄芪各30克，当归20克，老母鸡1只，精盐、生姜各适量。

制用法 前3味用纱布包好，与鸡同入砂锅内，加适量水及精盐、生姜，用小火慢炖2小时，吃鸡肉喝汤，随量食用，3日1剂。

功效

补气养血，祛风通络。治肩周炎体虚风湿阻络者。

山楂丹参粥

配方 山楂片、粳米各50克，丹参15克，冰糖适量。

制用法 山楂片、粳米、丹参洗干净。先煎丹参除渣取汁，放入山楂片、粳米、水适量，熬煮成粥，加冰糖。佐餐食。

功效

适用于肩周炎。

独活防风川芎

配方 独活、防风、川芎、当归各10克，桑寄生、秦艽、杜仲、菟丝子、巴戟天各15克。

制用法 水煎口服。每日1剂，分3次服。

功效

祛风止痛。川芎辛温，有活血行气、解郁通达、止痛等疗效，适用于治疗肩周炎。

芎蜈散

配方 白芎200克，大蜈蚣10条，姜黄12克。

制用法 上药共研细末，每次

12～15克，加水50～70毫升，煮沸待温后服。每日3次。

功效

活血通络，用于治疗肩周炎。

川乌草乌外敷方

配方 川乌、草乌、樟脑各90克，醋适量。

制用法 前3药均研末，与醋适量调成糊状，敷于患处，厚约0.5厘米，外裹纱布，然后用热水袋热敷30分钟，每日1次。

功效

川乌、草乌止痛效果非常好。但这两味药含有乌头碱、次乌头碱等生物碱，具有一定的毒性，长期或大量服用会造成急性肝损伤，严重时还会危及生命，使用时需注意。

防风桂枝汤

配方 黄芪20克，防风、桂枝、赤芍各15克，白术10克。

制用法 水煎口服。每日1剂，分2次服。

功效

治疗肩周炎。

白凤仙活血膏

配方 白凤仙根、臭梧桐、生姜、大蒜头、韭菜各200克。

制用法 上药共捣烂取汁，小火煎膏，摊于布上，敷患处。

功效

活血通经，软坚消肿。由于该方药性偏温热，外用时间不宜过久。

威灵仙活络方

配方 威灵仙、防风、苍术各15克，蚕砂30克，黄酒120毫升。

制用法 以上4味药共研细末炒热，加入120毫升黄酒中，拌匀再炒数分钟，装入布袋，热熨患处30分钟，每日2次，5～7日为1个疗程。

功效

祛风，和胃化浊，活血定痛。可辅助治疗肩周炎。

枇杷叶外用方

配方 鲜枇杷叶、大风艾、生姜各适量。

制用法 上药洗净，捣碎，加适量米酒调匀，入锅内炒热，外敷患处，每日1～2次，7～10日为1个疗程。

功效

大风艾与生姜性温，有祛风消肿、活血散瘀的功效，与枇杷叶同敷，有助于缓解肩周炎不适症状。

足跟痛

足跟痛常指足跟一侧或两侧疼痛，不红不肿，行走不便，又称脚跟痛。是由于足跟的骨质、关节、滑囊、筋膜等处病变引起的疾病。常见的为跖筋膜炎，往往发生在久立或行走工作者，长期、慢性轻伤引起，表现为跖筋膜纤维断裂及修复过程，在跟骨下方偏内侧的筋膜附近处，骨质增生及压痛，侧位X射线片显示跟骨骨刺。但是有骨刺不一定有足跟痛，跖筋膜炎不一定有骨刺。

中医学认为，足跟痛多为肝肾阴虚、痰湿、血热等因素所致。肝主筋，肾主骨，肝肾亏虚、筋骨失养、复感风寒湿邪或慢性劳损便导致经络瘀滞，气血运行受阻，使筋骨肌肉失养而发病。

芍药甘草汤

配　方 赤芍、白芍各30克，生甘草、炙甘草、怀牛膝各15克。

制用法 水煎服，每日1剂。

功效

补血活血，缓急止痛。主治因骨质增生引起的足跟痛。

黑豆木瓜汤

配　方 黑豆30克，薏苡仁20克，宣木瓜15克，精盐适量。

制用法 将宣木瓜布包，3者加水煮至黑豆、薏苡仁熟后，去宣木瓜，用精盐调味服食。

功效

除湿通络，祛风散寒。治足跟痛。

枸杞羊肾粥

配　方 鲜枸杞叶500克，粳米250克，羊肾1对，葱、姜各适量。

制用法 鲜枸杞叶洗净，羊肾去筋膜，均切碎；粳米洗净。加适量水用小火煨烂成粥，加葱、姜等调味。

分顿食用。

功效

适用于足跟痛。

祁艾乌梅汁

配方 祁艾60克，乌梅10克。

制用法 祁艾、乌梅放入水中煎出药汁，倒入盆内，再将砖块烧红放入药液盆内，患足放于蒸汽上熏洗，并用衣物遮盖，待药冷至温度适当后，将患足跟底部放于砖块上趁热下压数分钟（药液可以反复使用）。每日1~2次，连续7~10天为1个疗程。

功效

适用于足跟痛。

高粱根煮鸡蛋

配方 高粱根7个，鸡蛋2个，白糖适量。

制用法 高粱根水煎去渣，用汤煮鸡蛋，加白糖少许服。日常食用。

功效

适用于足跟痛。

川芎末

配方 川芎45克。

制用法 川芎研成细末，分成3份，装入小布袋内缝好。将药袋装入鞋里，直接与患足痛处接触，每次用1袋，3袋交替使用，换下药袋晒干仍可用。

功效

适用于足跟痛。

仙人掌贴

配方 新鲜仙人掌适量。

制用法 将仙人掌两面的毛刺用刀刮去，然后剖成两半，用剖开的一面敷于足跟痛处，外用胶布固定，敷12小时后再换另外半片。冬天可将剖开的一面放在热锅内烘3~4分钟，待烘热后敷于患处，一般用于晚上贴敷。

功效

行气活血，消肿止痛。治足跟痛。

鲜苍耳叶敷治法

配方 鲜苍耳叶适量。

制用法 捣烂敷患处，外用塑料薄膜覆盖胶布固定，干后换药，不拘数次，如有起疱，可按烫伤处理，愈后再继续使用。

功效

祛风，清热，解毒。主要用治风湿

痹痛、足跟痛。

夏枯草熏洗法

配　方 夏枯草50克，食醋1000毫升。

制用法 夏枯草在食醋中浸泡2～4小时，然后煮沸15分钟，先熏后洗患足30分钟，每日1～3次，每剂可用2天。

功效

主治足跟痛。

蜂蜜外敷法

配　方 蜂蜜、白醋各适量，川芎30克。

制用法 将川芎研成细末，与等份的蜂蜜、白醋调成膏，每天睡前用适量膏敷在足跟部位，次日清晨拿掉，连续用7天。

功效

缓解足跟痛。

灵桃熏洗方

配　方 威灵仙、生桃仁、生草乌、生川乌、三棱、莪术、羌活、独活、五加皮、秦艽、茜草、牛膝、透骨草、凌霄花各30克，川芎、血竭各10克，细辛15克。

制用法 上药水煎后置患足于上，熏至足部出汗，至不烫足时浸入。每次20分钟，每日1次，睡前进行，15次为1个疗程。

功效

活血通络。适用于血瘀型足跟痛。

熟地当归饮

配　方 药用熟地、鸡血藤各30克，当归、牛膝、地龙、丹参（后入）各15克，透骨草、威灵仙、木瓜各12克，皂角刺、穿山甲（先煎）、三七末（冲服）各9克。

制用法 以水煎服，每天1剂，水煎3次，兑酒少许，分3次服。15天为1个疗程。

功效

主治足跟痛。

乳香没药方

配　方 乳香、没药各20克，苏木、川断、川芎、当归、鸡血藤、秦艽、生薏苡仁、透骨草各30克，红花、桃仁、土元各15克，白酒90毫升。

制用法 上述药物放入铁盆内，加水8碗，浸泡3小时后用火煎30分钟，加入白酒备用。每晚临睡前将药水加热洗足，每次约20分钟。

功效

适用于足跟痛。

骨折

骨折，是指骨头或骨头的结构完全或部分断裂。骨折可分为病理性骨折和外伤性骨折。病理性骨折指骨头本身有毛病，如肿瘤、囊肿、结核和骨髓炎等引起的骨折；外伤性骨折是指在暴力作用下发生的骨折。外治对骨折有一定疗效。

发生骨折时应及时恰当处理，多数病人能恢复原来的功能，少数病人可留有不同程度的后遗症，骨折发生后，离医院较近者，可直接送医院或叫救护车，离医院比较远的病人，必须进行简单的处理，以防在送医院途中加重病情，甚至造成不可逆的后果。

骨折食疗方

配方 猪排骨250克，川芎5克，当归6克，白芍10克，熟地12克，黄芪15克，红枣3枚，生姜3片。

制用法 所有材料清洗干净，倒入锅中，加适量清水，炖汤。喝汤，每周喝2次。

功效

补气养血。适合骨折中期食用。

活血止痛汤

配方 当归、桃仁、牛膝、络石藤、丹参、苏木、地鳖虫各9克，红花、川芎、乳香、没药、陈皮、枳壳各4.5克。

制用法 水煎服，每日1剂，日服2次。

功效

活血化瘀，消肿止痛。

排骨枸杞汤

配方 续断、枸杞、狗脊、白芍各10克，黄芪15克，熟地12克，川芎5克，当归6克，生姜3片，红枣3枚，猪排骨250克。

制用法 所有材料清洗干净，放

入锅中，加适量清水炖汤。喝汤，每周2~3次，连续服3~4周。

功效

补气养血，强筋壮骨。适合骨折后期食用。

当归尾桃仁汤

配方 当归尾、桃仁、红花、苏木、炮穿山甲各15克，栝楼、生地黄、自然铜、杜仲、骨碎补、枳实、乳香、没药、生甘草各10克。

制用法 将上药水煎3次后合并药液，分2~3次温服。每日1剂。1个月为1个疗程。

功效

活血祛瘀，补肾强骨。主治骨折。

当归川断汤

配方 当归、川断各10克，土鳖虫、乳香各5克，花粉、骨碎补各15克，桑寄生、五爪龙各30克，防风20克。

制用法 每日1剂，水煎，分2次口服。

功效

活血通络，接骨续筋。主治股骨干骨折中期。

黄芪党参煎

配方 黄芪、当归、川芎各15克，红花6克，党参、桃仁、赤芍、木香、地龙各10克。

制用法 水煎服。1日1剂，分2次服用。

功效

补气活血，散瘀消肿，行气止痛。主治骨折。

紫河车黄芪丸

配方 紫河车、黄芪各30克，川芎、红花、桂枝各10克，桃仁5克，当归、地龙、守宫（壁虎）各15克，制马钱子6克，大黄（酒炙）12克。

制用法 上药共研成细末，炼蜜为丸，每丸重10克。成人每日早、午、晚各服1丸，温米酒送服。儿童用量酌减，姜汤送服。

功效

活血化瘀，舒筋活络。主治脊柱骨折。

黄芪枸杞丸

配方 黄芪、枸杞、淮山药、茯苓、骨碎补、川续断、杜仲各50克，党参、自然铜、土鳖虫、生大黄、田三七各40克，细辛、桂枝、白芍、广木香各15克。

制用法 将上药研为极细末，过120目筛，炼蜜为丸，每丸重6克。每日3次，每次1丸，黄酒或白开水送服。1个月为1个疗程。

功效

补肾强骨。主治骨折。

半夏南星膏

配方 半夏、南星、当归、白芷、骨碎补、川乌、草乌各100克，穿山甲30克，川芎、天花粉、大黄、穿心莲、芙蓉叶各50克，黄柏、姜黄各15克，樟脑、冰片、牙皂、雄黄、银珠各5克，麝香1克，饴糖适量。

制用法 上药打粉，过120目筛，用饴糖调成膏。用时摊于棉纸上，敷于患处，再以夹板固定。每周换药1次，直至骨折愈合。

功效

活血化瘀，通经活络，散结消肿，接骨续筋。主治骨折后迟缓愈合。

骨质增生

骨质增生症又称为增生性骨关节炎、骨性关节炎（OA）、退变性关节病、老年性关节炎、肥大性关节炎，是由于构成关节的软骨、椎间盘、韧带等软组织变性、退化，关节边缘形成骨刺，滑膜肥厚等变化，而出现骨破坏，引起继发性的骨质增生，导致关节变形，当受到异常载荷时，引起关节疼痛、活动受限等症状的一种疾病。分原发性和继发性两种。

骨质增生的预防要注意以下几个方面：避免长期剧烈运动，长期、过度、剧烈的运动或活动是诱发骨质增生的基本原因之一。尤其对于持重关节（如膝关节、髋关节），过度的运动使关节面受力加大，磨损加剧。长期剧烈运动还可使骨骼及周围软组织过度地受力及牵拉，造成局部软组织的损伤和骨骼上受力不均，从而导致骨质增生。

三百棒外敷方

配 方 三百棒300克，桂枝50克，马钱子15克。

制用法 将上药共研为细末，过6号筛，加沸水充分搅拌成糊状。取本品适量，摊于芭蕉叶上外敷于患处及明显放射疼痛相应部位，胶布固定。每日1次，10日为1个疗程。

功 效

适用于骨质增生。

杜仲地龙酒

配 方 淫羊藿、杜仲、木瓜、独活各15克，巴戟天、川芎、鹿角胶（兑服）各10克，续断、黄芪、狗脊各20克，当归、骨碎补各12克，苡仁30克，甘草3克。另用蜈蚣4条，炮穿山甲、全蝎、地龙各3克，共研细末兑服。

制用法 上药用酒、水各半煎服，每日1剂，分2~3次温服。

功 效

补肾，壮腰，强筋骨，祛风散寒，除湿通络，除痰化瘀。

增生汤

配 方 泽兰、红花、川芎、莪术、草薢各6克，穿山甲、当归、续断、木瓜、怀牛膝、鹿衔草各9克，甘草、制草乌、制川乌各3克，白花蛇1条。

制用法 水煎服，每日1剂，日服2次。

功 效

散瘀逐湿，通络止痛。

穿山龙外用方

配 方 穿山龙、老公须、威灵仙、福建参、红筋仔各20克，红酒250毫升。

制用法 上药共捣，放锅内炒热，兑入红酒，用纱布包熨患处，1日数次。

功 效

主治骨质增生所致腰痛。

当归铁屑外用方

配 方 当归、附子、川乌、草乌、白芷、桂枝、威灵仙、牛膝、杜仲、秦艽、鸡血藤、伸筋草各30克，生铁屑500克。

制用法 将上药捣碎，加生铁屑500克，加热拌食醋适量，装布袋热敷患处，每日大于4小时，7~10日为1个疗程。

功 效

活血散瘀。适用于骨质增生。

没药乳香贴

配方 乳香、没药各30克，川乌、草乌、仙灵脾、巴戟天、骨碎补、生南星各10克，樟脑粉5克。

制用法 将上药共研细末，过5号筛。用热酒调糊，装入布袋内。取本品敷于患处，用60～80℃热水袋（或热盐水瓶）覆盖加温，绷带固定，每次2小时。14日为1个疗程。

功效

主治骨质增生。

强力热敷散

配方 川红花、当归尾、骨碎补、生大黄、桃仁各9克，白芍、川芎、鸡血藤、威灵仙、元胡、透骨草、肉桂、穿山甲、生川乌、生草乌、皂角刺、樟脑各15克，白芥子、羌活、独活、冰片、干地龙、宣木瓜各9克，蜈蚣2条，全蝎6克，生南星、生半夏各12克。

制用法 上药除冰片、樟脑外，一起烘干，共研细末，入樟脑、冰片同研均匀，贮瓶备用，勿泄气。于临睡前，每取本散10～15克，放入铁勺内炒热后，入白酒（适量）炒拌至热后，速将药散倒在一垫布上，令患者将患处（足跟）放在药面上熨之，冷后如上法再炒再熨，连用4～5次，熨至最后1次时，待热度能忍受时敷于患处，并包扎固定，或再加一热水袋于药面上加温以助药力。每日换药1次，至愈为度。

功效

活血化瘀，散寒祛湿，搜风化痰，软坚散结，通络止痛。

毒蛇咬伤

毒蛇咬伤后引起发病的原因是毒腺中所分泌的蛇毒，主要为蛋白质，系多肽和多种酶配方。蛇毒可分为神经毒素和血液毒素，前者对中枢、周围神经、神经肌肉传导功能等产生损害作用，可引起惊厥、瘫痪和呼吸麻痹；后者对心血管和血液系统造成损害，引起心律失常、循环衰竭、溶血和出血等。

我国的毒蛇有四十余种，多分布于长江以南的广大省份，毒蛇咬伤多发生于夏、秋两季。在野外施工、旅游时，一旦被蛇咬伤要迅速判断是否是毒蛇咬伤？一是看蛇形：毒蛇的头多呈三角形，身上有彩色花纹，尾短而细；无毒蛇头呈椭圆形，身上色彩单调，尾细而长。最好将咬人的蛇打死以供诊断参考。二是看伤口：毒蛇咬伤的伤口表皮常有一对大而深的牙痕，或两列小牙痕上方有一对大牙痕，有的大牙痕里甚至留有断牙；无毒蛇咬伤则无牙痕，或有两列对称的细小牙痕。

金钱草大黄汤

配　方 鲜金钱草200克（干品100克）、生大黄10克（后下）。

制用法 早、晚各煎服1次，同时配合放液疗法。

功效

解毒消肿。主治蝮蛇咬伤。

扛板归大黄外用方

配　方 扛板归、大黄各60克，白毛陈50克，黄芩、黄连各40克。

制用法 上药共研细末，用塑料袋封装。使用时患肢先以1∶5000高锰酸钾溶液冲洗，用三棱针刺“八风”或“八邪”及肿胀最低位，深约2～3毫米，有血、小疮者用针筒抽尽，而后依据肿胀范围大小取上方适量，用温开水调成糊状，直接敷于肿胀部位，一般每日换药1次。

功效

清热解毒，消肿止痛。主治毒蛇咬伤。

四黄解毒汤

配　方 黄连10克，黄芩、黄柏、大黄（后下）、小蓟、青木香、蚤休各15克，半边莲30克，白茅根30克，僵蚕、蝉衣各12克，炮山甲5克。

制用法 将上药用冷水浸泡15分钟，煮沸后改用小火煎20分钟，滤取药液温服，每日1剂，煎服2次，7天为1个疗程。

功效

清热解毒，祛风泻火。主治火毒型、风火毒型的毒蛇咬伤。

蛇伤一点红方

配方 一点红、白花蛇舌草、七叶一枝花、千里光、蜈蚣、乌蔹莓、大蓟、八角莲、三叶刺针草、矮冷水花等干品各等份。

制用法 以上药材共研细末，内服每次9~15克，每日3次，首次加倍。儿童药量酌减。用上述药末适量，与水调成糊状，外涂于伤口周围，每日1~2次。

功效

清热凉血，镇痉熄风，清解蛇毒。主治各种毒蛇咬伤。

消风散

配方 荆芥、防风、大力子、苦参、当归、苍术、知母、小胡麻各10克，蝉衣、木通、生甘草各6克，生地20克，生石膏30克。

制用法 与水煎服。

功效

疏风清热，祛瘀利湿，解毒通腑。主治蝮蛇咬伤。

小红藤雄黄液

配方 小红藤65克，雄黄15克，红芽大戟25克。

制用法 使用时，先于咬伤处作一切口，并贯通二牙痕，深至皮下，用拔火罐方法于切口吸出恶血和毒液，然后用上方1剂煎水外洗及浸泡，以清除伤口周围的残留蛇毒。同时，将本方1剂捣烂后加入白酒200毫升，搅拌15分钟左右，待药味浸出后按患者酒量给予口服50~100毫升，以从内解除侵袭脏腑之蛇毒。此外，蘸小红藤药酒在患肢肿胀处自上而下、由轻到重地涂擦和挤压，每日3次，每次约20分钟，使毒液从创口中被挤压出来。

功效

解蛇毒，止痛，祛瘀消肿。主治毒蛇咬伤。

小叶三点金草方

配方 小叶三点金草50克，红背丝绸15克，通城虎10克。

制用法 水煎服，冲适量蜜糖口服。

功效

清热解毒，消肿止痛。主治毒蛇咬伤。

二灵汤

配方 五灵脂、威灵仙、茯苓各15克，吴茱萸、细辛、白芷、连翘（带心）、制半夏、秦艽、甘草、雄黄各10克（研细末分2次冲服）。

制用法 与水煎服。轻型者每日1剂，分2次服；重型者每日2剂，分4～6次服。

功效

驱风，活血，利尿，解毒，镇痛。主治毒蛇咬伤。

苍术白芷汤

配方 苍术、白芷各50克，蜈蚣2条，蚤休40克，银花25克，防风15克，连翘、花粉、玄参各20克，甘草10克。

制用法 水煎，每日1剂，分2次服。同时以苍术为主水煎，熏洗患处。

功效

清热解毒，滋阴凉血。主治毒蛇咬伤。

雄黄五灵脂末

配方 雄黄1份，五灵脂2份。

制用法 共研细末，每次用黄酒冲服6克（不善饮酒者可用茶调服），同时外敷创口，每日3次。再配合内服食醋、扩创、吸毒等法。

功效

解毒止痛。主治毒蛇咬伤。

全草酒

配方 山扁豆全草、瓜子金全草、大金不换全草、双飞蝴蝶根、洗手果树皮、白乌桕树根皮、六棱菊全草各15克，米酒500毫升。

制用法 将前7味洗净晒干切碎，置容器中，加入米酒，密封，浸泡3个月后，过滤去渣，即成。成人每次服30～50毫升（重症加倍）。银环蛇、金环蛇咬伤者，每半小时服1次，连服3天，症状好转后每隔2～3小时服药1次。吹风蛇、青竹蛇咬伤者，每隔2～3小时服药1次（重症每半小时1次，症状好转后改为每2～3小时1次）。还可用药酒自上而下涂擦伤口周围肿痛处，每日擦4～5次。小孩与妇女可加温开水于药酒内同服。

功效

清热解毒，利尿消肿。

梨树叶汤

配方 梨树叶2把。

制用法 将梨树叶洗净（干鲜不拘），加水煎汤。饮服1大碗，出汗，并以梨树叶水洗伤口。

功效

清热解毒。适用于蛇咬伤。

竹叶菜外敷方

配 方 鲜竹叶菜（又名鸭跖草）适量。

制用法 将竹叶菜洗净，捣烂，外敷伤处。

功 效

清热解毒，凉血消肿。适用于毒蛇咬伤、外伤出血。

慈姑外用方

配 方 鲜慈姑适量。

制用法 将慈姑洗净捣烂，外敷伤口，每2小时换药1次。同时用全草捣汁服下。

功 效

解毒，消肿。适用于毒蛇咬伤。

颈椎病

颈椎病又称颈椎综合征，是颈椎骨关节炎、增生性颈椎炎、颈神经根综合征、颈椎间盘脱出症的总称，是一种以退行性病理改变为基础的疾患，主要由于颈椎长期劳损、骨质增生，或椎间盘脱出、韧带增厚，致使颈椎脊髓、神经根或椎动脉受压，出现一系列功能障碍的临床综合征。表现为颈椎间盘退变本身及其继发性的一系列病理改变，如椎节失稳、松动，髓核突出或脱出，骨刺形成，韧带肥厚和继发的椎管狭窄等，刺激或压迫了邻近的神经根、脊髓、椎动脉及颈部交感神经等组织，并引起各种各样症状和体征的综合征。

按摩推拿疗法是中医治疗颈椎病的主要方法，也是颈椎病较为有效的治疗措施。它的治疗作用是能缓解颈肩肌群的紧张及痉挛，恢复颈椎活动，松解神经根及软组织粘连来缓解症状，脊髓型颈椎病一般禁止重力按摩和复位，否则极易加重症状，甚至可导致截瘫，即使早期症状不明显，一般也推荐手术治疗。

颈椎散

配 方 当归、红花、三七各80克。

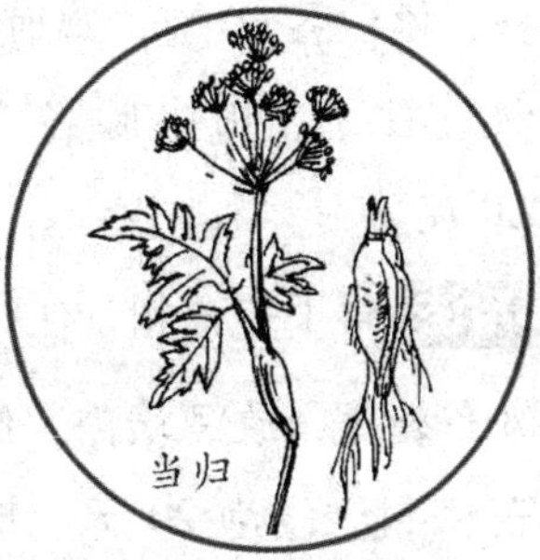

制用法 当归、红花、三七共研细末，口服，每次3克，每日3次，温开水送服，9天为1个疗程。

功效

活血，散瘀止痛。主治颈椎病。

桃仁决明子汁

配 方 桃仁10克，决明子12克，蜂蜜适量。

制用法 将桃仁和决明子同煎取汁，兑入蜂蜜调制。每次适量服用，1日2次。

功效

活血祛瘀。适用于脊髓型颈椎病引起的颈部疼痛。

木瓜陈皮粥

配 方 木瓜、陈皮、丝瓜络、川贝母各10克，粳米50克。

制用法 所有原料洗净，木瓜、陈皮、丝瓜络先煎，去渣取汁，加川贝母、粳米煮成粥，最后加冰糖。

功效

木瓜可平肝舒筋、和胃化湿。适用于湿痹拘挛、腰膝关节酸重疼痛、吐泻转筋、痰湿阻络型颈椎病。

白芍木瓜汤

配 方 白芍30克，木瓜、鸡血藤各13克，葛根、甘草各10克。

制用法 每日1剂，水煎，早、晚分2次口服。

功效

舒筋活血，滋阴止痛。主治颈椎病。

生草乌细辛液

配 方 生草乌、细辛各10克，洋金花6克，冰片16克，50%的酒精500毫升。

制用法 先将前3味药研末，用300毫升酒精浸入，冰片另用200毫升酒精浸入。每日搅拌1次，约1周后全部溶化，滤净去渣，将二药液和匀，用有色玻璃瓶贮藏。每次用棉球蘸药液少许涂痛处或放痛处片刻，痛止取下。每天2~3次。

功效

祛风散寒，通络止痛。主治颈椎、腰椎及足跟骨质增生，老年骨关节炎疼痛等。

颈椎膏

配方 葛根、黄芪、川芎各30克，丹参、威灵仙、白芷各15克，乌梢蛇10克。

制用法 上药共研为极细末，混匀备用。每次取20克与适量洋芋（连皮）共捣烂如泥状，外敷于颈部（压痛点），用纱布包扎。每日换药1次。7天为1个疗程。

功效

益气活血，祛风通络。主治颈椎病。

板栗粳米粥

配方 板栗20克，粳米50克。

制用法 板栗去壳，洗净，置锅中，加清水500毫升，加粳米，急火煮开5分钟，小火煮30分钟，成粥，分次食用。

功效

补中益气。主治颈椎病之颈肩疼痛、倦乏无力者。

葛根桂枝酒

配方 葛根120克，桂枝45克，桑枝、桃仁各60克，鸡血藤120克，桔梗、甘草、川牛膝各30克，白酒5000克。

制用法 将上述药粗加工成颗粒状，用纱布袋盛，放酒坛内，倒入白酒，加盖密封，浸泡20天，期间经常摇动。启封，过滤去渣，贮瓶备用。每日早、晚各1次，每次30~50毫升。

功效

解肌通络，舒筋活血，祛风止痛。主治颈椎病。

葛根灵仙汤

配方 葛根24克，伸筋草、白芍、丹参各15克，秦艽、灵仙、桑枝、鸡血藤各12克。

制用法 每日1剂，水煎，分早、晚2次温服。药渣用布包煎汤，早、晚用毛巾蘸药热敷颈部及肩部肌肉，每次20分钟，10天为1个疗程。

功效

祛风散寒除湿，舒筋活血，强筋壮骨。主治各型颈椎病。

急性腰扭伤

急性腰扭伤俗称“闪腰”“闪腰岔气”，是因在某种状态中突然、瞬间造成腰部肌肉、筋膜、韧带等软组织急性撕裂伤。90%好发部位是腰骶髂关节，临床表现为伤后腰部一侧或两侧持续不减地剧烈疼痛，活动受限，患者坐下后无力自行起身，腰部弯曲不能挺直，腰脊柱多向患侧倾斜，俯、仰、扭转感困难等。体格检查时可见患者腰部肌肉紧张僵硬，腰前凸消失，可有脊柱侧弯及骶棘肌痉挛。在损伤部位可找到明显压痛点。

中医学称急性腰扭伤为“腰部伤筋”“瘀血腰痛”。认为是由于外伤或劳动时用力不当伤及腰脊，致使经络受阻、瘀血阻滞而致病。针刺后溪穴有一定治疗效果。

桃仁杜仲汤

配　方 红花、桃仁、羌活、赤芍、川断、木瓜、小茴香、破故纸各9克，炒杜仲15克。

制用法 水煎服，每日1剂，日服2次，以黄酒为引，饭后服用。

功效

补肾壮腰，理气止痛。

冬瓜皮酒

配　方 冬瓜皮30克，白酒适量。

制用法 冬瓜皮洗净，炒灰存性，研为细末，用白酒送服，每日1次，每次服用6克，3～5天为1个疗程。

功效

缓解急性腰扭伤。

红花鸡蛋饮

配　方 红花6克，鸡蛋2个。

制用法 将鸡蛋冲洗干净，磕入碗中，搅散，红花略冲洗，放入搅开的鸡蛋液中，拌匀；不锈钢炒锅置火上，放适量油烧热后，倒入红花鸡蛋液，炒熟即可，不用加盐。每天吃1次，连吃3天。

功效

适用于急性腰扭伤者。

枸杞叶炖猪腰

配方 猪腰2只，枸杞叶150克，盐少许。

制用法 将猪腰洗净切块，与枸杞叶加水炖汤，加少许盐调味即成。每日食用1次。

功效

健肾补腰，和肾理气。

解痉汤加味

配方 白龙须15～20克，伸筋草、钩藤根、当归尾各15克，制乳没6～10克，延胡索、川续断各12克，白芍35克，炙甘草、紫丹参各20克，生麻黄、草红花各3克，熟地18克，香附10克。

制用法 水煎服，每日1剂，日服2次。

功效

行气活血，舒筋解痉。

消瘀接骨散

配方 川乌、草乌、栀子、大黄、制乳香、骨碎补、薄荷、制没药、儿茶各20克，红花、细辛各30克，白芷、冰片各10克。

制用法 将上方诸药研为末，以饴糖或蜂蜜调匀，敷于患处，外用绷带捆扎固定。

功效

适用于急性腰扭伤，气滞血瘀者。

第3章 五官科疑难杂病良方

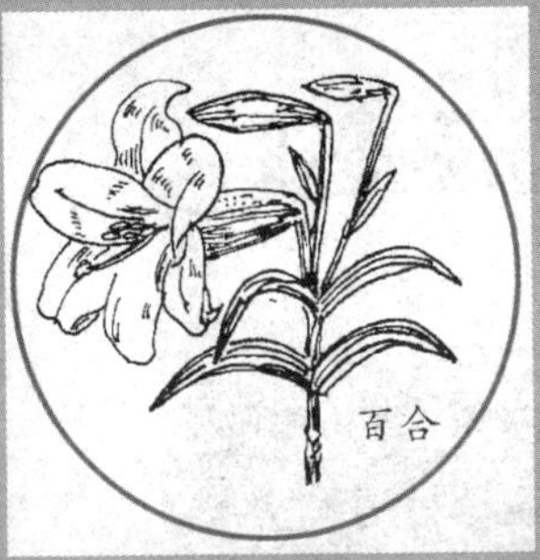

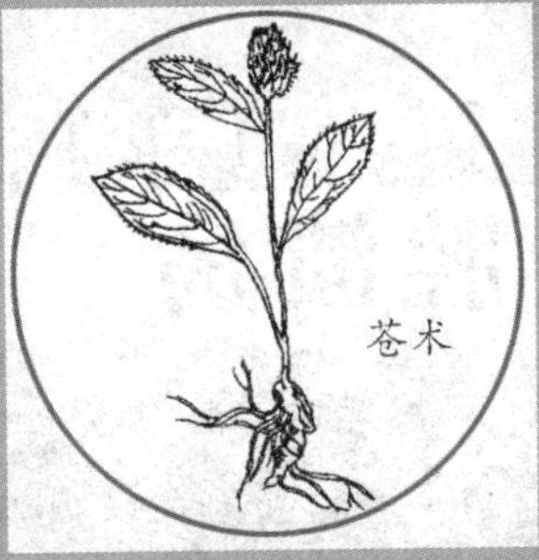

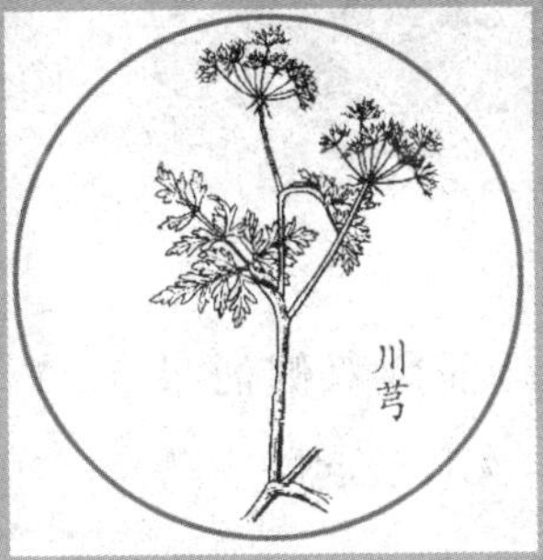

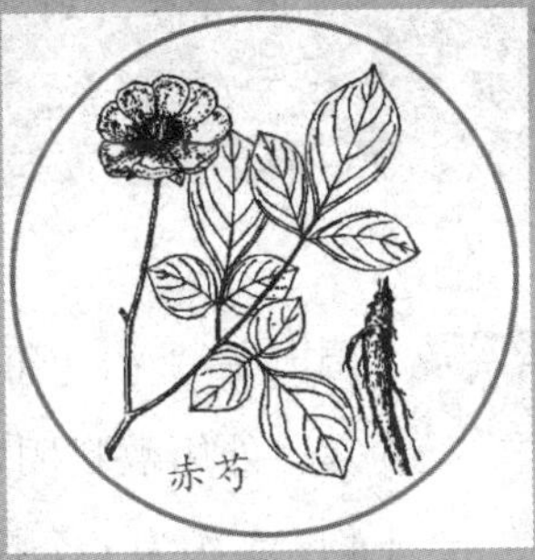

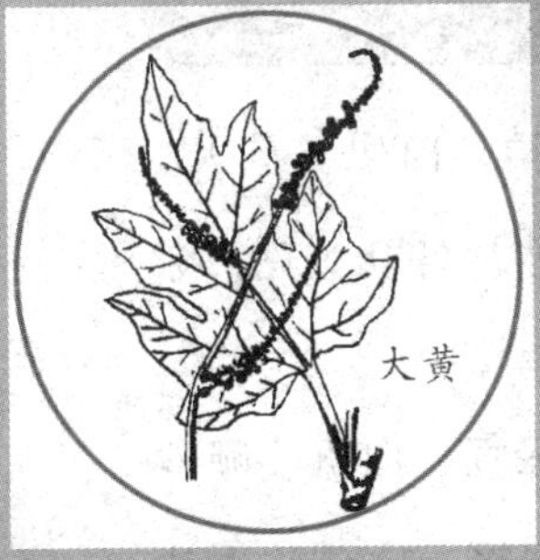

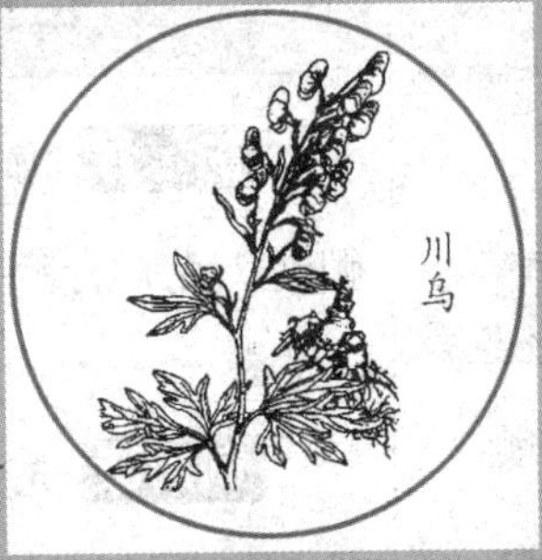

口腔溃疡

口腔溃疡，又称为“口疮”，是发生在口腔黏膜上的表浅性溃疡，可从米粒至黄豆大小，呈圆形或卵圆形，溃疡面微凹、周围充血，可因刺激性食物引发疼痛，一般1~2个星期可以自愈。口腔溃疡的诱因可能是局部创伤、精神紧张、食物、药物、激素水平改变及维生素或微量元素缺乏。系统性疾病、遗传、免疫及微生物在口腔溃疡的发生、发展中可能起重要作用。口腔溃疡在很大程度上与个人身体素质有关，因此要想完全避免其发生可能性不大，但如果尽量避免诱发因素，仍可降低发生率。

女贞子药液

配 方 女贞子嫩叶20克。

制用法 上药清水洗净，嚼烂含漱10分钟，然后咽下药液，药渣吐出。或捣烂取汁涂在患处，每日3次。

功 效

治疗口腔炎及口腔溃疡。

大黄茱萸贴

配 方 大黄40克，吴茱萸30克，胡黄连、天南星各20克。

制用法 将上药共研细末，装瓶密闭备用。用时取药末20克，加醋调成稀糊状，每晚睡前敷双侧涌泉穴，外用敷料固定，次日晨起除去药物，5次为1个疗程。

功 效

主治口腔溃疡。

海螵蛸末

配 方 海螵蛸、白矾各3克，硼砂2克，青黛、冰片各0.5克，绿豆7粒。

制用法 先将绿豆、白矾、硼砂装入一个蚕茧内，用镊子夹住放香油灯上燃烧，以蚕茧焦黑，白矾化开为度，然后掺入青黛、冰片、海螵蛸研末，瓶贮备用。用时涂搽在患面上，每日3~4次。

功效

服用1~2天后，即见症状减轻或痊愈。

蒲黄散

配方 生蒲黄适量。

制用法 将生蒲黄研为极细末，装入瓶内备用。用时将消毒棉签用水浸湿后，粘上生蒲黄，涂抹在口腔内溃疡面上，每日涂抹3次。

功效

主治口腔溃疡。

灯芯草末

配方 灯芯草适量。

制用法 将灯芯草干品放入生铁小平锅内，放在火上烧，直至锅内药物焦黄或黑末燃着为止，然后取出研末，涂抹于患处即可。

功效

主治口疮。

五倍子外用方

配方 五倍子3枚。

制用法 五倍子上切一小口，分别纳入红糖、白糖各半，封口后用面粉包裹，煨至面团呈焦黄色为度，阴干，除去面块，将五倍子研极细末。取适量涂搽患处。搽后当即流涎，5~10分钟后擦干口腔。每日3次，一般1~2日愈。

功效

本方尤宜于霉菌性口腔炎。

生地麦冬饮

配方 生地、麦冬各15克，连翘10克，栀子9克，黄芩6克，大黄、薄荷、甘草、淡竹叶各3克。

制用法 水煎，分3次服，每日1剂。局部溃疡加冰硼散喷敷。

功效

清热解毒，消肿止痛。

熟地粉

配方 熟地20克，白芍、当归、知母、丹皮各15克，黄精10克，川芎、黄柏各6克，炙甘草3克。

制用法 水煎，分3次服，每日1剂。局部溃疡面敷以该方中药粉剂。

功效

滋阴养血，清降虚火。用于治疗复发性口腔溃疡，中医辨证属阴虚火旺型。症见患者口腔溃疡点少，呈灰白或暗红色，舌质红、无津，脉细数。

鸡内金阿胶汤

配方 珍珠粉、鸡内金、三七、当归各15克，阿胶、桃仁、地龙、川牛膝各12克，土鳖虫8克。

制用法 水煎，分3次服，每日1剂。

功效

补肾祛瘀，通络止痛。

黄柏砂仁汤

配方 黄连、细辛各6克，白蒺藜12克，黄柏、甘草、大豆卷、枳壳、射干各10克，砂仁、徐长卿、金雀根各15克。

制用法 水煎服，1日1剂，分2次服。

功效

补土伏火，健脾化湿、清热。

南黄散

配方 吴萸、黄连（黄连叶可代）各20克，大黄40克，南星30克。

制用法 将4药晒干研细末，用醋调，敷涌泉穴，用布包好，1日1换，一般2次即可。

功效

泄火解毒。适用于口腔溃疡。

胆矾粉

配方 胆矾若干。

制用法 将胆矾涂于溃疡面，不要研成粉，以防过量。

功效

适用于口腔溃疡。

黄连赤芍饮

配方 青皮、黄连各10克，苍术、枳壳各12克，赤芍、土贝、茯苓各15克，莱菔子20克，甘草6克。

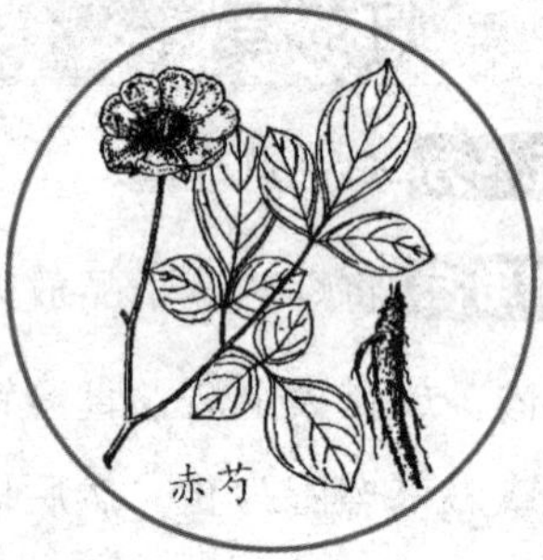

制用法 水煎服200毫升，2次分服，每日1剂。

功效

清热利湿，舒肝和胃。适用于顽固性口腔溃疡。

牙痛

牙痛，是口腔科牙齿疾病最常见的症状之一，其表现为牙龈红肿、遇冷热刺激痛、面颊部肿胀等。牙痛大多由牙龈炎、牙周炎、蛀牙或折裂牙而导致牙髓（牙神经）感染所引起。牙痛属于牙齿毛病的外在反应，有可能是龋齿、牙髓或犬齿周围的牙龈被感染，前臼齿出现裂痕也会引起牙痛，有时候仅是菜屑卡在牙缝而引起不适。另外，牙痛也可能是由鼻窦炎引发。

牙痛是口腔疾患中常见的症状之一，可见于西医学的龋齿、牙髓炎、根尖周围炎和牙本质过敏等。遇冷、热、酸、甜等刺激时牙痛发作或加重，属中医的“牙宣”“骨槽风”范畴。牙痛分原发性和并发性两大类，中医、西医、偏方根据不同类型的牙痛都有很多种治疗方法。

二黄散

配　方 川黄连、大黄各50克，冰片10克，薄荷冰5克。

制用法 黄连、大黄共为极细末，先用少量药末分别同冰片、薄荷冰研细，最后混匀研细，密封备用。一枚牙齿用0.5～1.0克，加热开水调成极稠的糊状敷患牙（冬季或牙齿遇凉痛加重者用温白酒调）。

功效

本散剂要密封保存，以防有效成分挥发。

生地元参汤

配　方 生地、元参各30克，生石膏10～15克，胆草10克，细辛3克。

制用法 大火煎煮20～30分钟，将药液含入口中片刻，而后咽下，其痛立减。每剂煎2次，分2次服。1剂愈者勿再服，病重者可日服2剂。

功效

滋阴泻火，祛风止痛。

石膏荜拨散

配　方 生石膏30克，高良姜10克，细辛4克，荜拨6克，薄荷10克。

制用法 先将石膏压为细末，再与另4味药合捣为粗末，贮于密闭之容器中。每次取药末20克，放于杯中，以开水200毫升浸泡，盖严，待冷去滓，频频含漱。

功效

主治各种风火牙痛。

高良姜粉

配　方 荜拨10克，高良姜9克，细辛4克，冰片3克。

制用法 将上药共研细末，过筛装瓶备用。牙痛时取药粉少许，塞入鼻孔内用力吸入。

功效

用于治疗各种牙疼。

牛膝甘草汤

配　方 生赭石、怀牛膝各30克，滑石18克，甘草3克。

制用法 生赭石、滑石先煎20分钟，再入怀牛膝、甘草同煎半小时。

功效

治疗阳明实热所致暴火牙痛。

黄荆根外用方

配　方 黄荆根1小段。

制用法 将黄荆根洗净捣烂，敷于患牙处15～30分钟后吐掉，切勿将药吞入，一般多于3～5分钟后见效。复发可反复应用。

功效

主治牙痛。

白酒花椒液

配　方 干花椒5～10克，白酒50克。

制用法 加水没过花椒煮3分钟，晾凉后，加入白酒。过滤，装入小瓶内，牙痛时用棉花蘸此混合液塞入牙疼部位咬住即可。

功效

主治牙痛。

西瓜皮粉末

配　方 西瓜翠衣若干，冰片适量。

制用法 削去西瓜皮的翠衣，洗干净后，日晒夜露，待其完全干燥后再研成细末，放入瓶中。将10克左右的西瓜翠衣粉末与适量冰片一起拌匀。牙痛时，用卫生棉球棒蘸适量的西瓜翠衣粉末搽拭患处，每天搽拭五六次。

功效

主治牙痛。

韭菜煮鸭蛋

配方 咸鸭蛋2个，韭菜90克，食盐9克。

制用法 咸鸭蛋与韭菜一起放在砂锅内加水同煮，空腹1次服下，每日1剂。

功效

适用于风寒和风火引起的牙痛。咸鸭蛋性微寒，能清热降逆；韭菜性热，能散瘀消肿。

扁桃体炎

扁桃体是一对扁卵圆形的组织，位于扁桃体窝内，它的表面有一些小的凹陷，称为扁桃体隐窝。当扁桃体发生炎症的时候，脱落上皮、淋巴细胞及细菌会堆积在隐窝开口处，此时扁桃体表面就会出现点状豆渣样物。扁桃体炎可分为急性扁桃体炎和慢性扁桃体炎。主要症状是咽痛、发热及咽部不适感等。此病可引起耳、鼻以及心、肾、关节等局部或全身的并发症，故应予重视。扁桃体炎的致病原以溶血性链球菌为主，其他如葡萄球菌、肺炎球菌、流感杆菌以及病毒等也可引起。

银花汤

配方 金银花、山豆根、蚤休、天花粉、浙贝母、白芷、防风、赤芍各10克，制乳香、制没药、甘草各3克。

制用法 水煎服，每日1剂，日服2次。

功效

清热解毒，消肿止痛。

银花豆根饮

配方 金银花30克，山豆根14克（缺时用板蓝根30克代替），硼砂2克（分2次冲服），生甘草10克。

制用法 每日1剂，分2次，慢慢含服，3天为1个疗程。

功效

清热解毒，化痰利咽。主治急性扁桃体炎，局部红肿疼痛，发热头痛等。

山豆根汤

配方 赤芍、丹皮、炙僵蚕、牛蒡子、山豆根、挂金灯、菊花、金银花、黄芩、知母各9克，桔梗、生甘草、射干各3克。

制用法 水煎服，每日1剂，日服2次。

功效

清热凉血，解毒消肿。

酸梅青果汤

配方 酸梅6克，青果（橄榄）25克，白糖适量。

制用法 将酸梅及青果放入砂锅内浸泡半天，然后煎煮，服时加白糖调味。

功效

主治扁桃体炎。

乌梅甘草饮

配方 乌梅肉、生甘草、沙参、麦冬、橘梗、玄参各等份。

制用法 将前药捣碎混匀，每次取15克放入保温杯中，以沸水冲泡，盖压温浸1小时，代茶饮，每日3次。

功效

缓解扁桃体炎症状。

银花薄荷丸

配方 蒲公英、金银花各400克，薄荷200克，甘草100克，胖大海50克，淀粉30克。

制用法 先取薄荷、甘草、胖大海及蒲公英200克、金银花200克，磨成细粉，过筛备用。将剩下的蒲公英、金银花加水煮，煎液过滤，浓缩至糖浆状，与淀粉浆混合在一起，经煮沸成糊状，再与上述备用药混匀，成软块，过20目筛制粒，沸水冲泡10分钟，喝上面的清液，每次10克，每日2次。

功效

适用于急性扁桃体炎。

板蓝根汤

配方 金银花、大青叶、青蒿各15克，锦灯笼、桔梗、甘草、牛蒡子、玄参、丹皮、薄荷、黄芩各6克，板蓝根、马勃各5克，赤芍、蒲公英各10克。

制用法 用水泡半小时，头煎煮沸8分钟，二煎煮沸20分钟，频服，每日1剂。

功效

解毒清热，散瘀消肿。

石膏玄参汤

配方 生石膏（先煎）25克，玄参、板蓝根各10克，儿茶5克。

制用法 水煎待温，分次服。

功效

清热解毒，利咽消肿。

甘草倍子汤

配方 蝉蜕、射干各10克，五倍子、甘草各6克。

制用法 水煎服，每日1剂，连服3～5天。

功效

清热解毒，消肿止痛。主治急性扁桃体炎及急性咽喉炎等症。

陈皮水

配方 陈皮60克。

制用法 分2次水煎，将药液混合起来，分早、晚2次温服。每日1剂，连服3～5日。

功效

清热解毒。主治急性扁桃体炎等。

蝉蜕饮

配方 蝉蜕15克。

制用法 用滚开水冲泡当茶饮服。可连泡3次换药，每日2剂。

功效

活血化瘀。主治急性扁桃体炎。

射干地丁饮

配方 射干10克，紫花地丁30克。

制用法 水煎服，每日1剂，连服3～5日。

功效

搜风消肿。主治急性扁桃体炎。

橄榄明矾果

配　方 橄榄12个，明矾1.5克。

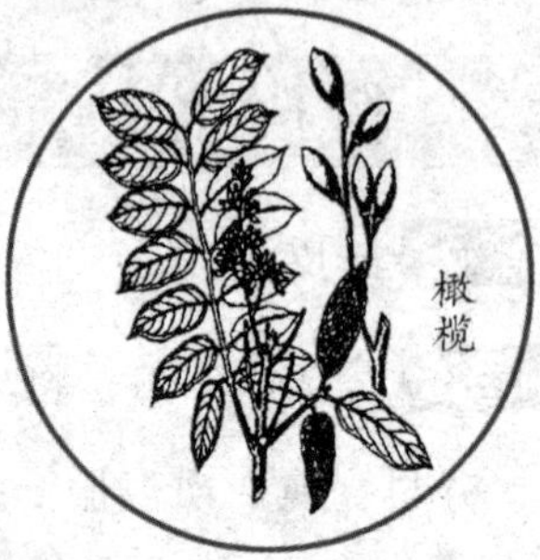

制用法 先将橄榄用冷开水洗干净，用刀将每个橄榄剖4～5条纵纹，将明矾研末掺入纵纹内，每1～2小时吃2个，细嚼慢吞，有痰吐痰，无痰将汁咽下，吐出橄榄渣以免妨碍消化。

功效

本方对咽喉肿痛、扁桃体炎有较好疗效。

川贝母鸭汤

配　方 川贝10克，母鸭胸脯肉120克，食盐少许。

制用法 将鸭肉清炖至八成熟时，入贝母、食盐少许，再炖至熟，饮汤食肉，每日1次。

功效

本方适用于燥咳无痰、咽喉不适的扁桃体炎。

黄精冰糖水

配　方 黄精、冰糖各30克。

制用法 黄精洗净，与冰糖加水，用小火同煮1小时，饮汤食黄精，早、晚分服。

功效

本方适用于咽喉不适的扁桃炎患者。

消蛾汤

配　方 蝉衣、僵蚕、片姜黄、桔梗、山豆根、黄芩、蒲黄各10克，甘草6克，元参15克，生大黄（后下）9克。

制用法 水煎服，每日1剂，分2次服；病甚者3～4次。

功效

疏风清热，凉血除湿，利咽消肿。

大柴胡汤

配　方 生大黄（后下）、柴胡、黄芩、生甘草梢各6克，半夏、枳实各5克，赤芍15克，蒲公英、大青叶各20克。

制用法 每日1剂，水煎服。

功效

清热解毒，除湿消肿。

升麻元明粉汤

配方 升麻30克，元明粉20～30克。

制用法 每日1剂，水煎凉服。吞咽困难，汤水难咽者，可口含润之，慢慢下咽。病重者每日2剂。

功效

升阳发表，泻热攻下。

玉屏风散

配方 生黄芪40克，防风30克，白术、僵蚕、陈皮、紫河车各20克。

制用法 研细末，每日2次，每次5克，早、晚空腹服用。15日为1个疗程，共计2～3个疗程。

功效

强壮御风，健脾益肺。

咽　炎

慢性咽炎是咽部黏膜、黏膜下层及淋巴组织的慢性炎症，视其病变情况，可分为单纯性、增生性和萎缩性三种类型。慢性咽炎的发病原因很多，如急性咽炎反复发作和邻近器官疾病（慢性扁桃体炎、牙龈炎、慢性鼻炎、慢性鼻窦炎）等都可引起。外因气候寒冷干燥，工作环境中的空气被粉尘、化学气体污染，烟酒和辛辣饮食长期刺激，以及由于职业因素而用嗓过多的人都易患慢性咽炎。此外，长期生活不规律、疲劳、精神紧张，可使身体抵抗力下降，细菌和病毒容易反复感染，也会引起慢性咽炎。

其中，慢性咽炎是一种病程发展缓慢的慢性炎症，常与邻近器官或全身性疾病并存，如鼻窦炎、腺样体残留或潴留脓肿、咽囊炎等。

急性咽炎是咽黏膜，并波及黏膜下及淋巴组织的急性炎症，常继发于急性鼻炎或急性扁桃体之后，或为上呼吸道感染之一部分。

吴茱萸贴

配方 吴茱萸60克。

制用法 吴茱萸研末，分成4份。每次取1份以盐水调敷于双足涌泉穴，每日1次。

功效

引火归元。治慢性咽炎。涌泉穴位于足底，将5个足趾向足底蜷曲，在足掌心前面出现的凹陷窝即是。

萝卜生姜汁

配方 白萝卜500克，姜片10克，白糖20克。

制用法 将白萝卜、姜片绞汁，加入白糖，搅匀后饮服，每日2次。

功效

清热化痰。主治慢性咽炎。

黄连白矾末

配方 黄连、白矾、牙皂各5克。

制用法 先将牙皂去皮弦，放新瓦上焙干，存性，然后与黄连、白矾共研细末。取少量吹咽部，吹入后垂头，流去痰涎，每日3次。或取少许用温开水调药漱口，仰头呵气，连漱数口，然后垂头流出痰涎，每日3次。两法均可，数次即愈。

功效

本方对慢性咽喉痛反复发作者有效。

核桃饮

配方 核桃10枚。

制用法 去硬壳，不去衣，水煎服，分早、晚2次服。15天为1个疗程。

功效

消炎，润肺，化痰，止咳。可治咽喉肿痛、咳嗽等疾病。

蜂蜜浓茶汁

配方 茶叶、蜂蜜各适量。

制用法 取适量茶叶用纱布包好，用滚热开水泡成浓茶汁，再加入适量蜂蜜调匀，每隔30分钟漱口1次，缓缓吞下，连用多次。

功效

对咽喉疼痛、咽喉炎有较好的效果。

苦瓜黄连喷雾剂

配方 苦瓜霜30克，黄连、薄荷各10克，明矾、煅硼砂、冰片各5克，青黛、芒硝各15克，僵蚕20克。

制用法 将黄连、僵蚕、薄荷分别晒干，研末，过100目筛。再将苦瓜霜、明矾、芒硝、硼砂、冰片分别研末，过120目筛，然后把苦瓜霜与僵蚕、黄连、薄荷一起研匀，再放入明矾、芒硝研匀，并与硼砂研匀过筛，最后加入冰片研匀，过200目筛，制成极细粉末。将此药末制成喷雾剂，直接喷入患者咽喉部，每次喷2下，每日早、中、晚各1次。

功效

主治慢性咽炎。

银花野菊汤

配方 金银花12克，野菊花15克，赤芍10克。

制用法 用清水500毫升，小火煎5～10分钟。头2煎分2次服，每日1剂。

功效

治咽喉肿痛、恶寒发热明显者。

蒲公英液

配方 蒲公英30克（鲜品量加倍）。

制用法 用清水450毫升，煎10～15分钟，去渣温服。2煎再作1次服。每日1～2次，同时用淡盐水漱喉，每日3～4次。

功效

适用于咽肿如塞、恶寒发热较轻者。

胖大海饮

配方 金银花、菊花各10克，胖大海3枚。

制用法 将药放在水瓶中，冲入沸水大半瓶，瓶塞塞严15分钟后，当茶频频饮用，1日内饮完。每日1剂。

功效

治慢性咽喉炎经年不愈者。

贝母麦冬药液

配方 生地30克，玄参、贝母、麦冬各20克，丹皮、牛蒡子各15克，大青叶、银花、连翘各30克，甘草10克。

制用法 以上各药加水1000毫升，煎至200毫升，雾化器将药液雾化，每次20分钟，每日2次。

功效

对咽炎、扁桃体炎都有明显疗效。

地黄橄榄膏

配方 地黄100克，橄榄150

克，蜂蜜适量。

制用法 地黄、橄榄煎水取汁，浓缩，加蜂蜜熬成稠膏，每次吃2匙。

功效

滋养肝肾，清热利咽。

木蝴蝶茶

配　方 薄荷3克，木蝴蝶、玄参、麦冬各10克，蜂蜜20克。

制用法 前4味加水适量小火煮15分钟，去渣取汁，兑入蜂蜜，继续加热至沸。稍温频服。

功效

清热利咽，养阴生津。

罗汉果饮

配　方 罗汉果半个，梨1个。

制用法 将梨切碎捣烂，同罗汉果一起煎水，代茶饮。

功效

清肺利咽，生津润燥。

麦粒肿

眼睑有两种腺体，在睫毛根部的叫皮脂腺，其开口于毛囊；另一种靠近结膜面埋在睑板里的叫睑板腺，开口于睑缘。麦粒肿就是这两种腺体的急性化脓性炎症。中医学称之为“针眼”“眼丹”，表现为睑缘出现局限性红肿硬结，伴有痒感和微痛感。

木通饮

配　方 木通3克，滑石、瞿麦各15克，黄芩9克，连翘12克，生甘草、大黄（后下）各6克，蝉衣4克。

制用法 水煎服，1日1剂。

功效

清脾胃伏热。主治麦粒肿及顽固性、屡发性麦粒肿。

黄芩薄荷汤

配　方 黄芩6克，薄荷3克。

制用法 黄芩加水400毫升，用大火煎沸20分钟后，加入薄荷同煎10分钟，每日1剂，分2次服。

功效

疏风清热。适用于麦粒肿。

三黄汤

配方 黄芩、黄连、生大黄各15克。

制用法 每日1剂，水煎，一半内服，一半趁热熏蒸敷洗患处。

功效

清热燥湿，泻火解毒。

菊花甘草汤

配方 白菊花50克，生甘草5克。

制用法 以水2碗，将2味浸泡30分钟，煮沸10分钟，去渣。趁温热时代茶频饮，1日1剂。

功效

适用于麦粒肿。

天花粉蒲公英贴

配方 天花粉、天南星、生地、蒲公英各等量，食醋、液体石蜡油各适量。

制用法 将前4味药共焙干后，研成细粉，用食醋和液体石蜡油调成膏状，经高压消毒后备用。用时，根据麦粒肿的大小，用不同量的膏剂，涂在纱布或胶布上敷贴局部，每日换药1次。

功效

清热泻火，排脓消肿。

金银花露

配方 金银花适量。

制用法 金银花用水浸泡后，煎煮蒸馏即得。服金银花液，每次15～20毫升，1日3次。

功效

消炎去火。主治麦粒肿。

凉拌蒲公英

配方 鲜嫩蒲公英200克，香油、精盐、味精等调料各适量。

制用法 用水1大碗煮沸，将蒲公英在沸水中氽1分钟捞出，切成小段，加入以上调味品，做菜。亦可选蒲公英500克，洗净，绞取汁饮用。

功效

清热解毒，利尿散结。

桑叶菊花饮

配方 枸杞子、菊花各12克，桑叶10克。

制用法 水煎后加蜂蜜冲服，每日3次。

功效

祛风清热，明目。适用于麦粒肿早期。

草决明汤

配方 草决明30克。

制用法 加水1000毫升，煎至400毫升。1日1剂，1次服下。

功效

散风清热，泻火通便。用治麦粒肿。

双花夏枯草汤

配方 金银花、夏枯草各30克，野菊花、蒲公英各20克。

制用法 水煎服，余药渣水煎外洗患处。

功效

清热，泻火，解毒。适用于麦粒肿红肿热痛较甚者。

天南星生地膏

配方 天南星、生地各等份，蜂蜜适量。

制用法 将上药共研为细末，用蜂蜜调匀即成。外敷同侧太阳穴。

功效

散结消肿。主治麦粒肿。

白内障

白内障是晶状体变混浊引起视力下降或丧失的一种常见眼病。多发生于50岁以上的中老年人，双眼同时或先后发病，是常见的致盲原因。初期视物模糊，眼前有黑点或黑影，视力逐渐下降，最后可发展为视力仅有光感。近年研究发现，遗传、紫外线、全身疾患、外伤等因素均可引起该病。

中医将白内障称为“如银内障”“圆翳内障”。病因常为年老体衰、气血不足、肝肾亏虚、精气不能滋润荣养于目而生障翳。

苍耳子粥

配方 苍耳子25克，粳米150克。

制用法 先将苍耳子捣烂，用纱布绞滤，用水1升，绞滤出汁后与粳米煮粥食之。

功效

主治老年白内障，视物不清，如隔薄烟轻雾。

神曲丸

配方 神曲200克，磁石100克，光明砂50克。

制用法 上为末，炼蜜为丸，如梧桐子大。饮服3丸，每日3次。

功效

镇心，安神，明目。

消障汤

配方 柴胡6克，青葙子12克，土白术、当归、茺蔚子、枸杞子、香附、车前子各10克，石决明、杭白芍、决明子、夏枯草、生地各15克，甘草3克。

制用法 水煎服，每日1剂，日服2次。

功效

疏肝理脾，清心益肾。

女贞子煎水

配方 女贞子20克，黑芝麻15克，决明子10克。

制用法 水煎服，1日2次。

功效

治疗肝肾亏虚所致视物模糊、腰膝酸软等症。

夜明砂蒸猪肝

配方 夜明砂6克，猪肝100克。

制用法 将猪肝切片与夜明砂拌匀，蒸熟趁热服食。

功效

养肝补肾，益精养血。主治视物模糊不清。

石斛杞子茶

配方 石斛12克，枸杞子20克。

制用法 沸水冲泡，代茶频频饮之。

功效

滋补肝肾，益精养血。

枸杞龙眼肉

配　方 枸杞子20克，龙眼肉20枚。

制用法 水煎煮服食，连续服用有效。

功效

益精养血，滋补明目。

猪肝枸杞叶

配　方 猪肝150克，鲜枸杞叶100克。

制用法 先将猪肝洗净切条，同枸杞叶共同煎煮，饮汤吃肝，每日服2次。

功效

猪肝富含铁、蛋白质、维生素A等，能益肝明目，有明显的改善视力功能的作用。

枸杞红枣汤

配　方 红枣7枚，枸杞子15克。

制用法 加适量水煎服，每日1剂，连续服用。

功效

红枣富含蛋白质、维生素C及铁、磷、钙等，能补血明目，有提高视力的作用。

蛇壳蝉衣汤

配　方 蛇壳1克，蝉衣3只，白菊花5克。

制用法 3碗水煎1碗汤，1次服下，1日3次。

功效

主治白内障。

车前麦冬丸

配　方 车前子、干地黄、麦门冬各等份。

制用法 共研为末，炼蜜为丸，如梧子大。日服1至2次，每服20至30丸。

功效

适用久患白内障。

猪肝鸡蛋汤

配　方 猪肝100克，鸡蛋2枚。

制用法 将猪肝切片加水适量，以小火煮汤，熟后加少量豆豉、葱白，再加鸡蛋。煮好后，喝汤吃猪肝、鸡蛋。每周食3次，连食2~3个月。

功效

补肝养血，清心明目。

鼻炎

急性鼻炎是鼻黏膜的急性炎症，常伴有急性鼻咽炎。后者是鼻咽部黏膜的急性炎症，是上呼吸道感染的一部分，俗称“伤风”或“感冒”。本病常发生于气候变化不定的季节，为病毒经飞沫传播所致。受凉、过度疲劳、营养不良、烟酒过度等各种能引起机体抵抗力下降的原因都可诱发本病。病毒侵入机体还可以使原来存在于鼻部和鼻咽部的细菌活跃、繁殖而引起细菌继发感染。

急性鼻炎的发病率高，有传染性，易引起急性鼻窦炎、中耳炎、肺炎等并发病。自然病程约7~10天。

慢性鼻炎主要是由急性鼻炎反复发作或治疗不彻底转化而来。包括慢性单纯性鼻炎和慢性肥厚性鼻炎。主要特征是鼻塞、嗅觉失灵。

刀豆酒

配　方 老刀豆（带壳）约30克，黄酒1盅。

制用法 老刀豆焙焦，研细末，用黄酒调服。每日1~2次。

功效

本方活血通窍。适用于慢性鼻炎。

姜枣红糖茶

配　方 生姜、红枣各10克，红糖60克。

制用法 前2味煮沸加红糖，当茶饮。

功效

本方适用于急性鼻炎，症见流清涕。

猪脑川芎汤

配　方 猪脑（或牛、羊脑）2副，川芎、白芷各10克，辛夷花15克。

制用法 将猪脑剔去红筋，洗净，备用。将川芎等3味加清水2碗，煎至

1碗。再将药汁倾炖盅内，加入猪脑，隔水炖熟。饮汤吃脑，常用有效。

功效

祛风，止痛。用于治疗慢性鼻炎之体质虚弱。

双豆汤

配方 绿豆、防风、石菖蒲各15克，淡豆豉20克，生甘草、辛夷各10克，细辛3克。

制用法 水煎。每日服1剂。

功效

散寒除浊，开达肺窍。主治过敏性鼻炎。

辛夷饮

配方 辛夷30克，辛夷花、薄荷、白芷、桔梗各6克，苍耳子、桑叶、菊花各9克，金银花、连翘各12克，升麻、荆芥穗、甘草各3克。

制用法 水煎服。每日1剂。

功效

清热消炎，散风寒。主治鼻炎，症见鼻塞，流鼻涕，头晕疼。

杏苏汤

配方 杏仁、苏叶、桔梗、前胡、甘草各6克。

制用法 水煎服。每日1剂，2次分服。

功效

主治过敏性鼻炎。

白菜萝卜汤

配方 白菜心250克，白萝卜60克，红糖适量。

制用法 白菜心、白萝卜水煎，加红糖适量，吃菜饮汤。

功效

主治急性鼻炎。

白萝卜煮水熏鼻

配方 白萝卜4根。

制用法 放入锅中加清水煮，待煮沸之后，用鼻吸蒸汽，数分钟后，鼻渐畅通，头痛消失。

功效

本方适用于慢性鼻炎、鼻塞流涕、语音带鼻音者。

桃树叶塞鼻法

配方 嫩桃树叶1~2片。

制用法 将桃叶片揉成棉球状，塞入患鼻10~20分钟，待鼻内分泌大量清涕不能忍受时取出。每日4次，连用1周。

功效

本法适用于萎缩性鼻炎。

芝麻油滴入法

配方 芝麻油适量。

制用法 以芝麻油滴入每侧鼻腔3滴。每日3次。

功效

清热润燥，消肿。用于治疗各种鼻炎。

斑蝥熏鼻法

配方 斑蝥25克，藜芦20克，雄黄、紫草茸、诃子、川楝子、栀子、白檀香各50克。

制用法 以上8味药粉碎成细末过筛，取适量放在无烟炭火上熏鼻。

功效

适用于急慢性鼻炎。

苍耳子涂鼻法

配方 苍耳子50克，香油适量。

制用法 将苍耳子轻轻捶破，放入小锅中，加入香油50克，用小火煮沸，去苍耳子。待油冷后，装入干燥清洁的玻璃瓶内备用。用时取消毒小棉签蘸油少许，涂于鼻腔内。每日2～3次，2周为1个疗程。

功效

适用于慢性鼻炎。

侧柏仁鸡蛋

配方 侧柏仁30枚，鲜鸡蛋5个。

制用法 加水小火煮2小时，取出用水凉过，只吃蛋。每日1剂，分数次服食，连服3日。

功效

增强体质，调和气血。适用于因瘀血造成的慢性鼻炎。

丝瓜藤煲猪瘦肉

配方 丝瓜藤3～5克，猪瘦肉60克。

制用法 丝瓜藤洗净，猪瘦肉切块，同放锅内煮汤，至熟加少许盐调味，饮汤吃肉，5次为1个疗程，连用1～3个疗程自愈。

功效

主治慢性鼻炎急性发作。

黄花鱼头汤

配方 胖头鱼100克，黄花30克，大枣、白术各15克，苍耳子、白芷各10克，生姜3片。

制用法 胖头鱼洗净后用热油两面稍煎待用。将其余药材共放砂锅内与鱼头一起煎汤，待熟吃肉饮汁。

功效

主治慢性萎缩性鼻炎，感冒频繁者。

黄芪粥

配方 黄芪400克，百术230克，防风240克，桔梗120克，甘草60克，米20克（1天用）。

制用法 除米之外，将其他材料磨成粉，拌匀，放入干燥容器（有盖）保存。将400毫升水和米放入锅里，大火煮沸，再用小火煮20分钟。将10克磨粉放入锅里，小火煮沸，灭火盖上盖等5分钟即可。

功效

治过敏性鼻炎。

醋熏法

配方 白醋适量。

制用法 将白醋倒入铁质的小碗，用火烧制成蒸发态。将蒸发出来的雾气，吸入鼻腔。

功效

缓解鼻炎的症状。

耳鸣

耳鸣是累及听觉系统的许多疾病不同病理变化的结果，病因复杂，机制不清，主要表现为无相应的外界声源或电刺激，而主观上在耳内或颅内有声音感觉。在临床上它既是许多疾病的伴发症状，也是一些严重疾病的首发症状（如听神经瘤）。

耳鸣可分为耳源性耳鸣和非耳源性疾病。耳源性耳鸣是指引起耳鸣的病变部位限于听觉系统之内，非耳源性疾病是源自于听觉系统以外的疾病，如贫血、高血压、甲亢、肾病等。

半夏治耳鸣

配　方 半夏、炒白术、泽泻、陈皮各12克，茯苓、天麻各10克，竹茹、生姜、甘草各6克。

制用法 水煎服，每日1剂。

功效

适用于耳鸣。

黄精首乌丸

配　方 黄精、何首乌、山萸肉各15克，磁石30克，川芎20克，柴胡10克，葛根9克。

制用法 将上药研末混匀，水泛为丸，每次6克，每日3次，黄酒送服。

功效

适用于耳鸣。

地黄麦冬饮

配　方 熟地黄、女贞子、白芍、麦冬、玄参、山药、牡丹皮、磁石各15克，五味子、当归、石斛、桃仁各10克。

制用法 水煎服，每日1剂，分2次服。

功效

主治耳鸣。

二黄阿胶汤

配　方 黄连12克，黄芩15克，白芍18克，阿胶10克，磁石24克，朱砂3克。

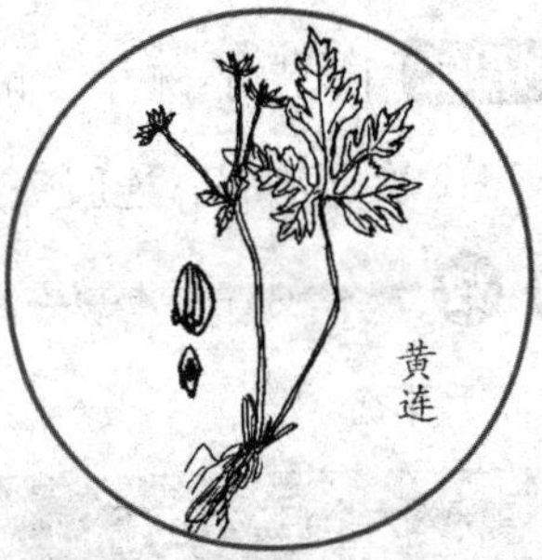

制用法 水煎服，每日1剂。

功效

主治耳鸣。

葵花子壳汤

配　方 葵花子壳15克。

制用法 将葵花子放入锅中，加水1杯煎服。每日服2次。

功效

适用治耳鸣。

热盐枕

配　方 盐适量。

制用法 将盐炒热，装入布袋中。以耳枕之，袋凉则换，坚持数次，即可见效。

功效

适用治耳鸣。

三七花蒸酒

配方 三七花10克，酒酿50克。

制用法 同装于碗中，隔水蒸熟。分1~2次连渣服，连服7天。

功效

适用于耳鸣。

酒煮乌雄鸡

配方 乌雄鸡1只，洗净。

制用法 以无灰酒2千克煮熟，趁热食。

功效

治肾虚耳鸣。

乌鸡甜酒

配方 白毛乌骨雄鸡1只，甜酒1200克。

制用法 同煮，去酒食肉，共食用3~5只即可。

功效

治耳鸣。

猪肾核桃汤

配方 猪肾2个，核桃30克。

制用法 猪肾切片、洗净，与核桃共煮为汤。

功效

补肾调经。用于耳鸣、腰膝酸软。

槟榔麝香外用方

配方 鸡心槟榔1个，麝香少许。

制用法 将槟榔以刀从脐剜取一眼子大，贯以麝香，坐于所患耳内。从药上以艾炷灸之，2~3次效。

功效

主治耳鸣。

蚕蜕麝香熏

配方 蚕蜕适量，麝香3克。

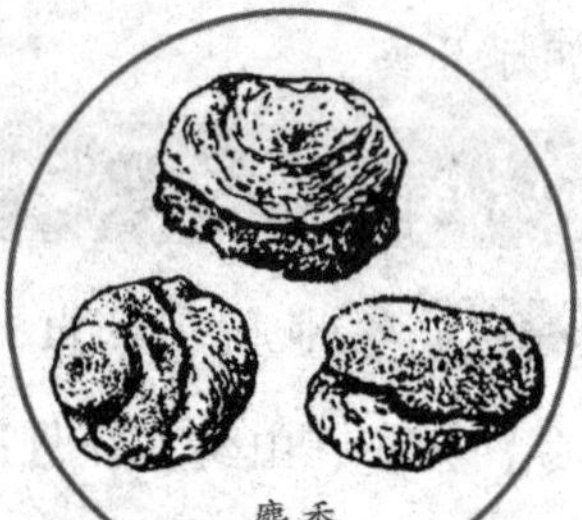

麝香

制用法 蚕蜕作纸捻，入麝香即成。将上纸捻入笔筒烧烟熏之，3次即可。

功效

主治耳鸣。

青光眼

青光眼是一种与眼压升高有关的眼病，具有隐匿、不可逆的特点，通常被称作“盗取视力的小偷”或“沉默的致盲性眼病”。青光眼在中医属五风内障范畴。绿风内障，类似于急性青光眼，多因肝经风热、肝火上炎、肝阳上亢所致；青风内障，类似慢性青光眼，多因肝气郁结、肝阴虚损、肝肾阴虚所致。

中医按照辨证施治及治未病原则，虽然不能彻底治愈青光眼，但可以使部分青光眼患者的视野得以扩展，眼内视神经凹陷萎缩状况有所好转。中医对青光眼的认识源远流长，早在一千多年前就认识到：“此疾之源，皆因内肝管缺，眼孔不通所致也，急需早治。”同时认为眼与脏腑、经络、气血等息息相关，不仅要治疗患眼，还要调整有病的机体。

小麦大枣汤

配　方 小麦50克，红枣10枚。

制用法 加水适量共煎汤，每日2次，早、晚各1次，食枣饮汤。

功效

主治青光眼。

桂圆红枣汤

配　方 桂圆肉20克，红枣20枚。

制用法 加水适量共煎汤，每日食1剂。

功效

适用于老年人青光眼缓解期少气乏力者。

二豆米粉糕

配　方 扁豆、豌豆各35克，米粉250克。

制用法 扁豆、豌豆磨粉，加入米粉，蒸为豆糕，分次食用。

功效

适用于闭角性青光眼。

甲鱼杜仲汤

配方 甲鱼1只（约置250克），杜仲9克，料酒、精盐各适量。

制用法 甲鱼活杀去内脏，加杜仲（纱布包）。入碗以料酒、精盐调味，隔水蒸熟，去杜仲。食甲鱼喝汤。

功效

适用于开角性青光眼者及耳鸣、腰酸、舌红少苔者。

鲤鱼赤小豆汤

配方 鲤鱼1条（约重500克），赤小豆40克，葱花、料酒、精盐各适置。

制用法 鲤鱼活杀洗净，加赤小豆（纱布包），入锅同煮，至鱼熟汤浓，加葱花、料酒、精盐调味，去赤小豆。喝汤食鱼，每日2次，每次1小碗。

功效

适用于开角性青光眼，眼睑水肿、小便不利者。

苓桂决明粥

配方 云苓、生石决明各15克，桂枝、夏枯草、粳米各90克，红糖适量。

制用法 前4味药水煎去渣，入粳米、红糖煮粥，每日1剂，连服7~8剂。

功效

适用于青光眼。

二冬粥

配方 天冬、麦冬各15克，粳米120克，冰糖适量。

制用法 粳米洗净，加天冬、麦冬所煎之水，煮成二冬粥。加冰糖适量，每日2次，每次1小碗。

功效

适用于闭角性青光眼伴口干唇燥、大便干结者。

二仁芝麻散

配方 核桃仁35克，枣仁20克，黑芝麻适量。

制用法 核桃仁、枣仁、黑芝麻小火炒至黄，碾碎。每日1次，每次1汤匙，嚼服或开水调服。

功效

主治开角性青光眼。

黄连羊肝丸

配方 白羊肝1具（竹刀切

片），黄连30克，熟地黄60克。

制用法 将黄连、熟地黄研末。同捣为丸，如梧子大。茶水送服50～70丸，每日服3次。

功效

用治青光眼，症见望之如好眼，自觉视物不见。

黑豆黄菊汤

配方 黑豆100粒，黄菊花5朵，皮硝18克。

制用法 水1大杯，煎至七成。趁热熏洗，5日1换，常洗可复明。

功效

用治青光眼、双目不明、瞳仁反背。

当归熟地汤

配方 当归、熟地各3克，川芎、白芍各6克。

制用法 水煎服，每日服2次。

功效

主治青光眼。

黄芩菊花汤

配方 黄芩、正北沙参、当归、陈皮、菊花、蒙花各4.5克，白术、甘草各、柴胡、升麻、草决明各6克，谷精草、半红大枣各3克。

制用法 水煎服，每日2次。

功效

主治青光眼。

夜明砂汤

配方 夜明砂、谷精草、甘杞各6克，巴戟天1克，冬虫草3克。

制用法 水煎汤炖鸡肝服用，饭后服，3贴以后再用补肾丸调养，小儿服半量。每日1～2次。

功效

适用于青光眼。

萆薢煎剂

配方 萆薢10克，水500毫升。

制用法 浓煎为10毫升左右，过滤后装入眼瓶，点眼。5分钟1次，半小时左右瞳孔缩小，延长至半小时点眼1次，直至瞳孔恢复正常。

功效

主治青光眼。

龙胆草生地汤

配方 龙胆草、山栀子、赤芍、菊花各12克，黄芩18克，夏枯草、茺蔚子各30克，生地、石决明、大黄各15克，荆芥穗、半夏、甘草各9克。

制用法 水煎服，1日1剂。

功效

治肝郁化火型青光眼。

夏枯草乌梅汤

配方 夏枯草30克，香附、泽泻、当归各10克，川芎5克，醋白芍、熟地黄、乌梅、双钩各15克，珍珠母、车前草各25克，大白6克，荷叶、菊花各20克，甘草、琥珀（冲服）各3克。

制用法 水煎服，每日1剂。

功效

有滋阴潜阳、平肝清热、利窍收瞳的功效。

生地熟地汤

配方 生地、熟地各18克，丹皮、泽泻、茯苓、淮山药各15克，山萸肉、茺蔚子、菊花、当归、赤芍、知母各12克，荆芥穗9克。

制用法 水煎服。重者每日2剂，缓解症状后每日1剂。

功效

治阴虚火旺型青光眼。

耳聋

突发性耳聋也叫做“特发性突发性聋”，在平时我们会简称为“突发性聋”或“突聋”，指的是突然之间发生的，而且病因不明的感音神经性听力损失。它的主要的临床表现有单侧听力下降，可伴有耳鸣、耳堵塞感、眩晕、恶心、呕吐等。此病来势凶猛，听力损失可在瞬间、几小时或几天内发生，也有晨起时突感耳聋，慢者耳聋可逐渐加重，数日后才停止进展，其程度自轻度到全聋，可为暂时性，也可为永久性，多为单侧，偶有双侧同时或先后发生，可为耳蜗聋，也可为蜗后聋。

黑芝麻牛奶汤

配　方 黑芝麻30克，鲜牛奶200毫升，白糖10克。

制用法 先将黑芝麻洗净晒干，入锅用小火炒熟出香，趁热研成细末。将鲜牛奶倒入锅中，加入黑芝麻细末、白糖，用小火煨煮至临沸腾时停火。早餐时随早点一起服食，1次吃完。

功效

此食疗方法对肝肾阴虚型老年耳聋症尤为适宜。

黄酒炖乌鸡

配　方 雄乌鸡1只，黄酒1000毫升。

制用法 将乌鸡去毛，洗净，加入黄酒，先用大火烧沸，然后再改用小火炖熟。食肉饮汤。每日1次。

功效

乌鸡性平、味甘，具有滋阴清热、滋补肝肾、气血双补的功效。本方适用于肾虚引起的耳聋或老人耳聋以及小便频数等。

柴胡川芎液

配　方 柴胡12克，制香附9克，川芎、石菖蒲各12克，骨碎补9克，六味地黄丸（包煎）30克。

制用法 上药用水浸泡30分钟再放火上煎煮，开后15分钟即可。每剂煎2次，将2次煎出的药液混合。每日1剂，每日服2次。

功效

用于治疗肾虚耳聋。

葛根甘草汤

配　方 葛根20克，甘草10克。

制用法 将葛根、甘草水煎2次，每次用水300毫升煎半小时，2次混合，分2次服。

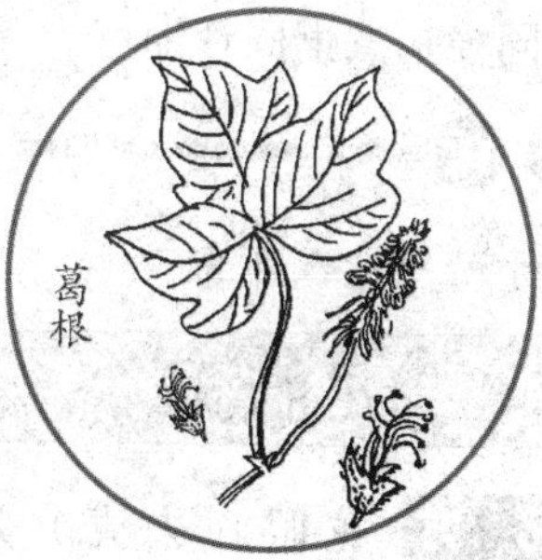

功效

改善脑血流，增加内耳供血。适用于突发性耳聋。

桃仁饮

配　方 桃仁研泥，红花、鲜姜（切碎）各9克，赤芍药、川芎各3

克，去核红枣7枚，老葱白切碎3根，麝香0.15克，黄酒250克。

制用法 将前7味药煎至1盅，去渣，然后将麝香入酒内，再煎2沸，晚间睡眠前服。每日早晨再服通气散1次。

功效

治年久耳聋。

猪肾粥

配方 猪肾1对，粳米100克，葱白2根，薤白7枚，人参、防风各5克。

制用法 猪肾去膜切片，其他共为末，同粳米煮粥同食即可。

功效

用于治疗老人耳聋。

龙眼粥

配方 龙眼（去壳）12个，大枣12枚，粳米60克，红糖适量。

制用法 将大枣、粳米洗净，与龙眼、红糖同煮粥食用。早、晚各1次，温热服。每日1剂。

功效

适用于老年性耳聋，症见肝阳上亢者。

猪耳皂角饮

配方 老母猪耳朵1对，皂角刺（根据患者年龄）1岁1枚。

制用法 将皂角刺刺在老母猪耳朵上，加水适量，小火煮熟，去皂角刺，吃肉喝汤。

功效

扶正通窍。主治老年性耳聋。

蔓荆子散

配方 蔓荆子1000克。

制用法 研为末，绢袋盛，以酒5千克浸7宿即成。温服150克。每日3服。

功效

主治耳聋。

木香胆草汤

配方 木香、胆草各15克，枳壳30克，川芎、木通、香附、枣仁、蝉蜕、菊花、泽泻、合欢、柴胡、石菖蒲、夜交藤各20克。

制用法 以水煎服，每日1剂。

功效

清肝泻胆，理气开窍。适用于耳鸣耳聋。

绿豆糯米糖粥

配 方 糯米糖、绿豆各1千克，木香（为末）6克，烧酒5千克。

制用法 用烧酒将上药浸入坛中3周即可。每日早、晚各服15克。

功效

清肝泻胆。

二甘散

配 方 甘遂、甘草各15克。

制用法 共研为末，放入葱管，吹入耳内。每日1次，共用3日。

功效

主治病后耳聋。

真细辛丸

配 方 真细辛、黄蜡各适量。

制用法 细辛为细末，融黄蜡为丸，如鼠粪大，绵裹1丸入耳内，2次即愈。

功效

用于治疗耳聋。

炮附子猪肾

配 方 炮附子、川椒（去目）、磁石（醋淬）各30克，猪肾1个，葱、薤白、精盐各0.3克，酒适量。

制用法 将前3味研细末，猪肾切细，葱、薤白入药末、精盐，和匀，用湿纸裹，在灰火内煨熟。空腹细嚼，酒调稀粥送下。

功效

适用于耳聋。

蚂蚱冰片涂耳法

配 方 蚂蚱数只，冰片少许，香油适量。

制用法 蚂蚱置瓦上焙成灰，和入冰片后入香油内，以油涂耳。每日2次。

功效

主治药物中毒性耳聋。

石菖蒲细辛丸

配 方 石菖蒲、细辛、冰片各3克，人工麝香0.3克，麻油适量。

制用法 共研细末，麻油调和为丸，如枣核大。棉花裹塞耳中。每日1换。

功效

主治突发性耳聋。

鼻窦炎

一个或多个鼻窦发生炎症称为鼻窦炎，累及的鼻窦包括：上颌窦、筛窦、额窦和蝶窦，这是一种在人群中发病率较高的疾病，会影响患者的生活质量。鼻窦炎可分为急性、慢性2种。急性鼻窦炎多由上呼吸道感染引起，细菌与病毒感染可同时并发；慢性鼻窦炎较急性者多见，常为多个鼻窦同时受累。

鼻窦黏膜的炎症，在各种鼻窦炎中，上颌窦炎最多见，依次为筛窦、额窦和蝶窦的炎症，鼻窦炎可以单发，亦可以多发。最常见的致病原因为鼻腔感染后继发鼻窦化脓性炎症，此外，变态反应、机械性阻塞及气压改变等均易诱发鼻窦炎，牙的感染可引起齿源性上颌窦炎。

鱼腥草桔梗汤

配方 鱼腥草、东风桔梗各30克，野菊花24克，豆豉姜、丝草各15克，入地金牛根6克。

制用法 每日2次，水煎服。

功效

适于急性鼻窦炎者。

辛夷煮鸡蛋

配方 辛夷花15克，鸡蛋2个。

制用法 用辛夷花15克，入砂锅内，加清水2碗，煎取1碗；鸡蛋2个，煮熟去壳，刺小孔数个，将砂锅复置火上，倒入药汁煮沸，放入鸡蛋同煮片刻，饮汤吃蛋。

功效

适用于慢性鼻窦炎，症见流脓涕。

麻黄辛夷剂

配方 麻黄、辛夷、甘草、茶叶各等量。

制用法 水煎后过滤，每日3次，点鼻。

功效

适于慢性鼻窦炎者。

五苍饮

配方 金银花、野菊花、蒲公英、地丁各12克，苍耳子15克，天葵子、白芷、辛夷、薄荷、川芎、赤芍、黄芩、甘草各10克。

制用法 每日1剂，水煎浓缩为300毫升，分2次服。

功效

治疗慢性鼻窦炎。

柏叶猪鼻汤

配方 猪鼻肉、蜜糖各60克，金钗斛6克，柴胡10克，生柏叶、30度米酒各30克。

制用法 猪鼻肉刮洗干净，与生柏叶、金钗斛、柴胡同放砂锅内，加清水4碗煎取1碗，滤除药渣，冲入蜜糖和米酒，和匀饮之。

功效

主治鼻流臭涕。

大蒜泥

配方 大蒜适量。

制用法 将大蒜剥皮，洗净后，放入研钵当中捣碎，过滤出大蒜汁液。用棉球将制作好的大蒜汁液滴入鼻腔，用手指轻压鼻子双侧。

功效

消毒杀菌。适用于鼻窦炎。

辛夷苏叶茶

配方 辛夷花、苏叶各适量。

制用法 将上述药物一同放入茶杯中，冲入沸水，然后加盖闷泡15分钟，代替茶饮。每天1次，可时常饮用，坚持1个月便可见疗效。

功效

可治疗鼻窦炎、过敏性鼻炎等鼻病。

葱白汁

配方 葱白适量。

制用法 将葱去皮，取葱白，切成小段，用研磨，捣碎，过滤成汁液。用棉球将制作好的葱白汁液涂抹到病发的鼻腔中，也可以滴入鼻腔，用手指轻压鼻子的双侧。

功效

主治鼻窦炎。

丝瓜藤粉

配方 老丝瓜藤数米。

制用法 老丝瓜藤晒干，切成细段，再放在瓦上焙至半焦，然后在面板上，研成碎面，装入瓶中备用。使用时，把鼻腔中的鼻涕清干净，用干净棉球擦一遍鼻腔，再用细塑料管，把丝瓜藤粉吹入鼻腔，再用干棉球塞住鼻孔。此法最好在晚上临睡前应用。

功效

可治疗鼻窦炎。

盐水洗鼻法

配方 2克食盐，100毫升水。

制用法 将盐水煮沸，接入蒸馏出来的水到小瓶。用棉球蘸蒸馏后的盐水，滴入病发的鼻腔，再用手指轻轻的按压鼻子两侧，使鼻腔黏膜充分吸收盐水。

功效

适用于鼻窦炎。

川黄柏茶粉

配方 上等龙井茶，川黄柏6克。

制用法 上药共研细末，以少许药末嗅入鼻内，每日多次。

功效

清热泻火、解毒排脓。主治鼻窦炎、鼻塞伴脓性分泌物自觉鼻臭等症。

口　臭

所谓口臭，就是口腔中散发出来的令别人厌烦、使自己尴尬的难闻的口气。口臭原因：第一种是因为食物残留在口腔中发酵，形成腐败物。第二种是口腔中有炎症，如牙周炎、牙龈炎等。第三种导致口臭的原因，就是人们常说的“肠胃热、胃火旺”。专家组在长期的研究中发现，这种顽固型口臭的高发人群分为两类：一是长期熬夜缺乏睡眠的人群，二就是老年人。有些人，口臭较重，自己就可以闻到自己的口气臭秽；而有些人，通过他人的反应，才知道自己口臭。自测口气的方法：将左右两手掌合拢并收成封闭的碗状，包住嘴部及鼻头处，然后向聚拢的双掌中呼一口气后紧接着用鼻吸气，就可闻到自己口中的气味如何了。

桂花祛口臭

配　方 桂花适量。

制用法 1日数次，将桂花含口中，可除口臭。

功效

祛除异味，适用于口臭。

荸荠芹菜汁

配　方 荸荠、藕、芹菜各50克。

制用法 将荸荠、藕和芹菜一起榨汁饮用。

功效

清热，除口臭。

草豆蔻口服方

配　方 草豆蔻、高良姜各20克。

制用法 草豆蔻、高良姜煎汤，常饮。或单用高良姜1块，含口中咽津，能除口臭。

功效

祛除异味。主治口臭。

橄榄明矾饮

配　方 明矾10克，水100克，橄榄10枚。

制用法 明矾溶于水中，放入捣碎的橄榄，浸泡半小时后，用来漱口。每天3～4次，每次15分钟左右，连用2～3天，一般即可去治口臭。

功效

祛除异味。主治口臭。

开水泡黄连

配　方 黄连5克，白糖20克。

制用法 开水加白糖搅匀以抵消黄连的苦味。泡好以后，把黄连水分成几份。早、晚各饮1份。

功效

《本草纲目》记载：黄连不但能清泻本脏之心火，还能治疗肝胆之实火虚火，能治上、中、下三焦之火，能治气分、血分之火，湿热、食积之火。适用于上火引起的口臭。

生芦根粥

配　方 芦根30克，大米50克。

制用法 芦根洗净后放入煲内，加入适量清水用大火煮15分钟，去渣留汁，加入米煮成粥。每日1剂，宜每天早上空腹服用，约5剂见效。

功效

适用于因舌干或牙龈肿烂造成的口臭。

连翘丸

配方 连翘适量。

制用法 研末糊丸。食大蒜、韭菜之后，用清茶送服6～9克。

功效

化浊为清。可消除食大蒜、韭菜之口臭。

泻白散

配方 桑白皮、桔梗、地骨皮、知母、黄芩、麦冬各9克，五味子6克，甘草5克。

制用法 水煎服。每日1剂，7剂为1个疗程。

功效

适用于肺热偏盛型口臭。

黑矾枇杷叶漱方

配方 黑矾1克，枇杷叶3克，诃子2克。

制用法 上药研成粗粉，加水煮后滤去药渣，用药水漱口，每日3～5次。

功效

适用于口臭、口腔溃疡。

三香汤

配方 木香、藿香各10克，公丁香6克，葛根30克，白芷12克。

制用法 上药用冷水煎汤。每日1剂，多次漱口。

功效

芳香化湿，生津除臭。

鼻出血

鼻出血又称鼻衄，是临床常见症状之一，多因鼻腔病变引起，也可由全身疾病所引起，偶有因鼻腔邻近病变出血经鼻腔流出者。鼻出血多为单侧，亦可为双侧，可间歇反复出血，亦可持续出血，出血量多少不一，轻者仅鼻涕中带血，重者可引起失血性休克，反复出血则可导致贫血，多数出血可自止。

白茅根蜜饮

配　方 白茅根（鲜品）200 克，蜂蜜 20 克。

制用法 先将新鲜白茅根洗净，晾干，切成碎小段或切成片。放入砂锅，加水适量。中火浓煎 30 分钟，用洁净纱布过滤取汁，放入容器中，趁温热加入蜂蜜，拌匀即成。早、晚 2 次分服。

功效

本方适用于各类型鼻出血。

绿豆鲜藕汤

配　方 绿豆 50 克，鲜藕 200 克。

制用法 先将鲜藕洗净、切片，并将藕片一剖为四，备用。将绿豆淘洗干净，放入砂锅，加水足量，大火煮沸后，改用小火煨煮 30 分钟，待绿豆熟烂，放入藕片及藕节，继续用小火煨煮 30 分钟，煨煮至绿豆酥烂、藕熟、汤汁黏稠即成。早、晚 2 次分服。

功效

适用于各类型鼻出血。

甘蔗雪梨汁

配　方 甘蔗 2000 克，雪梨 1000 克。

制用法 先将甘蔗洗净、去皮，切成 2 厘米长的小段，压榨取汁，过滤，备用。将雪梨洗净，去皮，切成小块，放入榨汁机中榨成浆汁，用洁净纱布过滤，取汁放入容器中，加入甘蔗汁，混合均匀，即成。早、晚 2 次分服。

功效

适用于鼻出血。

龙胆草蜂蜜饮

配　方 龙胆草 6 克，蜂蜜 30 克。

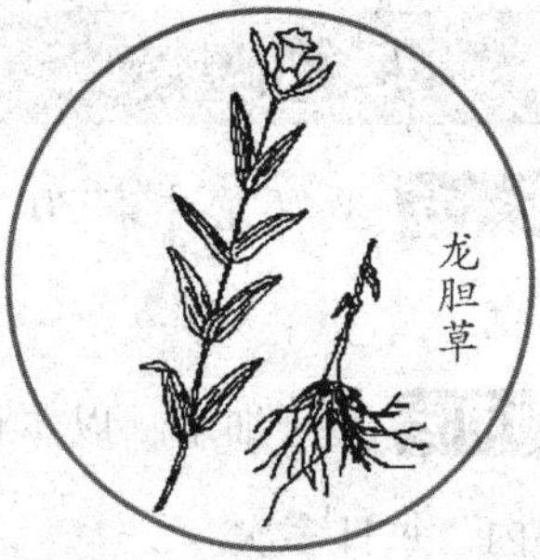

制用法 先将龙胆草拣杂、洗净、晒干，切成碎小段，放入砂锅，加水浸泡片刻，煎煮 30 分钟，用洁净纱布过滤取汁，放入容器。趁温热加入蜂蜜，拌匀即成。早、晚 2 次分服。

功效

本方适用于肝火上逆型鼻出血。

百合黄芩蜂蜜饮

配　方 百合100克，黄芩、蜂蜜各20克。

制用法 先将黄芩洗净、切片，放入砂锅，加水煎煮30分钟，过滤取汁。将百合择洗干净，放入砂锅，加水适量，大火煮沸后，改用小火煨煮至百合酥烂，加入黄芩汁，再煮至沸，离火，趁温热调入蜂蜜。拌和均匀，即成。早、晚2次分服。

功效

对肺热上壅型鼻出血尤为适宜。

茶柏嗅散

配　方 上等龙井茶30克，川黄柏6克。

制用法 共研细末，以少许药粉嗅入鼻内，每日多次。

功效

此方具有清热泻火、解毒等功效，主治鼻出血。

小蓟鸡蛋汤

配　方 小蓟干品50克（鲜品500克），鸡蛋2枚。

制用法 加水与鸡蛋同煮，每日1剂，喝汤吃鸡蛋，3剂可愈。

功效

适用于鼻出血。

桑白皮饮

配　方 桑白皮60克，水500毫升。

制用法 桑白皮放入水中煮沸后，用温火再煮20分钟，取去药渣，喝药水，每日约喝5～6次。量不限，轻者1日即止，重者3～4天可愈。

功效

适用于鼻出血。

藕节木瓜汤

配　方 藕节30～45克，生地15克，麦冬、玄参各12克，木瓜、甘草、黄芩各6克，龙骨、牡蛎各30克。

制用法 水煎服，1日1剂，早、晚分服。

功效

适用于鼻出血。

中耳炎

中耳炎是中耳鼓室黏膜受到金黄色葡萄球菌、肺炎双球菌、溶血性链球菌、流行性感冒嗜血杆菌等细菌感染而诱发的一种炎性病变，可累及中耳（包括咽鼓管、鼓室、鼓窦及乳突气房）全部或部分结构，好发于春冬两季，包括非化脓性以及化脓性两种，其中非化脓性中耳炎也称为卡他性中耳炎，而化脓性中耳炎有急性与慢性之分。

在中医上认为，中耳炎的发病是由于体内肝胆湿热，（火）邪气盛行导致的，故又称为"耳脓""耳疳"。其病机多为风邪侵袭，经气痞塞，或痰湿浊邪，上聚耳窍或邪毒滞留，气血瘀阻。

五倍子枯矾

配　方 五倍子（烧存性）5克，枯矾2克。

制用法 共研细末，擦净耳内后吹入少许。

功　效

适用于中耳炎。

二地二冬猪脊汤

配　方 猪脊髓200克，熟地、生地各15克，麦冬、天冬各20克。

制用法 将全部用料洗净后放入炖盅内，加清水适量，小火炖3小时调味食用。

功　效

主治慢性化脓性中耳炎。

枣肉枸杞子粥

配　方 枣肉15克，桂圆肉、枸杞子各20克，粳米100克。

制用法 药材与粳米一同煮粥，粥煮好后加适量白糖调味服用。每日2次。

功　效

主治慢性化脓性中耳炎。

白茯苓粥

配方 白茯苓15克，粳米50克。

制用法 白茯苓研细末，与粳米入砂锅内，加水500毫升，煮成稠粥。每日2次，分早晚温热服食。

功效

健脾渗湿。适用于化脓性中耳炎。

大蒜丝瓜汁

配方 大蒜2头，丝瓜1根。

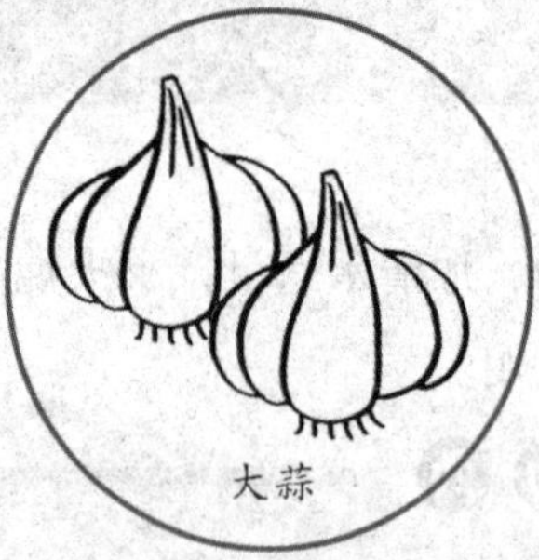

大蒜

制用法 所有材料洗净，共捣烂，用布包挤汁，滴耳，每次3～4滴。每日3次。

功效

主治中耳炎。

石榴皮末吹耳法

配方 石榴皮适量。

制用法 将石榴皮炒焦研末，吹入耳内。每天1次，第2天清洗耳道，继续向耳内吹入1次。

功效

石榴皮具有抗菌作用。本方适用于化脓性中耳炎。

橘树叶

配方 橘树嫩叶50克，香油适量。

制用法 将橘树嫩叶捣烂，装布包浸入香油内，取少许油滴耳。

功效

祛湿化痰，理气止痛。适用于慢性中耳炎。

鲤鱼胆汁

配方 鲤鱼胆汁适量。

制用法 用双氧水将耳内脓水擦洗干净，滴入鲤鱼胆汁，然后以棉花球堵塞耳孔。每日滴1次，3次可愈。

功效

清热解毒，消炎祛肿。适用于急性和慢性中耳炎。

黄连散

配方 黄连、青黛、冰片各适量。

制用法 共研细末，贮瓶备用。用时，先用3%的过氧化氢清洗患耳，再将少许药末吹入耳道，使药末穿过鼓膜穿孔。每天2次，5天为1个疗程。

功效

清热解毒，收湿生肌，开窍定痛。适用于急、慢性化脓性中耳炎。

蛋清香油滴耳法

配方 香油、蛋清各10毫升。

制用法 将香油和蛋清充分搅拌均匀。将耳内脓液清除干净，滴入2~5滴调好的滴耳液。每日1次。

功效

本方可用于急性化脓性中耳炎。

木鳖子油滴耳法

配方 木鳖子3个，香油适量。

制用法 将木鳖子劈开，滴入香油适量煎至黑色，晾凉，取油滴耳。早、晚各1次，每次3~4滴，滴完后扯耳轮活动几下，以促进药物吸收。

功效

木鳖子有消肿散结的功效。适用于中耳炎。

韭菜汁滴耳法

配方 韭菜汁50克，明矾少许。

制用法 将明矾加入韭菜汁中。滴入患耳内，每次2滴。每日3次，连用3~4日。

功效

适用于中耳炎。

胡桃油冰片

配方 胡桃仁、冰片各3克。

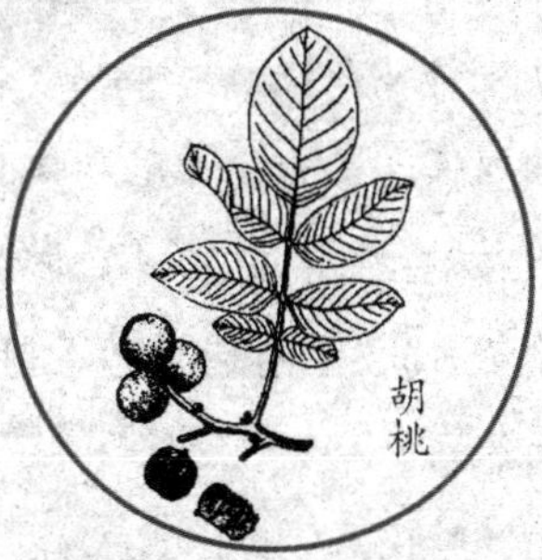

制用法 将胡桃仁用布包好，加压挤油贮于碗内，放入冰片浸泡使其溶解。用时洗净耳内外，以棉球拭干，将此油滴于耳内。每日1~2次，5~10天可愈。

功效

清热，消肿。适用于化脓性中耳炎。

牙周病

牙周病是牙齿支持组织，包括牙龈、牙骨质、牙周韧带和牙槽骨因炎症所致的一种疾病，是最常见的口腔疾病之一，也是导致牙齿丧失的一个主要原因。但通常并非所有这些组织都同时患病，视局部炎症的轻重及范围，实际上牙周病可分为牙龈炎和牙周炎两大类。

牙周病是口腔中最常见的疾病，成年人中患病率高达90%，牙周病给人造成极大的痛苦，损害健康，影响生命质量。现代医学证明，患牙周病后，轻者牙龈发炎、出血，疼痛，口臭，重者牙周组织被破坏，使牙齿与牙龈分离，导致牙齿松动移位，牙齿酸软，咀嚼无力，甚至脱落，而且还可以诱发许多疾病，如风湿、抑郁症、心脏病、血液病等。

祖国医学认为，按脏腑辨证，牙齿属于肾的范畴。《素问·阴阳应象大论》说："肾生骨髓……在体为骨，在脏为肾……齿为骨之余"。《素问·六节脏象论》说："肾者主势，封藏之本，精之处也。""肾藏精"是肾的主要生理功能。《素问·上古天真论》说："肾者主水，受五脏六腑之精而藏之。"肾藏精，精化为气，通过三焦，布散全身。故肾气的主要生理功能是促进机体的生长、发育和生殖，以及调节人体的代谢、免疫和生理功能活动。

桃柳树皮液

制用法 桃树皮、柳树皮各4克，白酒适量。

制用法 在砂锅中放入适量的白酒，然后使用小火对桃柳树皮进行煎煮，趁热的时候含酒液漱口，当酒液含在口中凉后即吐出，每天可以多漱几次。

功效

清热止痛，祛风散肿。用治风火牙痛和牙周发炎。

鲜菊花汁

制用法 鲜菊花叶1把。

制用法 首先要将准备好的鲜菊花叶子洗干净，然后捣烂绞成汁后服用，连续服用3次左右即可。

功效

消炎止痛。适用于牙周病。

天花粉液

配方 天花粉、蒲公英各12克。

制用法 将准备好的天花粉和蒲公英放入砂锅中，放入适量的水，使用小火进行煎煮，大约20分钟即可。取汁漱口，每天可以使用2~3次。

功效

有效治疗牙周炎患者的齿龈脓肿。

生地连翘汤

配方 生地、连翘各12克，丹皮、升麻、当归、大黄各10克，黄连、竹叶各6克，生石膏30克（先下），天花粉15克。

制用法 每日1剂，水煎，分2次服。

功效

清热止痛。主治急性牙周炎。

二黄生地饮

配方 黄连5克，生地12克，生石膏25克，黄芩6克，丹皮、升麻、连翘各8克。

制用法 水煎，分3次服，每日1剂。

功效

清胃泻火，消肿止痛。用于牙周炎。

熟地山药汤

配方 熟地、山药各15克，山茱萸、枸杞子、牡丹皮各10克，茯苓、泽泻各8克，骨碎补25克。

制用法 水煎，分3次服，每日1剂。

功效

滋阴补肾，益精固齿。

补气养血汤

配方 党参10克，白芍6克，熟地、白术各12克，当归、茯苓、川芎各8克。

制用法 水煎，分3次服，每日1剂。

功效

补气养血，健齿养龈。

菊花甘草汤

配　方 菊花、乌贼骨、生甘草各30克。

制用法 每日1剂，水煎至500毫升，早、晚饭前各服250毫升。

功效

疏风清热，泻火解毒，活血止痛，收敛止血。主治牙周炎、牙周脓肿，阳明湿热型。症见牙龈肿胀、疼痛、溢脓，痛连颊腮，口干发热，舌黄便干。

滑石粉外用方

配　方 滑石粉18克，甘草粉6克，朱砂面3克，雄黄、冰片各1.5克。

制用法 共研为细面，早、晚刷牙后撒患处；或以25克药面兑60克生蜜之比，调和后早、晚涂患处。

功效

清热解毒，消肿止痛，化腐生肌。主治慢性牙周炎。

第4章 儿科疑难杂病良方

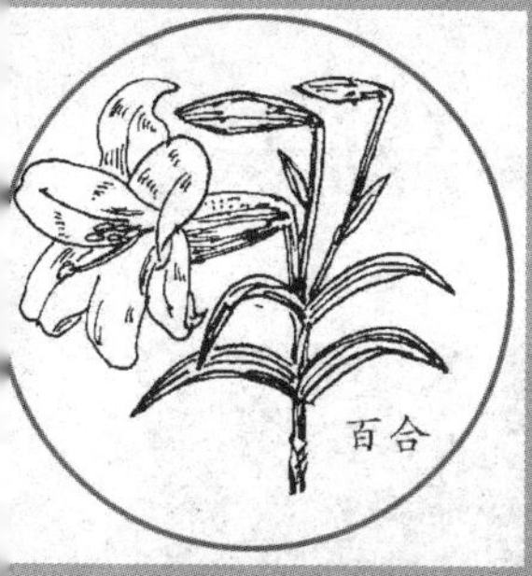

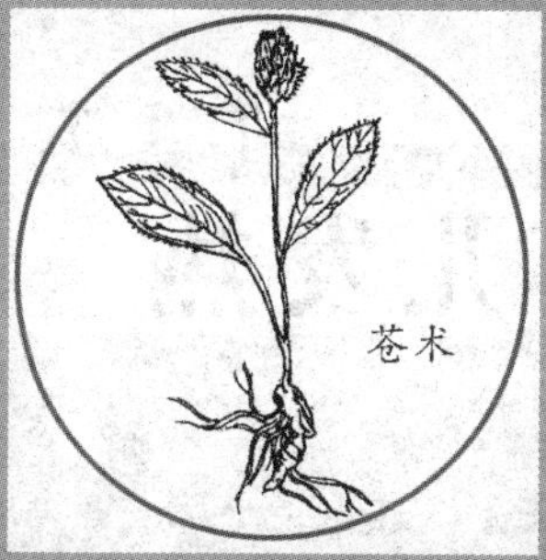

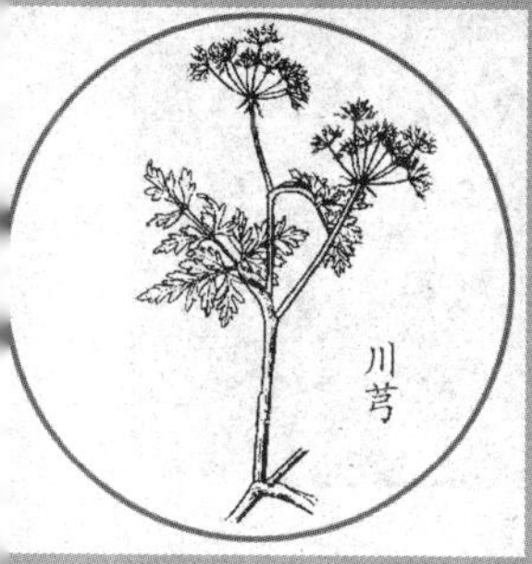

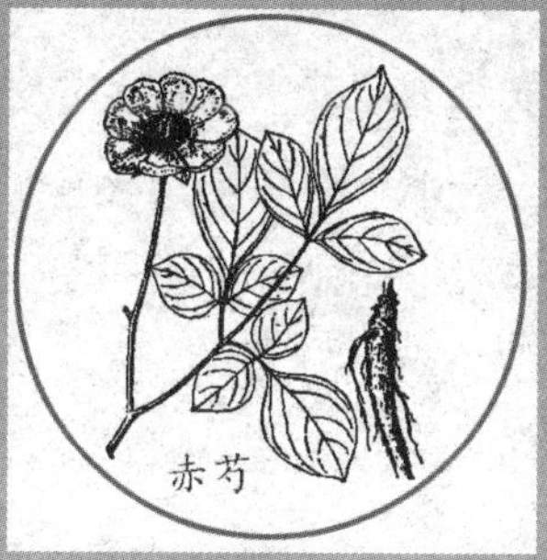

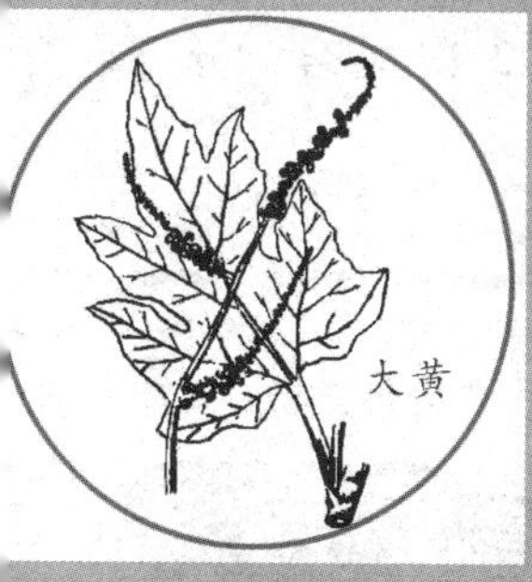

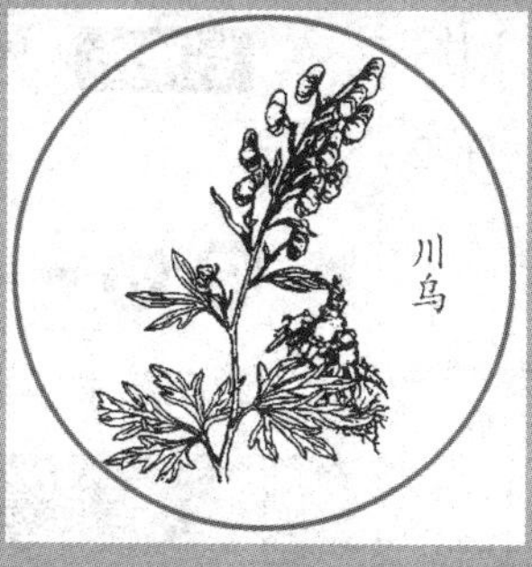

小儿发热

发热，又称发烧。由于致热原的作用使体温调定点上移而引起的调节性体温升高（超过0.5℃），称为发热。其中，小儿发热与成人有所差别，小儿发热不是一种疾病，而是常见的一种症状。婴儿时期，其大脑皮层发育尚不完全，对刺激的感受、分析和控制能力较弱，微弱的刺激即可出现调节失常和体温增高现象，所以婴幼儿时期热度的异常升高与疾病的严重程度不一定成正比。如温度稍有增高也不一定有病理意义，只有温度超过其基础体温1℃时才考虑其为病态。小儿在活动或进食后可使体温升高，平时幼儿体温高于成年人。小儿体温无绝对统一标准，一般以肛温36.2～38℃、口温36～37.4℃为正常体温。按体温状况，发热分为：低热：37.4～38℃；中等度热：38.1～39℃；高热：39.1～41℃；超高热：41℃以上。

和解少阳汤

配　方 柴胡30克，黄芩15克，半夏、人参、甘草各10克，生姜3片。

制用法 水煎2次混合，分2次服。

功效

和解少阳。适用于发热。

滋阴清热汤

配　方 鳖甲、生地、生白芍、青蒿、黄芪、地骨皮各30克，白薇、银柴胡、黄芩、山药、太子参各15克，甘草10克。

制用法 水煎2次混合，分2次服。

功效

滋阴清热。适用于发热。

葛桂汤

配　方 葛根10～15克，麻黄3～6克，桂枝、芍药各6～10克，大枣3枚，生姜9克，甘草3克。

制用法 水煎服，每日1剂，分2次服。

功效

宣肺退热。主治小儿发热。

金银石膏饮

配　方 金银花、石膏30克，玄参20~30克，神曲15克，荆芥8克。伴大便秘结者加大黄3~5克。

制用法 上药加水煎2次，共取药液150毫升，3岁以下每天服1剂量，3~8岁服1.5剂量，8岁以上服2剂量。要求每天药量在当天晚上11时以前服完。

功效

清热去燥。主治小儿发热。

柴胡茯苓饮

配　方 柴胡、龙胆草、知母、川芎各6克，茯苓、当归各9克，炙甘草12克。

制用法 每日1剂，水煎2次，分2~3次服。

功效

解急退热，活血通脉。主治小儿发热。

鸡蛋绿豆饼

配　方 绿豆125克，鸡蛋数个。

制用法 绿豆研粉，炒热，加蛋清调和，捏成小饼贴胸部，3岁左右患儿敷30分钟，不满周岁的敷15分钟。

功效

适用于小儿发热。

西瓜番茄汁

配　方 番茄、西瓜肉各250克。

制用法 将上2味洗净，绞取汁液，混匀，代茶饮用。每日1剂。

功效

清热利湿，解暑除烦。适用于小儿暑热感冒，症见高热无汗、头痛、鼻塞流涕、身重困倦、胸闷泛恶、食欲不振或伴呕吐、腹泻等。

葱白大米粥

配　方 葱白2根，大米50克，香醋5毫升。

制用法 葱白洗净，切成小段；大米淘洗后放入锅内，加水煮沸后放入葱段煮成粥；加入香醋拌匀即可服用。

功效

补中养胃，益精强志，聪耳明目，和五脏，通四脉，止烦，止渴，止泻。适用于风热感冒。

清热止咳汤

配方 鸡屎藤（全草）、火炭母（全草）各30克。

制用法 上药加水300毫升，煎成100～150毫升，1次服完。

功效

治小儿发热咳嗽有效。

黄瓜豆腐汤

配方 黄瓜100克，豆腐200克。

制用法 黄瓜、豆腐切片，加水煮汤。每饮1大杯。每日2次。

功效

清热，生津，润燥。适用于小儿夏季发热不退、口渴饮水多、尿多。

山栀外敷剂

配方 生山栀9克。

制用法 上药研碎，浸入少量70%的酒精（食用）或白酒中30～60分钟，取其泡液与适量面粉和匀，做成4个五分硬币大小的饼，临睡前贴于患儿的涌泉穴（双）、内关穴，外包纱布，再用胶布固定，次晨取下。

功效

适用于小儿发热。

柴枳白芍汤

配方 柴胡、黄芩、法半夏、枳实、白芍各10克，大黄6克，大枣3枚，生姜3片。

制用法 第1剂中大黄后下。若患儿服后腹泻1～2次，第2剂中大黄可同煎；如患儿热退，则可去掉大黄。5岁以下患儿减半量。

功效

清热泻火。主治小儿高热。

益气养血清热汤

配方 炙黄芪、当归、焦白术、焦白术、炒白芍、酸枣仁各30克，桂枝、五味子、白薇、熟地、山萸肉各15克，枸杞子20克，人参、炙甘草各10克。

制用法 水煎2次混合，分2次服。

功效

益气养血，养阴除热。

小儿咳嗽

咳嗽是小儿常见病症，有声无痰为咳，有痰无声为嗽，有声有痰则称咳嗽；一年四季均可发病，冬春为多。咳嗽是人体清除呼吸道内的分泌物或异物的保护性呼吸反射动作。虽然有其有利的一面，但不可放任不管，长期咳嗽可导致呼吸道出血。

咳嗽可以分为特异性咳嗽和非特异性咳嗽，前者指咳嗽伴有能够提示特异性病因的其他症状或体征，即咳嗽是这些诊断明确的疾病的症状之一；后者则指咳嗽为主要或唯一表现，胸部X线片未见明显异常的慢性咳嗽。

临床诊断儿童慢性咳嗽应充分考虑年龄因素，这是儿童有别于成人的重要特点。循证医学的证据提示：儿童慢性咳嗽的病因与成人不尽相同，而不同年龄儿童慢性咳嗽的原因也有差别，因此儿童咳嗽的诊治不能完全遵循成人指南，而应该要符合儿童的特点进行诊断与治疗。

生姜葱白汤

配方 生姜6克，葱白30克，红糖适量。

制用法 水煎服。每日1剂，连服3～5日。

功效

通阳开窍，祛风散寒。适用于小儿风寒咳嗽，症见鼻塞流涕、痰白清稀等。

芫荽汤

配方 芫荽、饴糖各30克，粳米100克。

制用法 粳米洗净后加水煮汤，然后用3汤匙米汤加入芫荽和饴糖蒸10分钟后即可饮用。

功效

服用本方可发汗透表，能迅速缓解咳嗽。

萝卜葱白汤

配　方 萝卜1根，葱白6根，生姜15克。

制用法 用3碗水先把萝卜煮熟，然后放入葱白和姜，煮到只剩下1碗水的时候就可以给宝宝服用了。

功效

主治伤风咳嗽。

白萝卜蜂蜜蒸食方

配　方 白萝卜1个，蜂蜜30克，白胡椒5粒，麻黄2克。

制用法 先把萝卜切成片，倒进碗里，然后加入蜂蜜、白胡椒和麻黄，一起蒸30分钟即可，趁热食用。

功效

适用于风寒咳嗽。

鲜梨贝母蒸食方

配　方 鲜梨500克，贝母末6克，白糖30克。

制用法 鲜梨去皮之后切开，把核去掉，然后把贝母末和白糖填进去，再合起放在碗里蒸熟即可食用。

功效

有清热化痰、散结解表的功效。

红糖姜汤

配　方 红糖、红枣各30克，鲜姜15克。

制用法 3碗水煎至1碗，即可饮用。

功效

驱风散寒。治伤风咳嗽。

鸭梨粥

配　方 鸭梨3个，粳米50克。

制用法 鸭梨洗净切块，加适量水煎煮半小时，捞去梨渣不用，再加入粳米煮成粥即可。

功效

润肺清心，消痰降火。适用于小儿肺热咳嗽。

橘红生姜蜂蜜水

配　方 橘红60克，生姜30克，蜂蜜250克。

制用法 先将橘红、生姜用水煎煮，15分钟取煎液1次，加水再煎，共取煎液3次，合并煎液，以小火煎熬浓缩，至黏稠时，兑入蜂蜜，至沸停火，装瓶备用。每日服3次，每次3汤匙。

功效

适用于小儿咳嗽。

麻油姜末炒鸡蛋

配方 鸡蛋2枚，麻油、姜末适量。

制用法 将1小勺麻油放入炒锅内，油热后放入姜末，稍在油中过一下，随即打入1个鸡蛋炒匀，临睡前趁热食用。

功效

适用于风寒咳嗽。

蜂蜜藕汁

配方 鲜藕汁250克，蜂蜜50克。

制用法 鲜藕洗净，捣烂榨汁，加蜂蜜调匀。分5次服，连用数日。

功效

清热润燥，凉血，止咳祛痰。适用于小儿肺热咳嗽、咽干咽痛。

雪梨炖川贝母

配方 川贝母、鹿茸血末各10克，冰糖50克，雪梨1枚。

制用法 雪梨去皮切片，撒上川贝母、鹿茸血末，小火炖熟后，放冰糖溶化即可。每天分3次食梨片饮汁。

功效

清肺，宁嗽，化痰。适用于小儿咳嗽。

桑菊饮

配方 桑叶7.5克，菊花3克，桔梗、杏仁、芦根各6克，连翘5克，薄荷、甘草各2.5克。

制用法 水2杯，煮取1杯，每日2服。

功效

疏风清热，宣肺止咳。主治风温初起，身热不甚，口微咳。

止嗽散

配方 半夏45克（汤洗7次），枯白矾120克。

制用法 上2味药共研为末，生姜打面糊和丸，如梧桐子大。每服20~30丸，空腹时用温酒送下。

功效

解表邪，宣肺气，止咳嗽，化痰涎。主治咳嗽痰多。

小儿腹泻

儿童腹泻是由多种病因导致的一组典型症候群或症状，发病人群大多是低于2岁的婴幼儿，发病期主要集中在夏、秋季节。症状主要表现为大便次数增加，大便比平时变稀，可能伴有呕吐、惊厥等现象。导致儿童腹泻的因素包含多种，主要可分为体质因素、感染因素以及消化功能紊乱三个方面。

治疗婴儿腹泻的饮食原则是：减少膳食量以减轻肠道负担，限制脂肪以防止低级脂肪酸刺激肠壁，限制碳水化合物以防止肠内容物发酵的产物促使肠道蠕动增加。

换言之，即平淡饮食，有利肠道修复。

黄瓜蜂蜜饮

配方 黄瓜5根，蜂蜜100克。

制用法 黄瓜洗净去瓤，切成条，加少许水煮沸后去掉多余的水，趁热加入蜂蜜，调匀至沸即成。每日服2~3次，适量服。

功效

治疗小儿夏季发热泄泻症。

白果鸡蛋

配方 白果仁适量，鸡蛋1枚。

制用法 将白果仁（银杏）晒干，研末，将鸡蛋从上端用小钉扎一个小孔，将白果粉末装入鸡蛋内。再将鸡蛋置放烧架上微火烘烧至熟，去皮食用。

功效

治小儿消化不良性腹泻症。

山药莲子糊

配方 山药、莲子各100克，麦芽、茯苓各50克，粳米500克，白糖适量。

制用法 共磨成细粉，加水煮成糊状，用白糖调服，每日服3次。

功效

益脾祛湿，和胃止泻。治疗小儿肠胃功能紊乱、腹泻。

糯米麦粥

配　方 糯米500克，小麦600克，白糖或红糖适量。

制用法 糯米与小麦同煮粥，每服1小碗，1日2次。

功效

适用于小儿脾虚腹泻。

苡米粥

配　方 苡米15克（炒），大米30克。

制用法 将水煮沸，然后加进苡米和大米煮沸，改小火煮粥，熟后先服食少量，然后逐渐增多。

功效

治疗小儿腹泻。

炮姜粥

配　方 炮姜（或干姜）5克，大米30克。

制用法 炮姜与大米共煮粥。

功效

适用于脾胃虚冷性腹泻。

糯米固肠粥

配　方 糯米（炒）30克，怀山药15克。

制用法 共煮粥，熟后加胡椒末少许、白糖适量温服。

功效

健脾热胃，温中止泻。适用于脾胃虚冷性泄泻。

赤小豆粥

配　方 赤小豆、白米各20克，白糖适量。

制用法 先煮赤小豆至熟，再加进白米熬粥，粥成后加白糖调匀即可服用。

功效

适用于单纯性消化不良。

山药扁豆粥

配　方 粳米、鲜山药各30克，白扁豆15克，白糖适量。

制用法 鲜山药去皮、切片；锅中加入适量清水，先煮粳米、白扁豆，继进山药片，粥成即可食用。

功效

适用于湿热泻。

芡实粥

配　方 芡实米50克，白糖适量。

制用法 将芡实米煮烂为宜，粥成加白糖少许。

功效

适用于脾虚泻。

扁豆粟米粥

配　方 扁豆30克，党参10克，粟米50克。

制用法 先将扁豆、党参同煎，去渣取汁，入粟米煮粥。

功效

适用于脾虚泄泻。

大枣木香汤

配　方 大枣6枚，木香4克。

制用法 大枣去核先煎，数沸后进木香再煮片刻，去渣温服。

功效

具有和脾胃、燥湿止泻的功效。适于脾虚气滞之久泻。

怀山鸡内金鳝鱼汤

配　方 黄鳝125克，鸡内金5克，怀山药10克，生姜2片。

制用法 将黄鳝活杀，去内脏后洗净、切段，用开水洗去鱼腥；鸡内金、怀山药洗净。起油锅，用姜爆黄鳝肉，溅白酒少许，加净水适量，倒进锅内，加鸡内金、怀山药，先用大火煮沸，再用小火煮1小时，调味，饮汤。

功效

适用于伤食型腹泻。

健脾饮

配　方 橘皮5克，荷叶1/4张，山楂3克，麦芽10克，白糖少许。

制用法 与水共煎，1日2次。

功效

可用于乳食积滞所致腹泻。

荔枝粥

配　方 干荔枝5枚，粳米或糯米50克。

制用法 将干荔枝去皮、洗净，粳米淘净，一起放进锅内，加净水适量，用大火烧沸后，转用小火煮至米烂成粥即可。5天为1个疗程，逐日1次。

功效

适用于脾肾阳虚型久泻。

小儿厌食

厌食是指较长期的食欲减退或消失。小儿厌食从医学的角度来讲，主要有两种病理、生理因素。一种是局部或全身疾病影响消化系统功能，使胃肠平滑肌的张力降低，消化液的分泌减少，酶的活动减低；另一种是由于中枢神经系统受人体内外环境各种刺激的影响，使消化功能的调节失去平衡。

小儿长期挑食、偏食会引起体内微量元素的缺乏，特别是微量元素锌在味觉代谢中被确定是重要的，锌的缺乏会造成味觉减退，从而引起食欲低下或消退。长期使用某些药物如红霉素等，也可引起小儿食欲减退。在排除以上因素后，引起小儿厌食的原因往往是长期的不良生活习惯。中医将厌食小儿分为脾胃不和、脾胃气虚、胃阴不足3型，治疗上以运脾和胃、健脾益气、益胃养阴为原则，分别用调脾散、参苓白术散、养胃增液汤等进行治疗，还可选用醒脾养胃颗粒、沙棘颗粒、健脾消积口服液等中成药治疗。

苍术茯苓汤

配　方 苍术、炒鸡内金、莪术各6克，山楂、神曲、党参各10克，麦芽15克，茯苓12克，陈皮8克。

制用法 诸药水煎取汁150毫升，分3次服，每日1剂。6天为1个疗程。

功效

运脾开胃。主治小儿厌食症。

锅巴莲子汤

配　方 饭锅巴、面锅巴各150克，怀山药15克，莲子、薏苡仁、白术各10克，山楂、麦芽、神曲各9克，砂仁6克，甘草3克。

制用法 水煎服，每日 1 剂，5 天为 1 个疗程。

功效

健脾醒胃，消食导滞。主治小儿厌食。

黄芪白术汤

配方 黄芪、白术、茯苓、黄精各 3 克，陈皮、青黛各 2 克，炙鸡内金、炙甘草各 1 克。

制用法 每日 1 剂，水煎，分 2 ~ 3 次服。

功效

健脾益气，和胃消食。主治脾虚厌食。

乌梅砂仁饮

配方 乌梅 3 ~ 9 克，砂仁 3 ~ 6 克，藿香、焦三仙各 3 ~ 12 克，生槟榔 2 ~ 6 克，甘草 1 ~ 3 克。

制用法 每日 1 剂，水煎，分 3 次温服，连服 7 ~ 15 日为 1 个疗程。

功效

滋脾开胃，消食导滞。主治小儿厌食。

山药薏仁饮

配方 怀山药、薏苡仁各 250 克，鸡内金、芡实、扁豆蔻各 150 克，稻米 6000 克。

制用法 将上药分次下锅，用小火炒成淡黄色，混合后研为极细末，装入瓶内备用。同时，取药末 1 汤匙，用滚开水冲服，每日早、晚各 1 次。10 天为 1 个疗程。

功效

养胃清热。主治小儿厌食。

银柴胡龙牡汤

配方 银柴胡、地骨皮、白薇各 5 克，石斛、扁豆、麦芽、生山楂、鸡内金、麦冬、煅龙牡蛎各 10 克，浮小麦 15 克。

制用法 每日 1 剂，水煎 2 次，分 3 次温服。

功效

养阴清热，益胃健脾。主治小儿厌食症。

神曲陈皮理气消化膏

配方 炒神曲、炒麦芽、焦山楂各 10 克，炒莱菔子、陈皮、炒鸡内金各 6 克，延胡索 5 克。

制用法 上药共研细末，备用。用时取 10 ~ 15 克药粉，加入淀粉少许，用白开水调成软膏状，敷贴肚脐上，外用纱布固定。晚敷晨取，每日

1次，5次为1个疗程。

功效

消食化积，理气导滞。主治小儿厌食症。

藿香半夏汤

配方 藿香、半夏、厚朴、山楂、神曲、鸡内金、砂仁各6克，茯苓10克，甘草3克。

制用法 每日1剂，水煎2遍，分4~6次服。

功效

消食和胃，化浊运脾。主治食滞厌食。

理脾化滞汤

配方 焦曲、焦谷、稻芽、茯苓、藿香各10克，木香、川朴、川连、砂仁、鸡内金各3克，栀子6克。

制用法 水煎服，每日1剂，日服3次。

功效

清热化滞，理脾助运。

白头翁山楂汤

配方 白头翁6~10克，香附4~8克，砂仁1~2克，茯苓、苍术炭各5~8克，山楂炭6~12克，焦神曲8~12克，炙甘草1~4克。

制用法 将上药浓煎成200毫升，1天可分多次服用。

功效

清肠助运，消导化滞。主治小儿消化不良。

养胃增液汤

配方 石斛6克，乌梅5克，沙参、白芍各7克，玉竹9克，甘草3克。若脾气虚者，可加山药9克，扁豆12克以补气健运；若手足心热，口干舌红者，可加胡黄连6克，丹皮5克，莲子心2克以清热养阴，宁心安神。

制用法 共水煎，每日1剂，分2次服。

功效

滋脾养胃。

消积散

配方 焦神曲、焦山楂、焦麦芽各4.5克，鸡内金1.5克，枳壳3克。

制用法 上药共研细末，每日1剂，包煎，加水500毫升，煎至100毫升，分3次服。病情严重者，用量可加倍。

功效

适用于小儿厌食。

小儿遗尿症

婴幼儿在第一年内，每日排尿约20次，随着年龄增长，膀胱容量增大，3岁时每日排尿约11次，夜间可能有0~1次排尿，但是为自主排尿。若为不自主排尿，而且每周超过2次而且持续时间在半年以上，就属于遗尿症。

有的幼儿没有养成晚上醒后排尿的习惯；有的已经能控制夜尿，但由于精神紧张、更换环境或全身情况虚弱等原因而出现了遗尿。遗尿发生在上半夜者居多，严重的一晚上遗尿3~5次。有的家长每晚叫幼儿排尿，但不易唤醒，即使唤醒了，幼儿也可能随地（随床）小便，为此受父母责打，影响身心健康。

核桃鸡米丁

配　方 鸡胸脯肉200克，核桃仁50克，蛋清液、淀粉、盐各适量。

制用法 鸡胸脯肉洗净，切成小丁，放入鸡蛋清、淀粉和少许盐搅拌均匀。起油锅，烧至四成热，加入核桃仁，炸熟后捞出；这时倒入鸡丁，炒半熟后加入炸熟的核桃仁继续翻炒即可。

功效

核桃富含不饱和脂肪酸，温中补虚，适宜于小儿遗尿症患者食用。

桑螵蛸散

配　方 桑螵蛸、韭菜子各30克，益智仁40克。

制用法 共为细末。每服3~9克。1日3次。

功效

主治小儿遗尿。

黑豆糯米饭

配　方 黑豆30克，糯米100克，红糖20克。

制用法 将黑豆洗净浸透备用；

糯米洗净滤干水。以花生油10克，炒糯米至有黏性时下黑豆，加水适量，小火焖熟，加入红糖拌匀即可食用。

功效

糯米、黑豆具有健脾养胃的功效，糯米还有收涩作用，对尿频有较好的食疗效果。

龙骨煮鸡蛋

配方 生龙骨30克，鸡蛋2枚。

制用法 水煎生龙骨取液，加入鸡蛋共煮。约200克龙骨煮12个鸡蛋，为1个疗程剂量。3岁以下每日吃1个龙骨煮鸡蛋，8岁以上每日2个。

功效

主治小儿遗尿。

螵蛸益智汤

配方 桑螵蛸、益智仁各15克，党参10克，黄芪、覆盆子、杜仲、川芎、赤芍、红花、牛膝、菟丝子、制香附各9克，当归12克。

制用法 水煎服，1日2次。

功效

主治小儿遗尿。

绿茶李子饮

配方 鲜李子150克，绿茶2克，蜂蜜25克。

制用法 将鲜李子剖开后置锅内，加水400毫升，煮沸3分钟，再加茶叶与蜂蜜，沸后起锅取汁。

功效

清热利湿，柔肝散结。

胡椒鸡蛋

配方 鸡蛋1枚，白胡椒7粒。

制用法 将鸡蛋敲破1个小孔，放入白胡椒，再用纸把小孔糊起来，蒸熟食用。每天吃1枚鸡蛋。

功效

适合小儿脾肺气虚型遗尿。

缩泉丸

配方 山药、乌药、益智仁各180克。

制用法 上药共研细末，冷开水泛丸。每服9克（儿童酌减），日服2次，温开水送下。也可改用饮片作汤剂水煎服。

功效

温肾止遗，缩尿固涩。

硫黄葱白泥

配方 硫黄6克，葱白1根。

制用法 共捣如泥，敷于脐上。

功效

适用于小儿遗尿。

加味桂枝龙牡汤

配方 炒白芍12克，桂枝、甘草、益智仁、生姜各9克，煅龙牡、桑螵蛸各30克，大枣5枚。

制用法 水煎服。每日1剂，日服2次。同时每晚临睡前服桂附八味丸10克。上为成人量，小儿酌减。

功效

有安神养肾的功效。适用于小儿遗尿症。

遗尿汤

配方 党参、菟丝子各12克，蚕茧10只，补骨脂、金樱子、覆盆子各9克，炙甘草4.5克，桑螵蛸15克，黄芪15克，白糖适量。

制用法 上药水煎浓缩，加白糖适量，制成每剂40毫升，每日早、晚各服20毫升。

功效

益气补肾，固涩止遗。主治小儿遗尿症。

小儿夜啼

小儿夜啼是指宝宝在晚上睡眠时，出现间歇哭闹或抽泣。患此症后，持续时间少则数日，多则经月。夜啼是婴儿一种本能性反应，因为在婴儿时期尚没有语言表达能力，“哭”是表达要求的一种方式。如饥饿、口渴、衣着过冷或者过热、尿布潮湿、臀部腋下皮肤糜烂、湿疹作痒，或虫咬等原因，均可引起患儿哭闹。这种哭闹是正常的本能性反应。

经常出现夜啼不仅会使孩子睡眠不足影响其生长发育，也十分影响父母的休息，所以，防止孩子夜啼并不是小事。

二姜粥

配　方 干姜1～3克，高良姜3～5克，粳米100克。

制用法 先煎干姜、高良姜，取汁，去渣，再入粳米同煮为粥。

功　效

本方对于因脾脏虚寒所致的小儿夜啼有效。

竹叶粳米粥

配　方 淡竹叶30克，粳米50克，冰糖适量。

制用法 将淡竹叶加水煎汤，去渣后加粳米、冰糖煮粥。早、晚各1次，稍温顿服。

功　效

本方适用于心火炽盛之夜啼。

花椒姜葱贴

配　方 花椒15克，干姜30克，大葱1把。

制用法 将3味药材同捣如泥，把锅烧热，3味同炒，边炒边浇酒。炒熟后用毛巾将药包裹好，待温度适宜时，熨敷患儿腹部，每晚1次。

功　效

本方对小儿夜啼有效。

莲子甘草茶

配　方 莲子心2克，生甘草3克。

制用法 开水冲泡，每日数次。

功　效

适用于心火炽盛所致的小儿夜啼。

黄连乳汁

配　方 黄连3克，乳汁100毫升，食糖15克。

制用法 将黄连水煎取汁30毫升，兑入乳汁中调入食糖。

功　效

本方适用于小儿心经有热、夜啼不安。

钩藤乳

配　方 钩藤6克，乳汁100毫升。

制用法 将钩藤水煎15分钟取汁30毫升，入乳汁中，食药乳，每次20～30毫升。

功　效

本方适用于小儿惊骇啼哭。

鸡内金蝉蜕末

配　方 蝉蜕9克，鸡内金15克。

制用法 将2味药材用微火焙脆

研成极细末，每次1克，每日3次。

功效

本方适用于小儿夜惊啼哭。

葛根蜂蜜汤

配方 葛根5克，蜂蜜适量。

制用法 葛根研粉，开水冲泡，加入蜂蜜饮服。

功效

本方适用于小儿夜啼，有助于小儿安睡。

茴香敷

配方 大茴香、小茴香、锦文大黄各10克，面粉60克。

制用法 将药研成细末，加入面粉及水，做成3个小饼，外敷肚脐处，上加热水（以小儿能承受为度），每日早、午、晚各敷1次，3个饼交替使用，连用3天。

功效

本方适用于小儿夜啼。

竹叶莲心汤

配方 竹叶、莲子心各3克，水100毫升，糖适量。

制用法 竹叶、莲子心熬成浓汁，加糖调味，分2次服用。

功效

清心除烦。治小儿夜啼。

甘麦大枣汤

配方 小麦15克，红枣20克，甘草2克。

制用法 将上味煎汤100克，混入奶瓶中让小儿服下，每次1剂，分数次服下。

功效

调补脾胃，养心除烦。

冰糖百合饮

配方 百合30克，冰糖、清水各适量。

制用法 将百合放入适量清水中，加入冰糖，煮熟，服食。

功效

宁心安神，适用于小儿夜啼。症见惊悸易醒、盗汗。

大黄甘草散

配方 大黄12克，甘草3克，蜂蜜适量。

制用法 将上味研末，每次取0.6克，用适量蜂蜜兑水服下。每天3次。

功效

治疗小儿因胃肠积滞所致夜啼哭闹，一般连服3日即愈。

二香紫苏饮

配方 广木香、小茴香、紫苏叶各6克。

制用法 用水浸泡诸药10分钟，再煎5分钟，每剂煎2次。每日1剂，将2次煎出药液混合，早、晚各服1次。

功效

适用于小儿夜啼及小儿睾丸肿胀（鞘膜积液），症属寒湿而见腹部欠温，不吮乳食，夜啼多在下半夜者。

党参汤

配方 党参、菊花各3～6克，茯苓、蝉蜕各4克，白芍6克，钩藤4～6克，木香、甘草、陈皮各3克。

制用法 每日1剂，水煎2遍合药液约50～100毫升，频频喂服，一般服2～3剂可愈。

功效

主治小儿夜啼。

小儿鹅口疮

出生不久的婴儿，常常会不明原因地哭闹、拒食。此时检查宝宝的口腔，往往可以发现舌头或颊部有成片的雪白色乳凝状的斑片，这在医学上称为“鹅口疮”，又叫“雪口”。

鹅口疮多见于周岁内的婴儿或新生儿。多发生在口腔内舌、颊和软腭处，主要表现为牙龈、颊黏膜或口唇内侧等处出现乳白色奶块样的膜样物，呈斑点状或斑片状分布。患有此病的宝宝因喝奶时会有刺痛感，因此经常哭闹不安或不愿意吃奶。

鹅口疮是由白色念珠菌所致的口腔黏膜炎症，又称口腔念珠菌病。事实上，霉菌常见于身体很多地方，但是很少会引发疾病，甚至在超过半数的成年人中，口腔中都有念珠菌的存在，并且大多情况下并不会造成大问题。但由于新生宝宝自身抵抗力弱，需要其他人照顾，因此通常都是因为交叉感染来的白色念珠菌导致发生鹅口疮。

蒲公英绿豆粥

配方 蒲公英10克，绿豆30克，冰糖适量。

制用法 蒲公英水煎取汁。绿豆煮为糜粥，调入药汁、冰糖即成。食粥，每日3次。煎服量视婴幼儿食量来定。

功效

有清热解毒的功效。适用于小儿鹅口疮。

苦瓜汁

配方 苦瓜汁50毫升，冰糖适量。

制用法 调匀，冰糖烊化，不拘时服。

功效

清热解毒。

茱萸附子贴

配方 吴茱萸、附子各10克，米醋适量。

制用法 吴茱萸、附子共研细末，用米醋调成稀糊状，分摊于2块塑料薄膜上，每日晚上敷两脚心（涌泉穴），外盖纱布，胶布固定，次晨去掉，连用2晚。

功效

适用于小儿鹅口疮。

银花当归煎剂

配方 银花、当归、黄芪各6克，连翘3克。

制用法 水煎服。1日2次。

功效

适用于鹅口疮。

象皮松花粉方

配方 象皮30克，松花粉15克，牙皂、冰片各3克，松香各12克。

制用法 上药共研细粉，外敷患处，每日1次。

功效

治鹅口疮、口腔溃疡、疮痈溃烂久不收口。

黄连薄荷方

配方 黄连、薄荷、甘草各1.5克，五倍子4.5克。

制用法 浓煎取汁50毫升，频涂口腔。

功效

适用于鹅口疮。

老茄根陈皮方

配　方 老茄子根10克，陈皮3克，冰糖6克。

制用法 加水煎服，每日1~2次。

功效

治鹅口疮。

硼砂四味散

配　方 硼砂10克，蔻仁5克，白矾4克，冰片0.5克。

制用法 研为细粉，和极匀。每用适量，用蜂蜜调成糊涂患处，1日3~4次。

功效

适用于较顽固的鹅口疮。

醋泡黄柏

配　方 黄柏20克，食醋适量。

制用法 以食醋浸泡黄柏1周，以醋液涂患处，每日数次，连用4~5日即可。

功效

用于治疗鹅口疮。

冰硼蜜剂

配　方 冰片、硼砂各1.8克，朱砂、玄明粉各1.5克，蜂蜜适量。

制用法 以上共为细末，徐徐兑入蜂蜜适量，随兑随搅，成糊状后，装瓶备用。用时应洗净口腔，然后以棉棒涂之。每日3~4次，甚则日搽5~6次有效。

功效

清热，解毒，消炎。主治心脾积热而致鹅口疮。

香附半夏饼

配　方 生香附、生半夏各等量，蛋清适量。

制用法 研末，以鸡蛋清做成小饼，贴敷足心。

功效

用于治疗鹅口疮。

连芩山栀方

配　方 黄连1.5克，黄芩3克，山栀、生石膏、生地、茯苓、银花、灯芯各5克，生军3克。

制用法 水煎2次，少量多次内服。另每日用银花3~5克、川连3~5克、生甘草3~5克煎汤拭口，或外吹冰硼散，每日2次。

功效

清解心脾积热。主治心脾积热型的小儿鹅口疮。

倍明散

配方 五倍子、明矾（又名白矾）各等份，冰片少许。

制用法 将五倍子、明矾分别捣碎如米粒，和匀放于砂锅内用小火炙炒，待其熔解释放出水分如枯矾状，离火冷固取出，研极细粉末，另研冰片少许加入拌匀，贮瓶备用。用时以净指蘸水粘药粉少许涂患处，每日1~3次，1~3日斑膜退落而愈。

功效

清热，降火，解毒。主治热毒熏蒸而致的鹅口疮。若用1天无显效者，可加用细辛散醋调外敷脐周治疗。

午制散

配方 米棕箬100克，甘草10克，冰片2克。

制用法 将米棕箬用早稻秆灰汤浸煮后烧成炭，和甘草、冰片共研细末，瓶贮备用。用时吹或涂于口腔内，每日5~6次。

功效

清热解毒，消肿止痛。主治心火上炎、热毒熏蒸之小儿鹅口疮。新生儿和婴儿一般不用内服。

小儿百日咳

百日咳是小儿常见的一种呼吸道传染病，是由百日咳杆菌所传染的，以阵发性痉挛性咳嗽，伴有鸡鸣样吸气声为主要特征。本病可分为三期：卡他期，仅表现为低热、咳嗽、流涕、喷嚏等上呼吸道感染症状。7~10天后转入痉咳期，表现为阵发性痉挛性咳嗽，发作日益加剧，每次阵咳可达数分钟之久。咳后伴一次鸡鸣样长吸气。若治疗不善，此期可长达2~6周。恢复期阵咳渐减甚至停止，此期2周或更长。若有呼吸道感染可再致阵咳，病程可达2~3个月，故有“百日咳”之称。

白前百部汤

配 方 苏叶、生甘草各3克，麻黄4克，杏仁5克，紫菀、白前、百部、陈皮各6克。

制用法 以水800毫升，煎取300毫升，分早、午、晚3次空腹服用。每日1剂。

功效

适用于恶寒微热，喷嚏，咳嗽逐渐加重，昼轻夜重，痰稀色白，舌苔薄白之百日咳风寒型初咳期等症。

桑叶菊花汤

配 方 桑叶、菊花、连翘各10克，百部、桔梗、前胡、浙贝母、枇杷叶各6克，生甘草3克。

制用法 以水800毫升，煎取300毫升，分早、午、晚3次，空腹饮服。每日1剂。

功效

适用于微恶风寒、发热、喷嚏、咳嗽逐渐加重，昼轻夜重，伴咽红、痰稠不易咳出等症。

天竺胡桃饮

配 方 天竺子、百部各30克，胡桃肉、冰糖各60克。

制用法 上药与水同煎，分10次服下。

功效

主治百日咳。

天竺百部汤

配 方 天竺子、百部、天将壳、桔梗、白前、炙紫菀、蜂蜜各30克，制半夏、腊梅花、甘草各15克，冰糖、饴糖各60克。

制用法 以上药材加水同煮，浓缩成膏。3岁以下小儿每次用温开水冲服1匙，4~6岁每次1匙半，每日3次。

功效

主治小儿百日咳。

风粟冬瓜茶

配 方 风粟壳20~40克，糖冬瓜30克。

制用法 煎水代茶饮，味甘甜，儿童喜服，每天1剂。

功效

适用于小儿百日咳的初咳期。

百部紫苏汤

配 方 冰糖、百部各15克，

紫苏叶、桑白皮各10克。

制用法 后3味水煎去渣，入冰糖，每日1剂，1周为1个疗程。

功效

本方适用于百日咳初期。

大蒜茶

配方 大蒜15～30克，白糖适量。

制用法 将大蒜去皮，洗净，捣烂，加水1碗煮1～2沸，滤其汁，调入白糖，分2～3次服用。

功效

本方适用于百日咳。

猪肺麻黄汤

配方 猪肺1具，麻黄适量。

制用法 2者洗净，猪肺切片，加水共炖汤服食。

功效

适用于小儿百日咳。

猪腰治百日咳

配方 猪腰4个，番茄2个，琼脂10克，白糖400克，天冬、百部各9克，桑叶、前胡、甘草、紫菀、冬花、枳壳、杏仁各8克，知母7克，桔梗6克，鲜苇根20克，竹茹12克，葱结15克，姜块4克。

制用法 将猪腰洗净，对剖开，去腰臊和白筋，切薄片；番茄用开水烫一下撕去外膜，切薄片。琼脂洗净，中药淘净杂质，入砂罐中，用清水煎取药汁，沥去沉淀。炒锅置中火上，倒入药汁，加姜葱，下腰片煮熟，捞出放瓷盘中，放入番茄片铺平。另将琼脂投入药汁中，小火融化，放白糖溶化后淋入腰片面上，待晾凉放入冰箱凝结成冻，划成三角形。佐餐食用。

功效

适用于小儿百日咳。

蜂房豆腐

配方 露蜂房（有子者）10克，豆腐50克，白糖20克。

制用法 蜂房加水100毫升煮30分钟，取汁，入豆腐、白糖，再煮10分钟。饮汤吃豆腐，每日1剂，日2次。

功效

适用于百日咳痉咳期偏热者。

地龙膏

配方 鲜地龙100克，白糖50克。

制用法 地龙水煎去渣、加糖，收膏即可。

功效

适用于小儿百日咳。

冰糖鸭蛋

配 方 冰糖50克，鸭蛋2个。

制用法 将冰糖加热水适量搅拌溶化，待冷，打入鸭蛋，调匀，放蒸锅内蒸熟，一顿或分顿食，每日1次。

功效

本方适用于百日咳。

红枣胡萝卜茶

配 方 红枣12枚，胡萝卜120克。

制用法 将红枣、胡萝卜煎水，取汁液，药液可加入白糖，代茶频频饮之，连服10余剂。

功效

适用于百日咳恢复期。

川贝杏仁饮

配 方 川贝母6克，杏仁3克，冰糖少许。

制用法 将杏仁洗净去皮，与川贝共放入锅内，加清水适量，用大火煮沸后，把冰糖入内，转用小火煮30分钟。每日临睡前服1次。

功效

润肺，化痰，止咳。

枇杷粥

配 方 枇杷叶10～15克，粳米100克。

制用法 将枇杷叶用纱布包好，放入砂锅内，加水200毫升，煎至100毫升，入粳米、冰糖，再加水600毫升，煮成稀薄粥。每日早、晚温热服用。

功效

清肺化痰，止咳降逆。

麻贝梨

配 方 秋梨1只，麻黄1克或川贝粉3克。

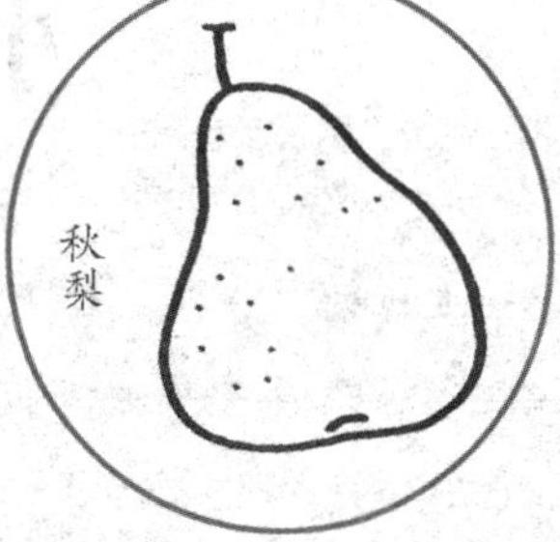

制用法 将梨洗净，削去上端1/3，将中部梨心挖去，装入麻黄或川贝粉，将梨的上端盖住，用两根牙签固定，放

碗中隔水蒸熟。如装麻黄，则将麻黄去除，食梨饮汁，分2~3次吃。适宜较大儿童应用。

功效

清热润肺，化痰平喘。

百部蜜糖茶

配方 百部10克，蜂蜜2匙。

制用法 将百部煎煮取汤汁约20毫升，加蜂蜜调味。

功效

润肺，止咳，化痰。

枇杷蜜汤

配方 枇杷叶（去毛）50片，蜜适量。

制用法 枇杷叶加水适量，煎煮取浓缩液约400毫升，每次服20毫升，用蜜10毫升调服。

功效

清热化痰，润肺止咳。

黄芪阿胶粥

配方 黄芪15克，阿胶10克，粳米30克。

制用法 黄芪水煎取汁，用药汁煮粳米为粥，烊化阿胶，兑入粥中。每日1次，温热服食。

功效

补气养血。主治气血虚弱、咳而无力、气短声低。

小儿麻疹

小儿麻疹是由小儿麻疹病毒感染所引起，主要是影响到皮肤及呼吸道的一种高度传染性疾病。这种疾病的潜伏期是7~14天，小儿麻疹发生并发症的概率很高，可并发肺炎。

小儿麻疹是冬末春初易发的一种传染病，也是儿童时期发病率较高且又易传染的一种急性传染病。它由小儿麻疹病毒引起，其症状特征是上呼吸道炎性病变，口腔黏膜上出现小儿麻疹黏膜斑，发热，典型症状是出疹。

银翘柴葛汤

配 方 柴胡、葛根、金银花、连翘、黄芩、蝉蜕、薄荷、牛蒡子、芦根、甘草各适量。

制用法 将上药水煎2次，取汁250毫升，分5次频服，每日1剂。连续用药至症状消失为止。

功效

主治小儿麻疹。

复方葛根汤

配 方 葛根30克，桑皮、大青叶各15克，薄荷、黄芩、紫草、银花各10克，甘草3克。

制用法 每日1剂，水煎服。

功效

适用于小儿麻疹。

麻黄连翘汤

配 方 麻黄、蝉蜕、连翘、浮萍、丹皮、桃仁各10克，白鲜皮20克。

制用法 水煎服，1日2次。

功效

用于小儿麻疹。

荆芥防风汤

配 方 荆芥、防风各10克，紫草、黄芪各30克，苦参、地肤子、蒲公英各20克。

制用法 水煎服，1日2次。

功效

祛风，清热。主治小儿麻疹。

生地首乌汤

配 方 生地、首乌各20克，当归、白芍各12克，防风、丹皮、玉竹、荆芥各10克，大枣、人参叶各30克。

制用法 水煎服，1日2次。

功效

用于慢性麻疹。

麻甘饮

配 方 皂麻黄、甘草各6克，桂枝、杭芍、杏仁各9克，生姜3片，红枣5枚。

制用法 水煎服，每日1剂，早、晚分服。

功效

主治麻疹。

芝麻末

配 方 生芝麻180克。

制用法 捣烂，装于薄布袋中，频擦患处。

功效

主治小儿麻疹。

蛇床地肤子

配方 蛇床子、地肤子、白鲜皮、荆芥各50克，苦参100克，虫蜕20克，薄荷30克。

制用法 水煎2次，合为一处，洗澡。如病变范围不大或是小儿，用量可酌减。

功效

适用于各种皮肤瘙痒、湿疹、荨麻疹及过敏等。

荔枝红糖水

配方 荔枝14个，红糖30克。

制用法 将荔枝加水适量，煎沸15分钟，加入糖，喝汤吃荔枝，连用7日。

功效

治疗小儿麻疹。

桃叶治麻疹

配方 鲜桃树叶适量。

制用法 反复摩擦患部，至愈为止。

功效

主治小儿麻疹。

地肤首乌汤

配方 地肤子、何首乌各30克，益母草15克，荆芥、防风各10克。

制用法 水煎，每日1剂，2次分服，每次加红糖15克，热服避风，取微汗。

功效

适用于麻疹。

地肤子治麻疹

配方 地肤子100克。

制用法 水煎2次，混合液浓缩至400毫升。每日1剂，2次分服，小儿酌减。同时，将药渣用纱布包好，趁热涂擦患部。3天为1个疗程。

功效

治疗小儿麻疹。

浮萍防风饮

配方 浮萍、防风、蝉蜕各20克，白鲜皮、胡麻仁各15克，甘草10克。

制用法 加水泡15分钟，煮沸20分钟。每日1剂，2次分服。

功效

用于顽固性小儿麻疹。

小儿湿疹

婴幼儿湿疹又称“奶癣”，是婴幼儿时期常见的一种皮肤病，起病大多在生后1~3个月，6个月以后逐渐减轻，11个月以后大多数患儿逐渐自愈。一部分患儿延至幼儿或儿童期。病情轻重不一。皮疹多见于头面部，如额部、双颊、头顶部，以后逐渐蔓延至颏、颈、肩、背、臀、四肢，甚至可以泛发全身。初起时为散发或群集的小红丘疹或红斑，逐渐增多，并可见小水疱、黄白色鳞屑及痂皮，可有渗出、糜烂及继发感染。

中医称为“湿毒疮”或“湿气疮”。所谓“毒”，是指一些热毒，令身体产生排斥及敏感反应，而这些热毒可能是由食物、药物或日常用品（如油漆、化工胶、樟脑丸等）引致。至于“湿”，是指身体机能受湿阻以致呆滞。由于人体有七成是水分，若水的运行停滞不顺，身体便会处于“湿”的状态，症状是四肢沉重、水肿、脾胃不和、大便稀薄。

菊花百部液

配方 蒲公英、野菊花、白鲜皮各30克，百部20克。

制用法 加水2000毫升，浸泡15分钟，然后煮沸15分钟。等药液放凉时，取一块干净的纱布（四五层厚）放在药液里浸透，然后敷在患处15分钟左右，每天2次。如果湿疹面积大，也可以采用药浴方法。

功效

清热消炎。适用于湿疹。

二苍液

配方 苍耳棵30克，蛇床子、白鲜皮、苍术、苦参、生军、黄柏、地肤子各15克。

制用法 水煎，取滤液，待温凉后洗患处。每天1剂，早、中、晚各洗1次。此为2~3岁患儿用量，1岁以下患儿减量1/3。

功效

解毒祛湿，消疹退斑。适用于婴幼儿湿疹，症见前额、面部布满丘疹样湿疹。

花椒艾蒿液

配方 花椒、艾蒿等量，盐适量。

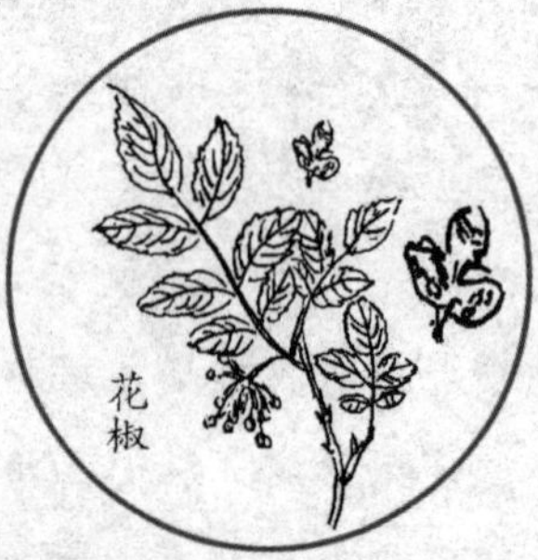

制用法 用花椒、艾蒿、盐各适量放水中熬半小时，过滤后取汁液兑水来洗澡。

功效

此方有消炎、止痒、镇静、抗过敏的作用。

黄连蜂巢末

配方 川黄连、蜂巢、凡士林各适量。

制用法 将黄连研极细末；蜂巢研末，再加凡士林、黄连末，小火融化，搅拌成油膏。先用2%的温盐水洗净患处，后涂油膏。注意不可用热水烫，越烫越坏。

功效

散风祛湿。用于治疗湿疹。

蛇床银花液

配方 蛇床子、银花、野菊花各9克，生甘草6克。

制用法 煎水外洗或湿敷局部，每天2～3次，每次约10分钟。

功效

清热解毒。适用于小儿湿疹。

菊花甘草液

配方 野菊花9克，生甘草6克。

制用法 共煎，取药液，外洗或湿敷局部，每天2～3次，每次约10分钟。

功效

清热解毒，利湿抗敏。适用于婴儿湿疹。

绿豆粉香油

配方 绿豆粉、香油各适量。

制用法 将绿豆粉炒成黄色，晾凉，用香油调匀，敷患处。

功效

清热，祛湿。治湿疹流黄水。

车前大枣茶

配方 车前草200克，姜1块，大枣30克，枸杞20克。

制用法 车前草用清水洗干净，加姜块，与水熬煮。沸腾后加入大枣，大火再次煮滚。最后加入枸杞，煮10分钟左右。

功效

适用于急性湿疹、咽喉炎症。

小儿佝偻病

佝偻病即维生素D缺乏性佝偻病。是由于婴幼儿、儿童、青少年体内维生素D不足，引起钙、磷代谢紊乱，产生的一种以骨骼病变为特征的全身、慢性、营养性疾病。主要的特征是生长着的长骨干骺端软骨板和骨组织钙化不全，维生素D不足使成熟骨钙化不全。

概括地讲，本病是因小儿体内维生素D不足，造成全身钙、磷代谢失调，钙质不能沉积在骨骼上，致使出现骨骼畸形。佝偻病是小儿的常见病、多发病，但由于我国人民生活水平的不断改善及疾病防治工作大见成效，目前其发病率已明显降低。

黄芪猪骨汤

配方 黄芪30克，五味子3克，猪肝50克，猪腿骨（连骨髓）500克。

制用法 先将猪腿骨敲碎，与五味子、黄芪一起加水煮沸，改用小火煮1小时，滤去骨片与药渣，将肝切片入汤内煮熟，加盐与少许味精调味，吃肝喝汤。1剂可分顿服完，宜常服，直至病愈。

功效

本方适用于以脾肾虚弱为主要症

状的小儿佝偻病。

鹿茸猪蹄汤

配方 鹿茸100克，附片30克，猪蹄2只。

制用法 将鹿茸切薄片，猪蹄洗净。3味同入锅，微火煮数沸，调味食用。

功效

本方适用于小儿发育不良型佝偻病，症见骨软行迟、囟门不合。

板栗糕

配方 生板栗500克，白糖250克。

制用法 先将板栗加水煮半小时，待凉，剥去皮，放在碗内再蒸40分钟，趁热用刀将板栗压拌成碎泥，加入白糖搅匀，再把栗泥填平成饼状，摆在盘中即成色味俱佳的食品，可供患儿经常食用。

功效

本品对治疗小儿佝偻病有效。

龟板末

配方 龟板（即乌龟的腹部甲壳）若干。

制用法 将龟板用清水浸泡3日，但需每天换水。刮去污垢，放入砂锅内，加多量的水用小火煮，每天煮8~10小时，连煮3天，取出晒干，碾为细末。每次1克，每日2~3次，开水吞服。

功效

本方能有效地防治小儿佝偻病。

山药牡蛎末

配方 怀山药、牡蛎、生龟板、黑芝麻各15克，怀牛膝、熟地、茯苓各9克，制首乌12克，山萸肉、生白术、西党参、全当归各6克，益智仁3克，大红枣3枚。

制用法 水煎服。或将药研成细末，和匀，每日早晨、晚上用开水冲调4.5克。

功效

适用于小儿佝偻病。

蜜饯黄精饮

配方 干黄精100克，蜂蜜200克。

制用法 干黄精洗净放在锅内，加水浸泡透发，再以小火煎煮至熟烂，加入蜂蜜煮沸，调匀即成。待冷，装瓶备用。每次1汤匙。

功效

补益精气，强筋壮骨。适用于小儿下肢萎软无力。

黄芪牡蛎汤

配方 黄芪、菟丝子、苍术、麦芽各10克，牡蛎30克。

制用法 1日1剂，水煎服。

功效

用于肺脾气虚证。

紫河车粉

配方 紫河车1具，煅牡蛎、黄芪各30克，蜈蚣10条，青盐10克。

制用法 焙干研为细粉，分100小包。每次1包，温开水冲服，每日2次，连服1个月。

功效

主治小儿佝偻病。

鸡肝紫菜汤

配方 鸡肝20～30克，紫菜3～6克，甘草1克。

制用法 水煎，喝汤吃鸡肝。每日1次。

功效

适用于小儿佝偻病。

龙骨牡蛎汤

配方 龙骨、牡蛎各50克，苍术15克，五味子5克，白糖适量。

制用法 按比例共研细末，每次服15克，加白糖适量或温开水冲服。每日3次，连服15天至3个月。

功效

适用于小儿佝偻病。

黄豆小鱼散

配方 炸熟黄豆、油炸小鱼各500克，芝麻酱250克。

制用法 将前2味研为极细末，加入芝麻酱，调匀备用。每次服1汤匙。每日3次，用开水冲服。

功效

健脾和胃，补益肝肾。适用于小儿佝偻病。

海蛤壳散

配方 海蛤壳、甘草各等量。

制用法 将上2味研粉，混合后备用。每次3～5克。每日2～3次，开水冲服。

功效

健脾壮骨。适用于小儿佝偻病。

苍术汤

配　方 苍术6~10克。

制用法 水煎，代茶频服。每日1剂，连服4~8周。

功效

适用于小儿佝偻病。

小儿惊厥

惊厥又称为“抽风”，是婴幼儿常见的一种急重病症，以临床出现抽搐、昏迷为主要特征。任何季节均可发生，一般以1~5岁的小儿为多见，年龄越小，发病率越高。其症情往往比较凶险，变化迅速，威胁小儿生命。惊厥发生时，伴有发热者，多为感染性疾病所致，不伴有发热者，多为非感染性疾病所致。

高热惊厥是许多疾病所表现的一种症状，患儿出现暂时昏迷、颈项强直、抽搐、双眼上视、牙关紧闭，甚至会口吐白沫、大小便失禁，此时需及时就诊，找出小儿高热惊厥的病因，针对病因进行治疗。

中医理论认为，大多数惊厥都属内火旺盛（指三焦之火），此类小儿经常表现出口渴，口臭，口疮，咽炎，扁桃体炎，烦躁，易怒，面红目赤，食欲不振，爱哭闹，大便干燥或者便秘且恶臭，小便黄赤，舌苔黄厚腻等一系列内火旺现象的前兆，或者某一个方面内热现象常有表现。若宝宝外感发热，体温迅速上升，会导致更加上火而转变成痰火郁结胸中发作惊厥症状。

高热惊厥患儿经过CT、脑电图等检查无异常，并且排除其他病因（如排除癫痫病、脑瘫、脑膜炎、中毒等），就可确诊属于单纯发热产生的惊厥病症。

黄连丁香末

配方 黄连、丁香、干姜、肉桂各3克。

制用法 上药共研细末，用玻璃瓶装好，每次用2克，加开水冲泡，即可饮用。

功效

此方适用于小儿慢性惊风。

灯芯草末

配方 大葱200克，灯芯草适量，桃树二层白皮100克。

制用法 上药共捣烂，然后直接敷在手心和脚心处，坚持数日即可。

功效

此方用于治疗小儿急性惊风。

地龙半夏饮

配方 鲜地龙（色黑肥大者为佳）50条，郁金30克，半夏12克，生大黄10克。

制用法 将地龙洗净，用纱布包裹，放锅内煮1小时，然后加入郁金、半夏煎煮20分钟，最后放入大黄煮5分钟。滤渣取液，每早空腹1次服完。连用10~20天。

功效

主治小儿惊厥，幼儿用量酌减。

龙胆薄荷汤

配方 龙胆草、柴胡、栀子、钩藤、茯神各5克，麦冬6克，木通、生甘草各1.5克，薄荷3克，黄连2克。

制用法 清水浸泡30分钟，煎2次，药液混合，分4次温服。每日1剂。

功效

此方为4岁以上儿童剂量。

附子半夏丸

配方 白附子3克，半夏20克，胆南星10克。

制用法 共研细末，用糯米粉煮粥调和为丸，每丸如绿豆大。每次服3丸，每天2次。

功效

主治小儿惊厥。

胆南星液

配方 胆南星15克，川贝母、海浮石各3克，木通、竹茹、陈皮、石菖蒲、白芥子、沙参、甘草各2克。

制用法 加水煎沸15分钟，滤

出药液，再加水煎20分钟，去渣。2次药液调匀，每日1剂，3次分服。

功效

主治小儿惊厥。

栀子黄连散

配方 郁金、黄芩、栀子、黄连、寒水石、玳瑁各30克，琥珀、朱砂各1.5克，冰片9克。

制用法 共研细末，过筛为散。1~5岁每次服0.6~1克，每日2次。开水送服。

功效

适用于小儿惊厥。

桑叶菊花汤

配方 桑叶、菊花、银花、连翘、钩藤、玄参、淡竹叶、石斛、竹茹、莲子心各10克，龙胆草1.5克，生石膏粉15克，鲜苇根30克。

制用法 用水浸泡30分钟，煎煮2次，2次药液混匀，代茶频饮。

功效

适用于小儿惊厥。

蝉衣甘草液

配方 蝉衣6克，杭芍、钩藤各8克，珍珠母、炒枣仁各10克，栀子4克，甘草、黄连、防风、青黛各3克。

制用法 水煎20分钟，每剂煎2次。将2次药液混合，早、中、晚各服1次。第1周每日1剂，连服7剂。第2、3、4周隔天1剂，连用3周。共调理4周，可预防发热惊厥反复发作。

功效

防止发热惊厥反复发作。

当归桃仁液

配方 当归、桃仁、红花、生地、赤芍、钩藤、羚羊角、白茅根各3~5克。

制用法 鼻饲、滴管、灌肠给药。

功效

清热活血，平肝熄风。

芭蕉薄荷汁

配方 鲜芭蕉、鲜薄荷各适量。

制用法 上药分别捣烂取汁，和匀，取汁涂抹头顶、四肢，留囟门、手足心勿涂。

功效

适用于小儿急性惊风。

薄荷叶液

配方 鲜薄荷叶 10～20 片。

制用法 将上药浸泡于热水中数分钟，取药液待水温适中时，洗擦患儿。

功效

用于急惊风。

蜂巢汤

配方 蜂巢 1 个。

制用法 蜂巢加水煎汤备用。取药液待其温度适宜时浴之。

功效

适用于小儿诸热惊厥。

小儿流涎症

小儿流涎也就是流口水，是指口中唾液不自觉从口内流溢出的一种病症。一般来讲，1 岁以内的婴幼儿因口腔容积小，唾液分泌量大，加之出牙对牙龈的刺激，大多都会流口水。随着生长发育，大约在 1 岁左右流口水的现象就会逐渐消失。如果到了 2 岁以后宝贝还在流口水，就可能是异常现象，如脑瘫、先天性痴呆等。另外，小儿患口腔溃疡或脾胃虚弱，也会流涎不止。一般来说，小儿流口水属于阶段性现象，有一定的规律性。小儿在新生儿时期唾液腺不发达，生后第 1 周，其唾液分泌量一昼夜约为 50～80 毫升，是成人的 1/20～1/25。婴儿唾液分泌量约 4 个月时才增加到每昼夜 200～240 毫升，到 5 个月后，才显著增加。

流口水虽然不是什么严重的问题，但如果不小心，还是有可能影响孩子健康的。由于婴幼儿的皮肤较薄，而口水中又含有一些具有腐蚀性的消化酵酸，所以当口水流到嘴角、脸庞、脖子甚至是胸部皮肤时，很容易让皮肤的角质层被腐蚀，或是因为潮湿而导致霉菌感染，产生发红或湿疹、发炎等症状。

泥鳅末

配方 泥鳅1条，黄酒适量。

制用法 泥鳅去内脏，焙干研末。用黄酒送服，每日2次，共服2日。

功效

用治小儿流涎。

天南星醋

配方 天南星50克，醋少许。

制用法 将天南星研末调醋。晚上敷足心，严重的可两足心同时敷，外面用布条包扎，每次敷12小时，连敷3次，即效。

功效

用治小儿流口水。

滑石白糖饮

配方 滑石1份，白糖1份。

制用法 2味药混合，每服3～5克，开水调服。

功效

治小儿流涎，无休止时，甚则7～8岁不愈者。

金樱子末

配方 金樱子20克，刺猬皮、五倍子、益智仁各15克，苍术20克，猪尾1条。

制用法 上药研末，每次服6克，猪尾巴煎汤送下。

功效

治小儿多涎症，症见口水过多。

白术白茯苓液

配方 白术、白茯苓各10克。

制用法 加水煎沸15分钟，滤出药液，再加水煎20分钟，去渣，2煎所得药液兑匀，分服，每日1～2剂。

功效

治小儿流涎。

白术液

配方 白术10克，白糖适量。

制用法 为粗末，加水煎，去渣，加白糖适量，分次口服，每日1剂。

功效

治小儿流涎。

白益枣汤

配方 白术、益智仁各15克，红枣20克。

制用法 每天1剂，水煎，分3次服。

功效

治小儿流涎症。

益智仁汤

配方 益智仁、鸡内金各10克，白术6克。

制用法 每日1剂，水煎，分3次服。

功效

治小儿流涎。

茨菰糊

配方 鲜茨菰30克，山菊粉剂20克，红糖适量。

制用法 将鲜茨菰捣烂如泥，与山菊粉剂加红糖适量与开水调成糊状，煮熟食用。每日早、晚分2次服，5日为1个疗程。

功效

适用于小儿流涎症。

肉桂醋饼

配方 肉桂10克，醋适量。

制用法 将肉桂研为细末，与醋调成糊饼状。在小儿睡前将药饼贴在两足心处，用纱布固定，次晨取下，连敷3~5日。

功效

温中补阳，散寒止痛。适用于小儿流涎症。

葛根治小儿流涎

配方 葛根15克，党参、茯苓、白术、藿香各10克，佩兰、香附、泽泻、砂仁各7克，木香5克，甘草3克。

制用法 每日1剂，水煎，分3次服。

功效

健脾燥湿。适用于寒湿内生之流口水，症见爱流口水，舌苔厚腻，脉滑。

绿豆甘草汤

配方 绿豆30克，甘草4克。

制用法 以上2味水煎取汁，频频含漱，然后咽下。每日1剂，连服7日。

功效

清热解毒。适用于脾胃积热型小儿流涎症。

吴茱萸散

配方 吴茱萸适量，醋适量。

制用法 吴茱萸研细末，醋调

糊，敷双足涌泉穴，用绷带固定，每日2小时。

功效

适用于流涎诸症。

益智白术散

配方 益智仁30克，土炒白术40克，面粉400克，食盐、炒芝麻各10克。

制用法 前4味研细过罗，用适量水和面，焙焦饼40个。1~2岁每次半个；3~4岁每次1个。每日服2次，用前放火上烤焦后再食。

功效

用于脾胃虚寒之滞颐。

猪尾巴汤

配方 猪尾巴1条，精盐适量。

制用法 刮去毛，洗净，加盐适量，用小火煮1小时，分2~3次吃完，每日1条。年龄较大者可适当加量。

功效

适用于小儿流涎症。

小儿流行性腮腺炎

流行性腮腺炎（简称流腮）是由流行性腮腺炎病毒引起的小儿常见传染病，冬春季为流行高峰，在儿童集体机构中可暴发流行，其他季节也可散发。

流行性腮腺炎就是俗称的“痄腮”。以腮腺肿痛为主要表现，肿胀明显者可致脸部变形，两腮鼓起，故又戏称为“蛤蟆气”或“大嘴巴”。

流行性腮腺炎本身并非重症，腮肿多在一两周内消退。但需知此病实际上是全身性感染，病毒经常累及中枢神经系统或全身其他腺组织，而产生相应的并发症状，部分病情较重，应予警惕。中医治疗流行性腮腺炎以清热解毒为主，佐以疏风解邪。

仙人掌治疗法

配　方 仙人掌适量。

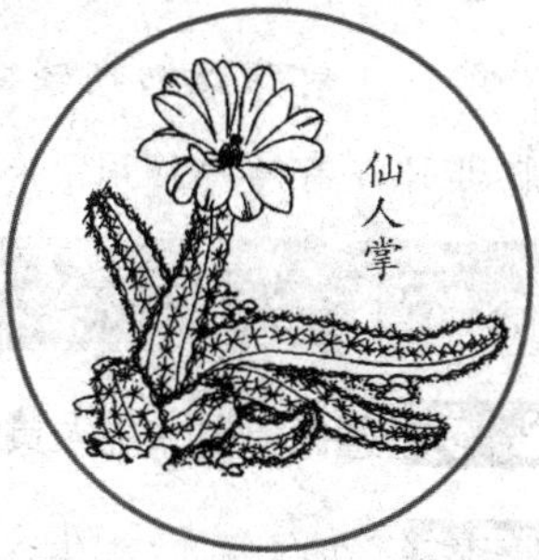

制用法 除去仙人掌表面绒毛、芒刺，洗净、捣烂，外敷患处，每日2次，连用4～6天为1个疗程。

功效

仙人掌具有清热解毒、消肿止痛、健脾止泻、安神利尿等功效，适用于病毒性腮腺炎。

食醋疗法

配　方 食醋适量，纱布1条。

制用法 用醋将纱布浸湿，敷患处30分钟至1小时，每日2次，连用2～3天为1个疗程。

功效

此法适用于腮腺炎初起阶段。

菊花叶赤小豆贴

配　方 鲜野菊花叶50克，赤小豆粉30克，蛋清适量。

制用法 野菊花洗净捣烂如泥，加入赤小豆粉，用适量蛋清调成糊状，涂在纱布上并贴于患处，纱布覆盖，胶布固定，一般每日换药1次，重者每日换药2次。

功效

野菊花叶性味苦辛、微寒，具有清热解毒、消肿散结的功效，可治疗腮腺炎。

连翘大黄糊

配　方 连翘粉、大黄粉各60克，黄酒适量。

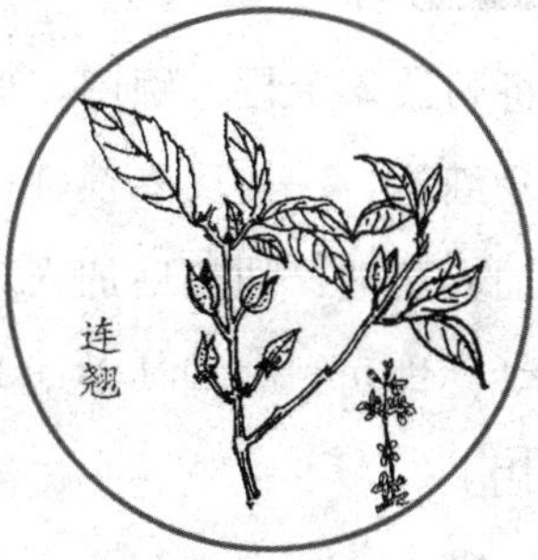

制用法 用黄酒调成糊状，然后取适量敷于患处。

功效

适用于痄腮发作。

双海茴香汤

配　方 海带50克，海藻40克，小茴香3克。

制用法 将海带、海藻洗净，切成小段，与小茴香共放锅内，加清水适量煮取浓汁，去渣，凉后分1～2次饮完。每日1剂，连服7～10天。

功效

本方适用于痄腮并发睾丸红肿疼痛。

蛇蜕炒鸡蛋

配方 蛇蜕6～10克（10岁以下儿童用6克，10岁以上用10克），鸡蛋2个，细盐少许。

制用法 先把蛇蜕洗净后细细切碎，再将鸡蛋2个打入碗内，加入蛇蜕碎末及细盐，一并反复搅拌；然后在锅内加入素油，油热后加入鸡蛋糊如常法炒熟即可。每日1次，1顿食下，连用1～2天。

功效

祛风，消肿。适用于小儿流行性腮腺炎。

荆芥粥

配方 荆芥穗、薄荷各10克，粳米50克。

制用法 先以水煮荆芥穗、薄荷，沸后改用小火煮3分钟，去滓取汁，用汁煮米做粥食之。每日1～2次。

功效

清热解表。对痄腮初期轻微发热恶寒、腮部肿痛有治疗作用。

葱白大黄膏

配方 葱白2根，生大黄30克。

制用法 葱白捣烂，生大黄研末，调膏状，涂于患处，每日1次。

功效

本方有解毒散结的作用，同时又可清热泻火。

胆南星末

配方 吴茱萸12克，浙贝母、大黄各9克，胆南星3克。

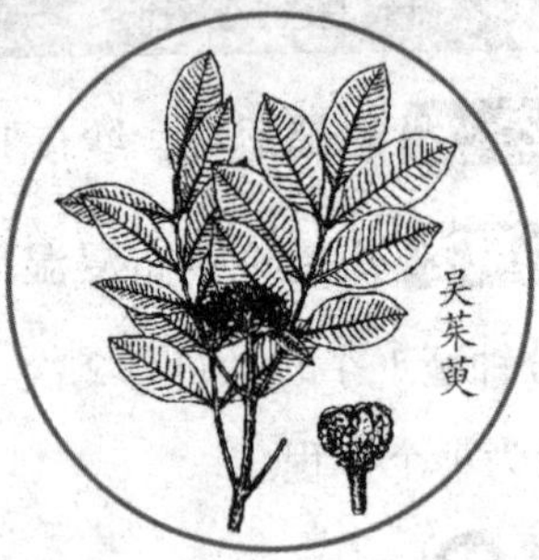

制用法 上药共研成极细末，用米醋调成糊状，敷于足心涌泉穴。患左侧敷右足，患右侧则敷左足，如系患双侧，则敷双足。每天换药1次，

2~3日即可奏效。

功效

适用于痄腮发作。

蒜头疗法

配方 去皮大蒜头、醋等量。

制用法 捣烂如泥，敷患处。每日2~4次。现捣现敷。

功效

适用于腮腺炎发病初期。

苦瓜汤

配方 鲜苦瓜100克（去瓜瓤，切片），紫菜、盐、味精、麻油各适量。

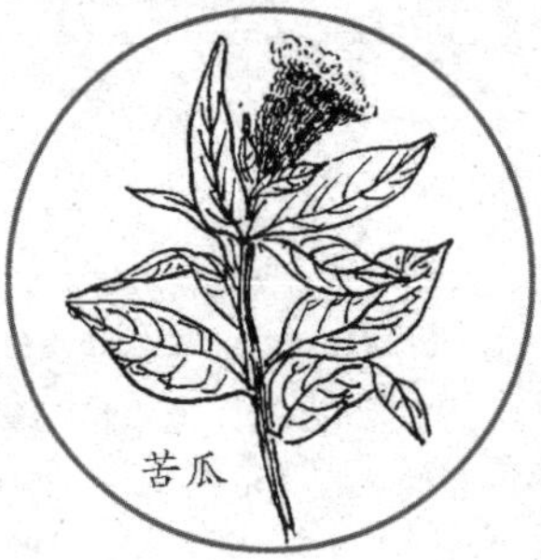
苦瓜

制用法 勺内放入鸡汤、苦瓜片烧开，撇去浮沫；待瓜片软烂，放入紫菜、盐、味精，滴点麻油即可。

功效

清热泻火，消肿散结。苦瓜性味苦寒，清热解毒，对热性病身热烦渴者可除邪热，对痈肿恶疮有止痛作用。

姜汁大黄散

配方 姜汁、大黄末各适量。

制用法 上药和匀，遍擦腮部，只露一头，不日即愈。

功效

清热散结。对腮腺炎有较好疗效。

蒜泥马齿苋

配方 鲜马齿苋60克，大蒜泥10克，酱油适量。

制用法 将鲜马齿苋加水煮熟，捞出切段，放入蒜泥和酱油调味，拌匀即可。作凉菜随意食用，连用1周。

功效

适用于热毒蕴结型流行性腮腺炎。

慈姑粥

配方 山慈姑10克，粳米50克。

制用法 山慈姑洗净去皮，冷水浸泡10分钟后加热，水沸后改用小火煮10分钟，再与粳米同煮作粥。1日1次。

功效

山慈姑性寒，味甘、微辛，善于解毒散结，行血祛瘀。此粥适用于痄腮温毒之期。

紫花地丁煎液

配　方 新鲜地丁（带根）2根，鸡蛋2个。

制用法 将地丁洗净，切碎，打入2个鸡蛋，以水煎服。2次即可。

功效

紫花地丁能清气血之热，具有解毒、散结、消肿的功效，用之治疗流行性腮腺炎，具有显著的疗效。

蚝豉豆腐汤

配　方 蚝豉100克，豆腐3小块，咸橄榄3个，鲜姜3克。

制用法 将上药加水共煮汤。随意食豆腐、饮汤。

功效

清热解表，散血化瘀。适用于流行性腮腺炎、两腮红肿热痛。

第5章 妇科疑难杂病良方

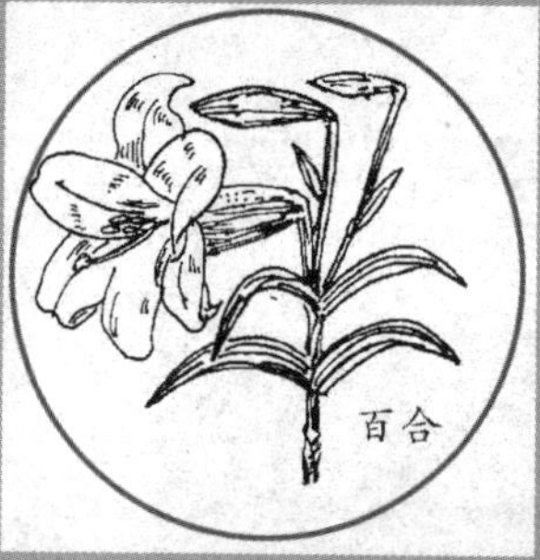

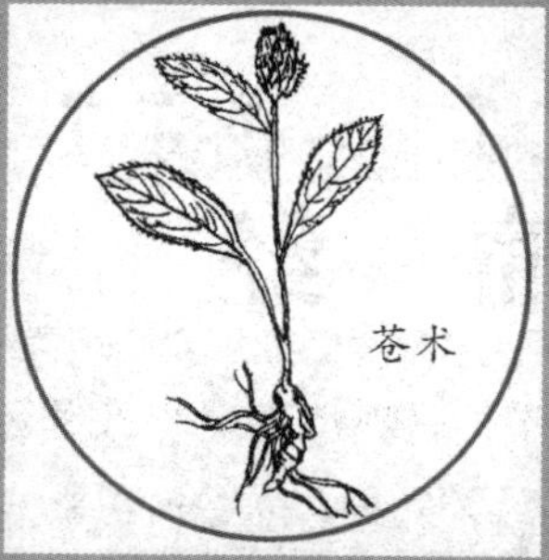

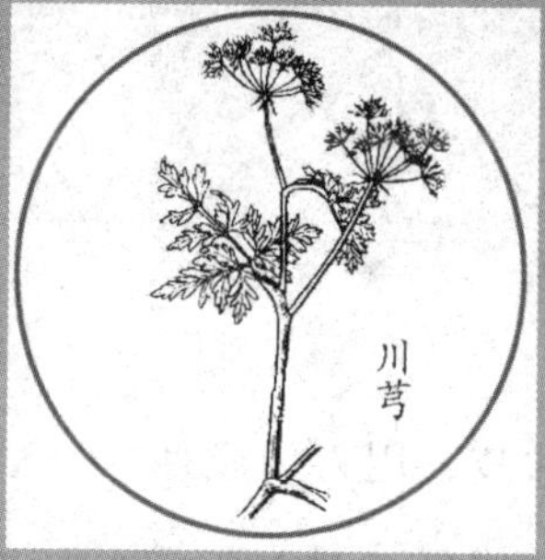

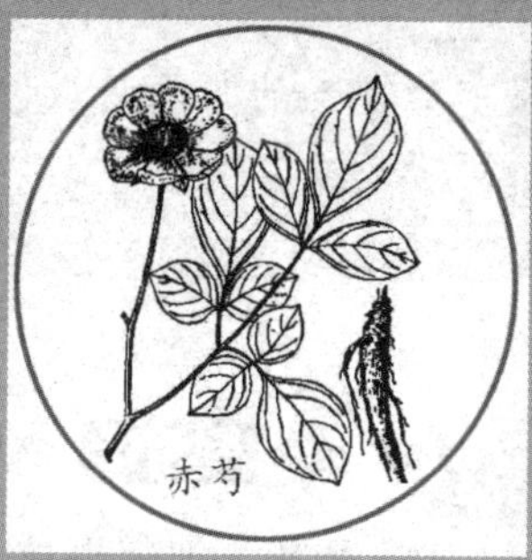

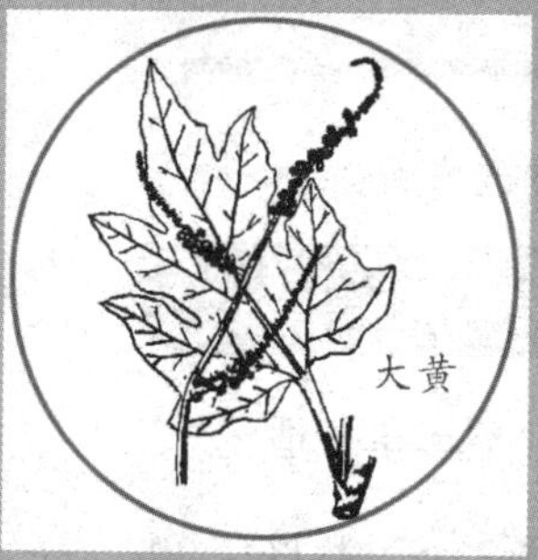

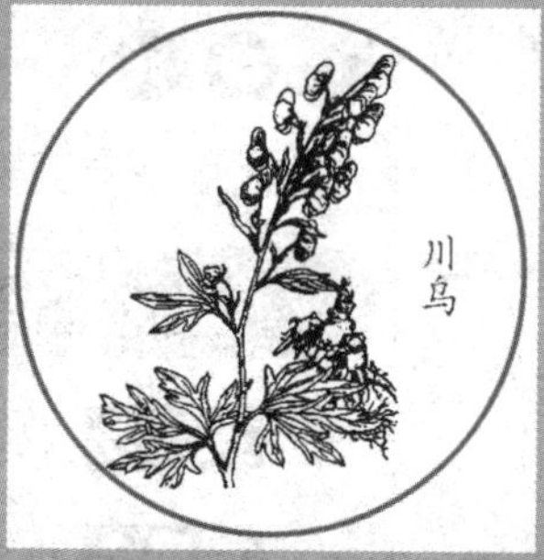

痛 经

痛经是妇科常见病和多发病，病因多，病机复杂，反复性大，治疗棘手，尤其是未婚女青年及月经初期少女更为普遍，表现为妇女经期或行经前后，周期性发生下腹部胀痛、冷痛、隐痛、坠痛、绞痛、痉挛性疼痛、撕裂性疼痛，疼痛延至骶腰背部，甚至涉及大腿及足部，常伴有全身症状：乳房胀痛、肛门坠胀、冷汗淋漓、虚脱昏厥等。女性内分泌失调引起的痛经，是当今世界医学尚未攻克的难题之一。在美国，90%妇女有痛经，36%一直或常有，痛经是缺勤或不能运动的最重要原因。据英国一家医学权威机构调查报告指出，全球女性中80%有不同程度的痛经。

红糖姜汤

配　方 生姜20克，大枣（干）15克，红糖50克。

制用法 将红糖、大枣煎煮20分钟后，加入生姜（切片）盖严，再煎5分钟即可。

功效

养血，温经活血。适用于胞宫虚寒、小腹冷痛、量少色黯者。

红酒炖苹果

配　方 苹果400克，红酒适量。

制用法 苹果去皮，用刀切成月牙状。把苹果放入奶锅里，倒入红酒没过苹果，用中火炖煮15分钟，关火，苹果在红酒中浸泡2个小时后，即可食用。

功效

活血化瘀。对痛经有疗效。

益母草煮鸡蛋

配　方 鸡蛋、益母草各适量。

制用法 取鸡蛋2个，益母草30克，元胡15克，放入砂锅中加入适量清水同煮，鸡蛋熟后去壳再煮片刻，去药渣，吃蛋喝汤。经前1～2天开始服，每日1剂，连服5～7天。

功效

鸡蛋具有滋阴养血的作用；益母草具有活血化瘀的作用。

当归生姜羊肉汤

配方 羊肉500克，当归60克，黄芪30克，生姜5片。

制用法 羊肉切块，与当归、黄芪、生姜共炖汤。加盐及调味品，吃肉饮汤。

功效

益气养血。适用于气血虚弱型痛经。

山楂红枣汤

配方 山楂50克，生姜15克，红枣15枚。

制用法 上药水煎服。每日1剂，分2次服。

功效

活血化瘀，温经止痛，行气导滞。适用于痛经。

炒山楂

配方 山楂30克，向日葵子15克，红糖60克。

制用法 将山楂和向日葵子烤焦后研末，加红糖冲服。分2次服，每日早、晚各1次。于经前1～2日开始服或经来即服。每次月经周期服2剂，连用1～2个月。

功效

活血化瘀，收敛镇痛，补中益气。适用于气血虚弱型痛经。

当归白芍散

配方 当归15克，白芍、牛膝、党参、桂枝、甘草各10克，川芎、丹皮各6克，吴茱萸4克。

制用法 药研细末，经前7天每服3克，每日3次，经净后停服。1个月经周期为1个疗程。

功效

适用于痛经。

丹参当归散

配方 丹参9克，当归7克，生蒲黄、乌药各6克，五灵脂、香附、白芍、桃仁各5克，川芎3.5克，肉桂3克。

制用法 药研细末，经前3天每服10克。每日1次，红糖水下，经后停服。

功效

主治气滞血瘀型痛经。

益母草红糖茶

配方 益母草（包煎）、红糖各30克。

制用法 加水300毫升，大火煎10分钟，分2次服，每日1剂。

功效

适用于痛经。

鸡血藤汤

配方 鸡血藤30克，茄子根15克。

制用法 水煎服，1日2次。

功效

行血通经。主治女性痛经。

山楂当归汤

配方 山楂30克，当归片15克，红糖50毫升。

制用法 水煎2次，每次用水300毫升。2次混合，去渣，下红糖，继续煎至糖溶。分2次服，连服7天。

功效

活血行气。适用于气滞血瘀、寒湿凝滞型痛经，症见月经量少，色暗紫，或有瘀块。

玫瑰花茶

配方 玫瑰花15克。

制用法 沸水冲泡代茶。

功效

理气解郁，活血散瘀。适用于经期胀痛者。

姜枣茶

配方 生姜3片，大枣5枚（打碎）。

制用法 以沸水冲泡代茶饮用。

功效

散寒止痛。适用于经行冷痛者。

当归茶

配方 当归6克，川芎2克。

制用法 沸水冲泡代茶饮用。

功效

补血活血。适用于经痛绵绵、体质虚弱者。

红花郁金酒

配方 丹参、延胡索各30克，牛膝、红花、郁金各15克，白酒半公斤。

制用法 将丹参、延胡索、牛膝、红花、郁金倒入瓶中，用白酒浸泡加盖，密封半个月。每隔3天，用力摇动药酒瓶1次，每次约摇3分钟。行经前2天开始饮服，每日3次，每次1～2匙，至经血干净时停饮。连服4个经期为1个疗程。

功效

本方适用于气滞血瘀之痛经。

阿胶杜仲鸡

配方 阿胶、杜仲各15克，陈艾10克，净仔鸡1只（约500克），生姜6克。

制用法 将杜仲、陈艾与鸡入砂锅中同炖，将熟时加入生姜，炖20分钟，加盐调味。每次用热汤烊化阿胶5克，每日3次，饮汤食肉。

功效

本方适用于寒混凝滞之痛经。

荔枝香附散

配方 荔枝核、香附、黄酒各30克。

制用法 将荔枝核、香附研成细末，混合后装入瓷瓶密封保存，行经前1天开始服用，每次服6克，以黄酒适量调服，1日3次。

功效

本方适用于以气滞为主的痛经。

桂枝山楂汤

配方 桂枝5克，山楂肉15克，红糖30克。

制用法 将前2味加水2碗，小火煎成1碗，加红糖再煎片刻，每日2次，趁热饮。

功效

本方适用于因寒而致的痛经。

山楂葵花饮

配方 葵花子15克，山楂、红糖各30克。

制用法 先将山楂、葵花子一起放在锅内炒，以葵花子炒香熟为度。再加水，熬成浓汁后，将红糖放入熬化即成。每次于经前1～2天，连服2～3剂，正痛时亦可服用。

功效

本方适用于血瘀为主的痛经。

当归鸡

配方 母鸡1只，当归30克，醪糟汁60克。

制用法 将鸡去毛、去内脏，洗净，当归洗去浮灰；把鸡放入砂锅内，同时加水、醪糟汁、当归、姜、葱、盐，盖严锅口，先在旺火上烧开，再用小火炖3小时，出锅时撒胡椒面，佐餐食。

功效

本方适用于气血不足所致之痛经。

金荞麦根汤

配方 金荞麦根50克。

制用法 于月经来潮前3～5天煎服，每剂煎约500毫升，每日1剂，2次分服，连服2剂。2个月经周期为1个疗程。

功效

适用于原发性痛经。

当归元胡丸

配方 制香附、当归各15克，元胡10克，肉桂6克。

制用法 在月经来前煎服，每日1剂，2次分服。也可研末炼蜜为丸，每丸10克，每次服1～2丸，1日3次，连服数日。

功效

适用于原发性痛经。

白芥子末敷贴

配方 白芥子3克。

制用法 研末，敷于肚脐上，以医用胶布固定；用热水袋熨，每日3次，每次30分钟。可以在月经来潮前2天开始使用，连用3次即可。下次月经来潮前如法用药，连用3个月经周期。

功效

有减缓痛经的效果。

姜艾薏苡仁粥

配方 干姜、艾叶各10克，薏苡仁30克。

制用法 将前2味水煎取汁，将薏苡仁煮粥至八成熟，入药汁同煮至熟即可食用。

功效

具有温经、化瘀、散寒、除湿及润肤功效。适用于寒湿凝滞型痛经。

益母草香附汤

配方 益母草、香附各100克，鸡肉250克，葱白5根。

制用法 将葱白拍烂，与鸡肉、益母草、香附加水同煎。饮汤，食鸡肉。

功效

适用于痛经。

黄芪鸡汤

配方 猴头菌100克，净母鸡

750克，黄芪30克，党参15克，大枣10克，调料适量。

制用法 将猴头菌温水发胀后洗净，除苦味，切2厘米厚片待用；净母鸡去头脚，剁方块，放入罐内，加姜片、葱、料酒、清汤适量，上放猴头菌片及浸软洗净之黄芪、党参、大枣，以湿棉纸封好罐口，上笼蒸烂，拣去姜、葱，将汤滗出，扣入盘中摆好，将滗出的鸡汤倒入砂锅，烧开后入料酒、味精、盐各适量，用玉米淀粉勾芡，浇在鸡上。

功效

本方适用于气血双虚所致之痛经。

痛经宁

配方 皂刺、丹皮、郁金、当归各9克，赤芍、九香虫、香附、五灵脂、夏枯草各15克，川芎、柴胡、延胡索、白芥子、甘草各6克，蒲黄10克。

制用法 水煎服，每日1剂。

功效

主治痛经偏血瘀者。

闭经

发育正常的女子，一般在14岁左右出现月经初潮，若超过18岁月经初潮未至，或经行后非妊娠、哺乳、绝经期而停经3个月以上者，称闭经。现代医学称前者为原发性闭经，后者为继发性闭经（也叫病理性闭经）。

闭经有生理性和病理性两种之分，生理性的闭经属于正常现象，但是由某些生活因素或病变引起的病理性闭经则属于非正常的现象，对女性的危害也很大，需要及时治疗。临床上引起女性突然闭经的原因有很多，如：内分泌失调、子宫疾病、妇科炎症、情绪波动、药物影响、环境改变、过度劳累及精神压力过大等，病因十分复杂。中医认为闭经有虚实两种，虚者多为阴血不足，甚至枯竭，无血可下；实者多为实邪阻隔，脉道不通，经血不行。应根据不同的分型，进行辨证施治。

山药内金散

配　方 山药90克，鸡内金30克。

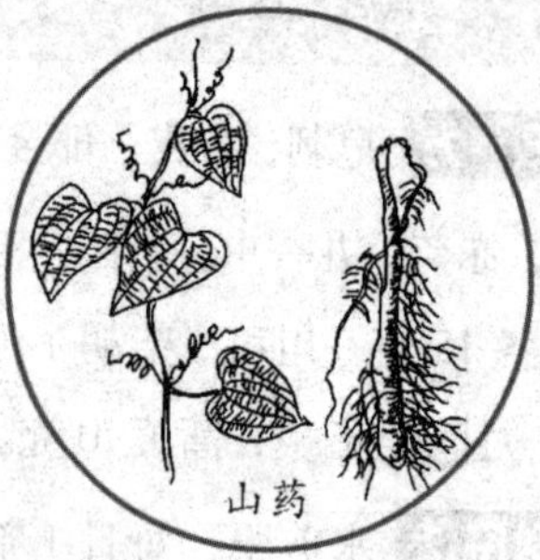

山药

制用法 将2味干燥，共研细末，每服12克，每日1次。用糯米酒或黄酒送服。

功效

本方适用于气血虚弱之闭经。

鳖甲白鸽汤

配　方 鳖甲30克，白鸽1只，米酒少许。

制用法 将白鸽去毛和内脏，并将鳖甲打碎，放入白鸽腹内，加清水适量，米酒少许，放砂锅内隔水炖熟，调味服食。

功效

适用于肝肾不足之闭经。

泽兰水鱼汤

配　方 泽兰叶10克，水鱼1只，米酒少许。

制用法 将活的水鱼用热水烫，切开去肠脏。泽兰叶研末，纳入水鱼腹内（甲与肉同用），加清水适量，放瓦盅内隔水炖熟，加少许米酒服食。每隔1天1次，连服3~5次显效。

功效

本方适用于阴虚血燥之闭经。

木耳胡桃散

配　方 黑木耳、胡桃仁各120克，红糖240克，黄酒适量。

制用法 将木耳、胡桃仁碾末，加入红糖拌和均匀，瓷罐装封。每服30克，黄酒调服，1日2次，黄酒送服。

功效

本方适用于气血虚弱之闭经。

猪脚汤

配　方 向日葵梗9克，猪脚250克。

制用法 先将猪脚（猪蹄壳）洗净，刮去污垢，用河沙在锅中炒泡，再淘洗干净后放入砂锅内，用小火煨炖至烂熟。猪脚煨烂后，加入向日葵梗，煮几沸熬成浓汁，去渣，饮汁，每日2~3次，每次20~30毫升。

功效

本方适用于气滞血瘀之闭经。

薏苡仁饮

配方 薏苡仁根30克。

制用法 将薏苡仁根洗净、切段，水煎，早、晚空腹饮用，连服10余剂方有效。

功效

本方适用于痰湿阻滞之闭经。

柴胡仙茅饮

配方 柴胡10克，仙茅12克，鸡血藤、丹参各15克，红花6克，益母草30克。

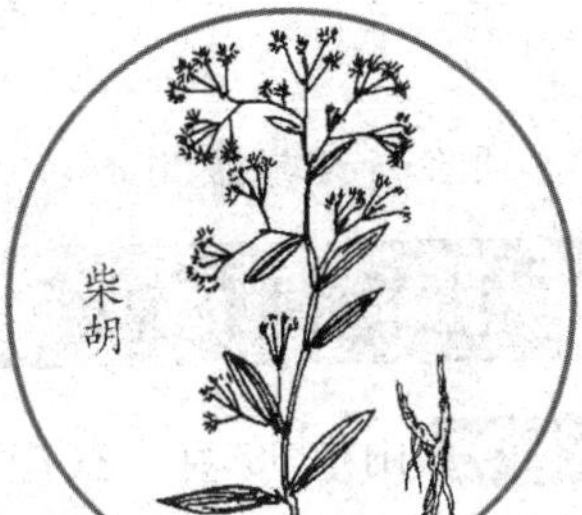

制用法 水煎服，日服1剂。

功效

补益肝肾，调理冲任。适用于肝肾不足型闭经。

猪肝红枣汤

配方 猪肝120克，红枣20枚，木瓜1个。

制用法 将红枣去核，木瓜去皮和子后与肝共入锅中，煮烂后服。

功效

适用于气血虚弱型闭经。

柏子仁治闭经

配方 柏子仁、熟地、泽兰叶、当归、卷柏、赤芍各10克，续断、牛漆、丹参各12克，茺蔚子15克。

制用法 上药水煎服，每日1剂，2次分服，见效后继续调治1~3个月。

功效

补肾益经，养血活血。主治闭经、人工流产后闭经。

当归川芎饮

配方 当归30克，川芎10克，益母草15克。

制用法 每日1剂，水煎，分2次服，酒调服。

功效

适用于气滞血瘀型闭经。

月经不调

月经不调也称月经失调，是妇科常见疾病，表现为月经周期或出血量的异常，可伴月经前、经期时的腹痛及全身症状。月经不调的原因可分为两类，一种是由器质性病变或是功能失常引起的，如血液病、高血压等；另一种是由情绪异常导致的，如长期精神压抑、生闷气或遭受重大精神刺激和心理创伤，都可导致月经失调或痛经、闭经。这是因为月经是卵巢分泌的激素刺激子宫内膜后形成的，卵巢分泌激素又受脑下垂体和下丘脑释放激素的控制，所以无论是卵巢、脑下垂体，还是下丘脑的功能发生异常，都会影响到月经。

月经不调的常见症状包括月经周期的过短、过长、紊乱或闭经、经量过多、淋沥不断等，严重的痛经、经前期综合征也属此范畴。这些症状往往不是单一出现的，常常同时有周期、经期和经量的异常。

清肝调经汤

配　方 炒川续断、赤白芍、钩藤各12克，炒山栀9克，炒丹皮、焦山楂、五灵脂、茯苓各10克，炒蒲黄6克（包煎），炒柴胡5克，益母草15克。

制用法 与水同煎，1日1次。

功　效

本方有清肝解郁、化瘀调经的作用。本方须在行经期服用。

山楂红花酒

配　方 山楂30克，红花15克，白酒250克。

制用法 将上药入酒中浸泡1周即可饮用。每次15～30克，每日2次，视酒量大小，不醉为度。

功　效

活血化瘀。主治月经不调。

茴香酒

配　方 小茴香、青皮各15克，黄酒250克。

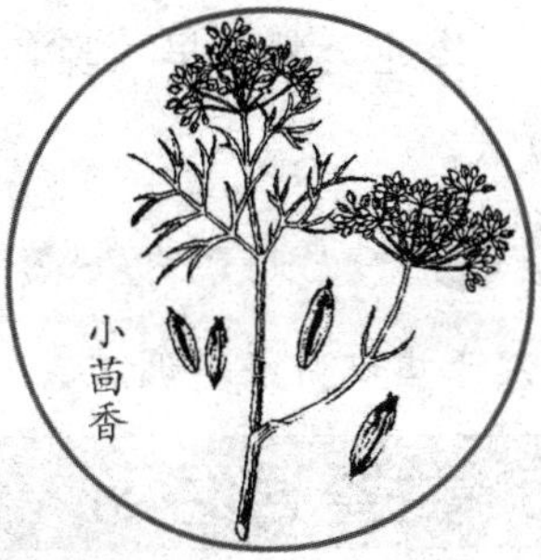

制用法 将小茴香、青皮洗净，入酒内浸泡3天，即可饮用。每次15～30克，每日2次，如不耐酒者，可以醋代之。

功效

疏肝理气。主治经期先后不定、经色正常、无块行而不畅、乳房及小腹胀痛等症。

黄酒鲤鱼治月经不调

配　方 鲤鱼500克，黄酒260克。

制用法 取鱼肉与黄酒同煮吃，鱼骨焙干研末，早晨用黄酒冲服。

功效

适用于经多不净者。

黑木耳红枣茶

配　方 黑木耳30克，红枣20枚。

制用法 黑木耳、红枣共煮汤服之。每日1次。

功效

补中益气，养血止血。主治气虚型月经出血过多。

生化蜜膏

配　方 当归、益母草各30克，川芎、桃仁、甘草、丹皮各10克，炮姜5克，白蜜50毫升。

制用法 前7味加水500毫升，煮取300毫升，去渣，加白蜜，每服30毫升，日服3次。

功效

活血化瘀，温经调经。适用于瘀血停滞所致月经过少，色紫黑，有血块。

浓茶红糖饮

配　方 茶叶、红糖各适量。

制用法 煮浓茶1碗，去渣，放红糖溶化后饮。每日1次。

功效

清热，调经。主治月经先期量多。

当归川芎饮

配　方 川芎、红花各6克，当归、桃仁、蒲黄、炒白芍各9克，益母草15克，香附12克。

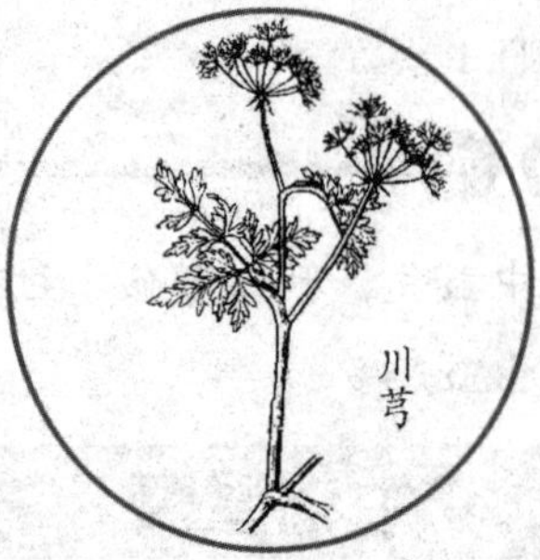

制用法 水煎服，1日1剂。

功效

适用于气滞血瘀型月经过多。

当归羊肉

配方 当归、生姜各10克，羊肉片100克。

制用法 加水同煮，熟后加盐，饮汤食肉。

功效

适用于月经后延、量少、腹冷痛等症。

米醋豆腐

配方 米醋200克，豆腐250克。

制用法 同煮熟，饭前吃，1次吃完。

功效

适宜于经期过短、血色深红、量多的壮实女性。

龙眼鸡蛋

配方 龙眼肉50克，鸡蛋1个。

制用法 先煎龙眼，30分钟后打入鸡蛋，共炖至熟，早、晚各1次，连服10天。

功效

适用于虚证月经不调。

益肾通经汤

配方 柏子仁10克，丹参、熟地各12克，泽芝叶、川牛膝、炒当归、赤白芍各10克，茺蔚子、川续断、生茜草各15克，炙鳖甲9克，红花6克。

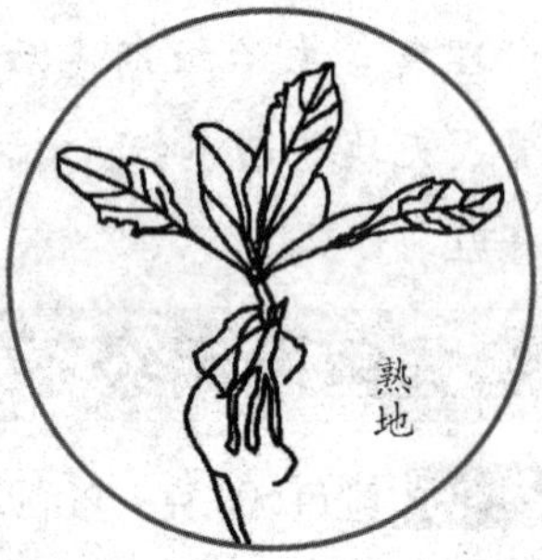

制用法 每日1剂，水煎，分2次服用。

功效

本方有补肾宁心、活血通经的作用。

外阴瘙痒

外阴瘙痒是外阴各种不同病变所引起的一种症状，但也可发生于外阴完全正常者，多见于中年妇女。当瘙痒严重时，患者多坐卧不安，以致影响生活和工作。

一些疾病及生活习惯，如：外阴炎、外阴磷上皮细胞增生、疥疮及阴虱等，药物过敏，肥皂、避孕套、卫生巾的刺激及不良卫生习惯等，均可能造成外阴瘙痒。

传统医学认为，湿热下注、阴虚血燥是引发女性外阴瘙痒的最主要原因，从整体施治的角度看，外阴瘙痒之发病与体内肝、脾、肾等脏腑器官同样密切相关，并涉及任督二脉。有因肝经湿热下注、带下浸渍阴部引起者；有因肝肾阴虚、精血亏损、外阴失养引起者。阴痒常与带下病交错互见，严重者还可并发阴痛等。

花椒苦参液

配方 花椒叶30克，射干、苦参各20克。

制用法 将以上药物混合研为细粉，加水1000毫升，煎汤浓缩为800毫升，8层纱布滤过3次，冲洗阴道或坐浴，1日1次。

功效

此方具有清热、解毒、杀虫、止痒之功能，适用于霉菌性、滴虫性阴道炎或阴道瘙痒。

百部川椒洗方

配方 百部、川椒各15克，苦参、蛇床子、白头翁、土茯苓各30克。

制用法 加水3000毫升，煎沸后5~10分钟，去渣（药渣备作第2煎用，1剂药可用2次）。先熏后洗，共15~20分钟。坐浴时应将双腿分开。已婚妇女可用食指包上干净纱布，伸入阴道，将前后左右穹窿内分泌物反复洗出。连用3～6天，每天1～2次，每次洗后均要换内裤。

功效

主治外阴瘙痒。

马齿苋青黛膏

配方 马齿苋120克，青黛30克，香油少许。

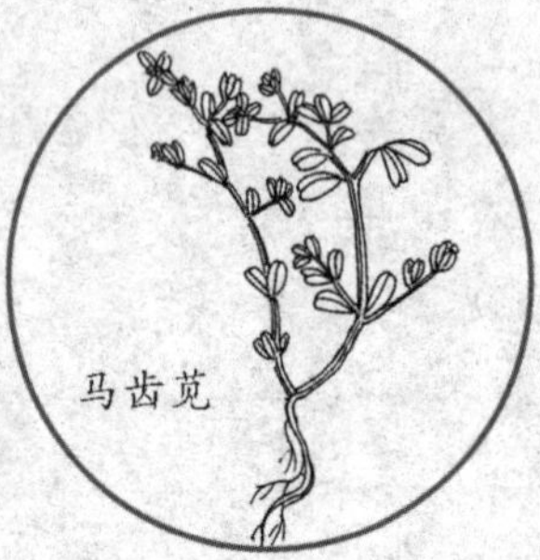

制用法 将马齿苋置于新瓦上焙干，与青黛共研为末，入香油和匀，外敷于患处，每日换药2次，连涂7～10日。

功效

马齿苋清热利湿，青黛清热解毒，本方适用于阴部湿疹瘙痒。

苦参蛇床子洗方

配方 大枫子、苦参各50克，苍耳子30克，蛇床子、浮萍、豨莶草各15克。

制用法 加水2000～3000毫升，煮沸15～20分钟，倒盆中以熏蒸患部。待水温适度用纱布浸药湿敷3～5分钟，每日2～3次，每次20～30分钟。至病愈为止。

功效

用于外阴瘙痒，局部有渗出，肿胀，瘙痒难忍等。

磺胺散

配方 磺胺10克（有过敏史者勿用），黄柏20克，儿茶5克，雄黄5克，黄丹10克，青黛5克，炉甘石5克，枯矾15克，冰片2克。

制用法 诸药研末，贮瓶封好备用。用时先将患处洗净，敷于患处。

功效

本方具有清热解毒、收湿敛疮、杀虫止痒之作用，故对外阴局部起红疹奇痒、皮肤溃破、流黏水者有效。

狼牙蛇床液

配方 狼牙草60克，蛇床子90克。

制用法 水煎热洗，1日1剂。

功效

主治外阴瘙痒。

鹤虱草苦参洗方

配　方 鹤虱草50克，苦参、狼毒、蛇床子、当归尾、威灵仙各25克，猪胆汁2个。

制用法 上药除猪胆汁外，用水10碗煎成5碗，滤去滓，贮盆内，待药温热适度时再投入猪胆汁，搅匀即可。外洗患处。

功效

本方用于阴唇内外起疙瘩，痛痒难忍。

乌柏枯矾洗液

配　方 乌柏叶90克，枯矾30克。

制用法 乌柏叶水煎，加入枯矾熏洗外阴，每日1次。单用乌柏叶亦可。

功效

清热，解毒。治疗外阴瘙痒。此方孕妇忌用。

野菊花蛇床洗方

配　方 野菊花、蛇床子各30克，猫爪刺、苦参各20克。

制用法 水煎，浸泡外阴部。

功效

清热，杀虫。治疗外阴瘙痒。

阴道炎

阴道炎即阴道炎症。正常健康妇女的阴道由于解剖组织的特点对病原体的侵入有自然防御功能，但在异常情况下，当阴道的自然防御功能受到破坏时，病原体易于侵入，导致阴道炎症。

阴道炎是近几年妇科门诊最常见的妇科病。由于其特殊的生理构造，每个女性的阴道都带有可致病的不同菌群，人体抵抗力下降的时候，菌群数量失调即可发生炎症。阴道炎不只是已婚妇女才会患的疾病，女性各个年龄阶段都可能罹患。

»...

白萝卜加醋

配 方 白萝卜汁、醋各适量。

制用法 每晚擦洗外阴。

功效

可有效治疗阴道炎、白带过多等症状。

青萝卜泥

配 方 青萝卜、高锰酸钾各适量。

制用法 青萝卜捣烂成泥。用消过毒的纱布包大约2勺萝卜泥，并做成卷装，一头用线绳拴住。用高锰酸钾液先清洗干净阴道，将纱布卷塞入阴道，来回抽拉。或者秋冬之际放入阴道1小时左右去除。

功效

可治疗滴虫性阴道炎。

百部乌梅汤

配 方 百部15克，乌梅30克，白糖适量。

制用法 将百部和乌梅加适量清水煎煮，煎好后去渣取汁，加入适量白糖煮沸。趁热服，分2~3次服完。每日1剂，连用3~5日。

功效

乌梅可清热利湿、杀虫。适用于湿热型滴虫性阴道炎，症见带下黄稠、有异味、阴痒明显。

猪肝马鞭草

配 方 猪肝60克，马鞭草30克。

制用法 将猪肝及马鞭草切成小块拌匀，用盖碗盖好，放蒸锅内蒸半小时即可食用。1日1次。

功效

清热，祛湿，解毒。适用于妇女阴痒、白带过多及闭经、经少。

马齿苋白果鸡蛋汤

配 方 鸡蛋3个，鲜马齿苋60克，白果仁7个。

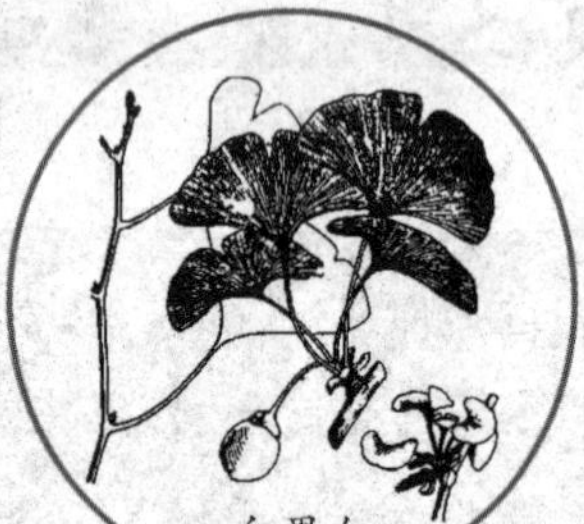

白果仁

制用法 鸡蛋打碎取鸡蛋清，把鲜马齿苋、白果仁混合捣烂，用鸡蛋清调匀，用刚煮沸的水冲好，空腹服。每日1剂，连服4~5日。

功效

马齿苋可清热解湿、止滞。适用于细菌性阴道炎，症见湿热下注、白带黄稠、小便黄。

桃树叶液

配方 桃树叶30克，灰藜25克。

制用法 桃树叶与灰藜放入1000毫升水中煮沸20分钟，待温度适宜后，用此液冲洗阴道，每天1～2次。

功效

主要治疗滴虫性阴道炎。

桃仁豆腐汤

配方 桃仁（去皮、尖）10克，豆腐200克，调料适量。

制用法 按常法煮汤服食。每日1剂。

功效

清热解毒，润燥行瘀。适用于滴虫性阴道炎。

芦荟黄柏煎药剂

配方 芦荟6克，蛇床子、黄柏各15克。

制用法 以上3味煎水。用时先洗净阴部，后用线扎棉球蘸药水塞入阴道内，病人仰卧，连用3晚。每晚1次。

功效

消炎，杀菌，杀虫。适用于滴虫性阴道炎。

鲜桃叶洗方

配方 鲜桃叶120克。

制用法 将鲜桃叶洗净，煎汤，冲洗阴道。

功效

适用于滴虫性阴道炎。

蛇床地肤子洗液

配方 蛇床子、百部各15克，地肤子30克，白芷9克。

制用法 煎汤洗阴道。1日2次洗。

功效

适用于阴道炎。

苦参根百部熏洗方

配方 苦参根、百部各30克，花椒9克。

制用法 煎汤熏洗。

功效

适用于阴道炎。

鬼针草洗剂

配 方 新鲜鬼针草（全草）、蛇泡霸（全草）各60克。

制用法 水煎出味，将药液倒在盆内，趁热熏后坐盆浸洗，边浸边洗净阴道分泌物。

功 效

适用于阴道炎。

蛇床子苦参熏洗方

配 方 蛇床子、苦参、川椒、甘草各15克。

制用法 煎汤熏洗。

功 效

适用于阴道炎。

盆腔炎

盆腔炎是指女性盆腔生殖器官、子宫周围的结缔组织及盆腔腹膜的炎症，主要包括子宫内膜炎、输卵管炎、输卵管卵巢脓肿、盆腔腹膜炎等。主要引起盆腔炎的病原体为：葡萄球菌、大肠杆菌、厌氧菌、性传播的病原体（如淋菌、沙眼衣原体、支原体、疱疹病毒）。

引起盆腔炎的主要病因：产后或流产感染、宫腔内手术操作术后感染、经期卫生不良、邻近器官的炎症直接蔓延。

传统医学认为，盆腔炎可以分成热毒型、湿热型、湿热瘀滞型、瘀血阻滞型和冲任虚寒型五类。每一种类型的盆腔炎都有不一样的症状，需对症治疗。

珍珠菜蒲公英煎剂

配 方 珍珠菜、穿心莲、蒲公英、忍冬藤、白花蛇舌草、紫花地丁、大青叶、鱼腥草各15～50克。

制用法 任选上药2～3种，水煎服。每日1剂。

功效

适用于盆腔炎。

杏仁半夏煎剂

配方 蔻仁6克，淡竹叶、杏仁、生薏苡仁、川厚朴、半夏、陈皮、茯苓、泽泻、车前子各10克。

制用法 水煎服。每日1剂。

功效

化湿，清热，宣畅三焦。适用于湿热内蕴所致的妇人急慢性盆腔炎，症见头痛身重，口淡乏味，胸闷不舒，少腹隐痛，带下量多，色黄，舌淡红，苔黄厚腻，脉滑。

疏气定痛汤

配方 制香附、川楝子、延胡索、五灵脂、当归、乌药各9克，枳壳、木香各4.5克，没药3克。

制用法 水煎服，每日1剂，日服2次。

功效

行气活血，化瘀止痛。

皂角刺煎剂

配方 皂角刺、生黄芪各20克，生蒲黄包12克，制大黄（后下）6克。

制用法 水煎服。每日1剂。

功效

托毒排脓，益气生肌，活血化瘀。适用于盆腔炎及盆腔炎性肿块。

蚤休地丁草煎剂

配方 蚤休、紫花地丁、虎杖各15克，川芎5克，当归、川楝子、延胡索各10克。

制用法 水煎服。每日1剂。

功效

疏肝理气，活血化瘀，清利湿热。适用于盆腔炎。

蛇牛汤

配方 白花蛇舌草50克，入地金牛10克，穿破石15克。

制用法 水煎服。每日1剂，服药至盆腔炎症消失即可停。

功效

适用于盆腔炎。对盆腔脏器的炎性肿块并伴有感染病灶者，疗效也较显著。

毛茛鲜草外敷方

配方 毛茛鲜草适量。

制用法 捣烂外敷。每日1次。

局部起疱即取去，外涂龙胆紫，勿用针刺破。

功效

适用于盆腔炎。

茯苓丹参丸

配方 土茯苓、丹参各25克，三棱、莪术各15克，当归20克，山药30克，蜂蜜适量。

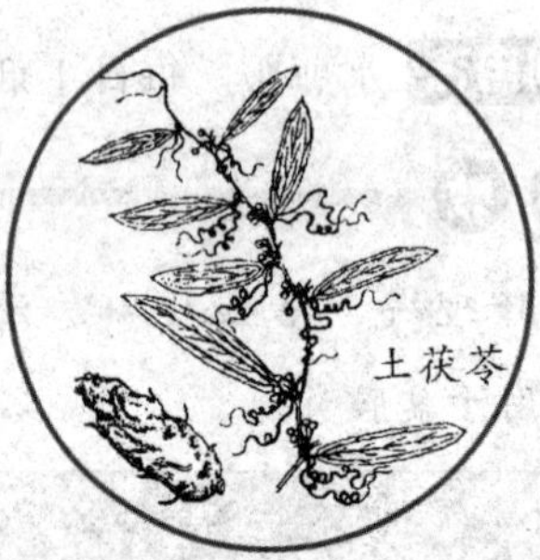

制用法 以上各药洗净，烘干，粉碎，炼蜜为丸，每丸重10克。每日2~3次，每次口服1~2丸。1个月为1个疗程。

功效

活血化瘀，祛瘀止痛，软坚散结。适用于慢性盆腔炎。

苦菜青萝卜汤

配方 苦菜100克，金银花20克，蒲公英25克，青萝卜（切片）200克。

制用法 上4味共煎煮，去药渣后吃青萝卜喝汤。每日1剂。

功效

清热解毒。适用于湿热瘀毒型盆腔炎，症见发热，下腹胀痛，小腹两侧疼痛拒按，带下色黄量多，舌质红、苔黄，脉滑数。

淡菜韭菜汤

配方 淡菜60克，韭菜120克，调料适量。

制用法 按常法煮汤食用。每日1剂。

功效

温阳补肾，益精止带。适用于肾阳虚型盆腔炎。

地杷汤

配方 米口袋20克，地龙10克，土枇杷25克。

制用法 用鲜品或干品，水煎服。每日1剂，日服3次。

功效

适用于盆腔炎或尿道炎等症。

白花白芍煎剂

配方 白花蛇舌草100克，地

龙20克，白芍50克。

制用法 水煎服，每日1剂。

功效

清热解毒，缓急止痛。适用于盆腔炎。

追风透骨散

配　方 追地风、白芷、当归尾、赤芍、茜草各30克，透骨草3克，血竭、花椒各15克，乳香、阿魏、没药、莪术各20克。

制用法 以上诸药共研粗末，布袋包装，在治疗前先将药物稍用清水透湿后，再隔水蒸热半小时，趁热用毛巾包敷下腹部疼痛侧，每日2次，每次15分钟，敷毕将药袋晒干，次日再用。每剂药可敷10次，20日为1个疗程。

功效

适用慢性盆腔炎。

灌肠煎剂

配　方 三棱20克，鱼腥草、穿心莲、白花蛇舌草、丹参各30克。

制用法 上述药物浓煎至100毫升。灌肠前应排空大、小便，灌肠时煎汁应在39℃左右（不烫手即可），于月经干净后第3日起，每日1次。14日为1个疗程，连续治疗3个疗程。

功效

活血化瘀，攻坚散结，清热解毒，利湿。主治慢性盆腔炎。

活血解毒汤

配　方 败酱草、紫花地丁、蒲公英各30克，金银花20克，川楝子、延胡索、丹参、桃仁各12克。

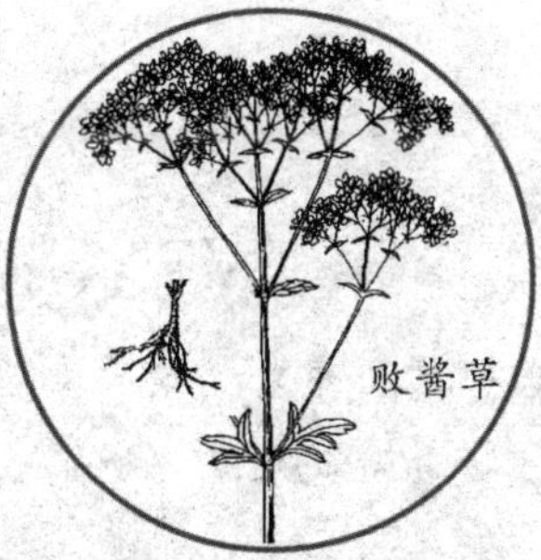

制用法 将上药水煎取液100毫升。取本品加普鲁卡因0.25克、庆大霉素8万单位，保留灌肠30分钟，每日1次，10日为1个疗程。经期停用。

功效

适用于慢性盆腔炎。

活血消症汤

配　方 桃仁、丹参、川芎、三棱、莪术、海藻各15克，穿山甲、土鳖虫各12克。

制用法 将上药水煎取液100毫升。取本品30%～40%，保留灌肠，每日1次，10次为1个疗程，每疗程间隔7日，经期停用。

功效

适用慢性盆腔炎。

大青盐

配方 炒大青盐500克。

制用法 布包敷于下腹部。

功效

适用于盆腔炎。

附件炎

在女性的盆腔里，子宫处于核心地位，子宫周围的一些器官，如输卵管、卵巢等就被称为子宫的附件。因此，输卵管与卵巢发了炎就叫做附件炎。输卵管、卵巢一旦发炎，炎症往往株连子宫旁的结缔组织、盆腔腹膜等，这些部位也跟着“倒霉”，结果形成输卵管炎、卵巢炎、宫旁结缔组织炎、盆腔腹膜炎等数处炎症并存，且相互影响，医生在诊断上也无法分清确切的部位，因而统称为附件炎。

古代中医治疗附件炎，以扶正固本、清热解毒、祛湿、利水、消炎、止痛、活血化瘀、统筹兼顾为基本法则。

银花连翘汤

配方 银花、连翘、公英、苡仁各20克，滑石、丹皮、苍术、茯苓、车前子（包）、盐黄柏、甘草各15克，胆草10克。

制用法 每日1剂，水煎服。

功效

主治附件炎。症见小腹疼痛，经期不调，或淋沥不断，或黄白带下，味腥臭等。

猪苓车前子液

配方 猪苓、车前子（包）、

赤芍各12克，黄柏、牛膝、丹皮、苍术各10克，泽泻、茵陈各6克。

制用法 水煎服，1日1剂。

功效

清热利湿。主治湿热下注型附件炎。

鹿角霜补骨脂汤

配方 鹿角霜、补骨脂、桑螵蛸、锁阳、龙骨、茯神、山萸肉、菟丝子各9克，砂仁末3克，熟地20克，煅牡蛎（先煎）30克，炒白芍6克。

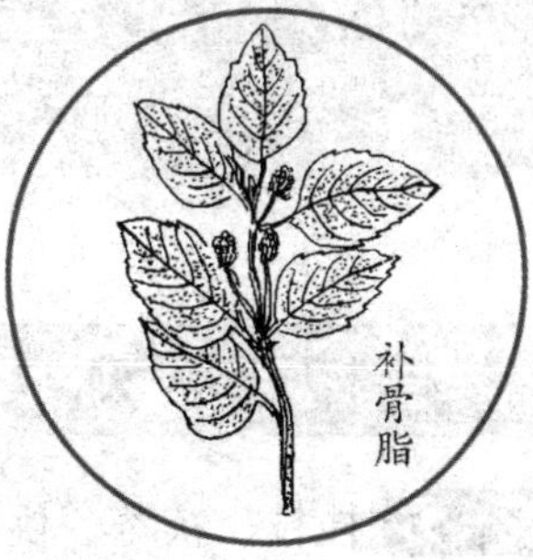

制用法 每日1剂，水煎服。服半个月后可隔日1剂。

功效

主治附件炎。症见带下绵延时多，清爽时少；月经来潮时周身筋骨疼痛。

败酱草汤

配方 败酱草20克，当归、元胡、酒大黄、赤芍、桃仁各15克，香附12克。

制用法 水煎服，1日1剂。

功效

活血化瘀，清热解毒。

云苓当归煎剂

配方 云苓15克，当归、赤芍各12克，没药、艾叶、苍白术、泽兰、红藤各10克，小茴香、川芎、桂枝各9克，干姜6克。

制用法 水煎服。以上方药口服后，剩余药渣可放入布袋敷于下腹部，每次热敷20～30分钟。

功效

温阳散寒，活血祛湿。适用于女性附件炎。

土茯苓败酱草汤

配方 土茯苓、败酱草各30克，蒲公英20～30克，制乳香、没药各6～10克，丹参20克，当归12克，橘核9克。

制用法 每日1剂，水煎服。

功效

清热解毒，活血化瘀。主治附件炎。

当归丹参汤

配 方 当归、丹参、橘核、炮甲珠各12克，海藻15克，茯苓、银花、青皮、元胡各9克，连翘10克，薏仁米30克，川芎6克。

制用法 每日1剂，水煎服。

功 效

利湿，活血。主治慢性附件炎。

子宫肌瘤

子宫肌瘤是女性生殖器官中最常见的一种良性肿瘤，也是人体中最常见的肿瘤之一，又称为纤维肌瘤、子宫纤维瘤，多发于35~50岁妇女。中医称子宫肌瘤为“石瘕”“血蛊”，该病主要是由子宫平滑肌细胞增生而成，其中有少量纤维结缔组织作为一种支持组织而存在，故称为子宫平滑肌瘤较为确切。

三棱莪术汤

配 方 三棱、莪术、丹参、香附、昆布、海藻、牡蛎、穿山甲、路路通各等量。

制用法 将上药水煎，取药液100毫升。患者排空膀胱，保留灌肠大于半小时，每日1次，20日为1个疗程。月经期暂停服用。

功 效

主治子宫肌瘤。

桂枝茯苓丸

配 方 桂枝、茯苓、桃仁、丹皮、赤芍、鳖甲、卷柏、祈艾、青皮、续断、黄芪各10克，生牡蛎30克，黄柏6克。

制用法 将上药共研细末，炼蜜为丸，每丸重10克。每日服3次，每服1丸，连服至病愈。

功 效

主治子宫肌瘤。

桂枝乳香丸

配　方 桂枝、桃仁、赤芍、海藻、牡蛎、鳖甲各12克，茯苓、丹皮、当归尾各18克，红花75克，乳香、没药、三棱、莪术各60克。

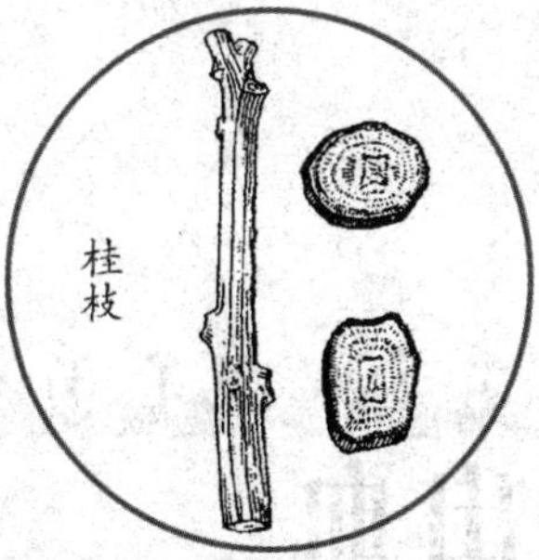

制用法 将上药共研细末，炼蜜为丸，每丸重9克，每日服2～3次，每次服1～2丸。

功效

主治子宫肌瘤。

归尾汤

配　方 归尾12克，川芎、肉桂、小茴香各6克，红花、桃仁、延胡索、没药、生蒲黄、炒五灵脂各10克，三棱、莪术各8克，生卷柏30克，益母草15克。

制用法 将上药水煎3次后合并药液，分早、中、晚内服，每日1剂，1个月为1个疗程。

功效

治疗子宫肌瘤。

黄芪当归煎剂

配　方 生黄芪15克，全当归、生茯苓、生白芍、延胡索、川楝子各10克。

制用法 将上药水煎3次后合并药液，分早、中、晚内服，每日1剂。

功效

治疗子宫肌瘤。

丹参桃仁汤

配　方 丹参15～25克，桃仁10～15克，赤芍、橘核、山豆根各10～20克，三棱8～10克，山慈姑、桂枝、香附各6～12克，荔枝核15～20克。

制用法 1日1剂，水煎服。

功效

理气活血，消癥散结。主治子宫肌瘤、卵巢囊肿。症见月经前期，量多，行经期延长，经前、经期腰酸腹胀痛等。

消瘤汤

配　方 炮山甲15克，三棱、莪术各12克，丹皮、桃仁、茯苓、赤芍各10克。

制用法 1日1剂，水煎服。

功效

主治子宫肌瘤。

党参白术汤

配方 党参、三棱各30克，白术24克，牛膝、茯苓各15克，甘草9克，莪术60克。

制用法 每日1剂，水煎服。

功效

益气健脾，祛瘀通络。主治子宫肌瘤。

功能性子宫出血

凡由调节生殖系统的神经内分泌机制失常引起的异常子宫出血，均称为功能失调性子宫出血（简称功血），是一种常见的妇科疾病，多见于青春期和更年期。西医按卵巢功能紊乱程度不同将其分为排卵功血（黄体功能障碍）和无排卵功血（卵泡期功能障碍）。

子宫异常出血，可以是出血过多、过少、过频，或不规则，或绝经后出血等。在异常出血的妇女中，约有25%是由器质性疾病引起。其余75%是由影响生殖系统调控的激素紊乱所致。这些激素是由下丘脑、垂体产生，在生育年龄的妇女中很常见，这种类型的出血，称为子宫功能性出血。青春期前和绝经期后阴道出血，都是不正常出血。

菟丝子枸杞糊

配方 菟丝子30克，枸杞子15克，生地、白芍、当归各10克，川芎、红花各3克。

制用法 每日1剂，水煎，餐后服。出血期并用妇贴灵（含女贞子、炒五灵脂各15克，研末）3克，加食醋、姜汁各1毫升，调糊，贴敷于关元穴，每日换药1次。于出血期前8

日开始，用口服药至出血期后8日，均1个月为1个疗程。

功效

主治功能性子宫出血。

墨旱莲汤

配方 墨旱莲、血见愁各35克，女贞子、生黄芪各20克，全当归、仙鹤草、白芍、熟地黄、白术、菟丝子、益母草各15克，甘草10克。

制用法 每日1剂，水煎，分2～3次口服。5剂为1个疗程。

功效

主治子宫出血。

阿胶当归汤

配方 阿胶、当归各30克，红花、冬瓜子、仙鹤草各12克。

制用法 每日1剂，水煎，分2次服，服至痊愈为止。

功效

治疗功能性子宫出血。

椿皮白术散

配方 椿皮40克，白术、炒山栀、棕炭、地榆炭各25克，侧柏叶20克。

制用法 每日1剂，水煎，分3次服。

功效

凉血活血，补气健脾。主治功能失调性子宫出血。

紫草青蒿汤

配方 紫草、乌贼骨、棕榈炭、阿胶（烊化）各20克，生地、青蒿、地骨皮各15克。

制用法 每日1剂，水煎服。

功效

主治血热崩漏、血色鲜红、量多无块者。

缩宫灵

配方 马齿苋、益母草各30克。

制用法 每日1剂，水煎，分3次服。

功效

主治功能性子宫出血、刮宫后出血、盆腔炎所致阴道出血。

缩宫汤

配方 蚤休15～20克，益母草10～30克，枳壳（炒）20～60克，蒲黄（炒）、五灵脂（炒）各15克，红花3克。

制用法 每日1剂，水煎，分2次服。

功效

收敛止血，活血行瘀。主治功能失调性子宫出血。

益气固肾汤

配方 黄芪60克，旱莲草30克，炒荆芥10克，升麻6克。

制用法 每日1剂，水煎服。

功效

主治功能性子宫出血。

大剂补中益气汤

配方 党参、黄芪各60克，炒升麻、益母草各30克，柴胡9克，独活6克，桔梗、血余炭各10克。

制用法 每日1剂，水煎服。

功效

主治功能性子宫出血。

妊娠呕吐

妊娠呕吐指孕妇在早孕期间经常出现择食、食欲不振、轻度恶心呕吐、头晕、倦怠，称为早孕反应，一般于停经40天左右开始，孕12周以内反应消退，对生活、工作影响不大，无须特殊处理。但也有少数孕妇可出现频繁呕吐，不能进食，导致体重下降，脱水，酸、碱平衡失调，以及水、电解质代谢紊乱，严重者危及生命。发病率为0.1%~2%，且多见于初孕妇，早孕时多见，极少数症状严重，可持续到中、晚期妊娠，预后多不良。

妊娠呕吐，出自《金匮要略·妇人妊娠病脉证并治》。古人因其恶心而阻碍饮食，所以称之为“恶阻”，如《胎产心法》所说：“恶阻者，谓有胎气，恶心阻其饮食也。”

干姜党参半夏汤

配　方 干姜、半夏各6克，党参10克。

制用法 每日1剂，水煎。服药时取生姜汁10滴于药中，频服。

功效

主治妊娠呕吐。

半夏茯苓汤

配　方 半夏、杭菊各9克，茯苓6克，川连3克。

制用法 每日1剂，水煎服。

功效

主治妊娠呕吐。

莲子茶

配　方 绿茶1克，莲子30克。

制用法 莲子加水煮30分钟后，趁热加入绿茶热服即可，1日1剂，分3次服用。

功效

主治妊娠呕吐。

白术橘红汤

配　方 炒白术15克，橘红、当归、炒香附、厚朴、竹茹、白参、沙参、石斛、生姜各10克，甘草、砂仁各5克。

制用法 每日1剂，水煎服。

功效

理气化痰，降逆止呕。主治妊娠呕吐。

太子参远志汤

配　方 远志、乌梅肉各3克，酸枣仁、山萸肉各6克，太子参、菟丝子各9克，炒杜仲12克，砂仁1.5克，麦冬、姜竹茹各10克。

制用法 每日1剂，水煎服。

功效

益气养血，和胃降逆。主治妊娠呕吐。

香苏饮

配　方 紫苏叶、薷香各9克，陈皮6克，砂仁3克。

制用法 加水同煮，滤渣取汁饮即可。每日3~4次，每次约100毫升。

功效

开胃，镇吐。

半夏干姜汤

配　方 半夏12克，干姜、黄

苓、党参各10克，黄连、甘草各6克，大枣4枚。

制用法 每日1剂，水煎服，早、晚分服。

功效

温胃止呕，补中益气。主治妊娠呕吐。

生姜乌梅饮

配方 生姜、乌梅肉各10克，红糖少许。

制用法 3者加水煎煮为汤，每日饮2次，每次饮约100毫升。

功效

和胃止呕。治疗脾胃不和的妊娠呕吐。

冬瓜排骨汤

配方 冬瓜、排骨各300克，调料若干。

制用法 排骨洗净放入沸水中焯一下后捞出；冬瓜去皮切成块。将排骨和姜片一同放入清水锅中，大火烧开，之后调至中火煮半小时。开锅放入冬瓜，直至冬瓜熟烂后放盐调味即可。

功效

有清热、健胃的作用，适合妊娠呕吐者服用。

砂仁粥

配方 粳米100克，砂仁5克。

制用法 首先将砂仁磨成粉末备用。之后将粳米淘净放入清水锅中，用小火熬成粥状。最后在粥熟时加入砂仁末略煮一下即可食用。

功效

化湿开胃，理气安胎。适用于妊娠初期的呕吐、恶心。

梅干菜瘦猪肉

配方 瘦猪肉100克，梅干菜、榨菜各15克，盐、鸡精各适量。

制用法 将猪肉洗净切成丝。之后将梅干菜、榨菜和猪肉丝一起放入清水锅中，小火煮汤。出锅前放入盐和鸡精调味即可。

功效

主治妊娠呕吐。

生姜糯米粥

配方 糯米200克，生姜适量。

制用法 生姜洗净榨汁；糯米炒至爆破，研成细末。将糯米粉末与生姜汁调匀，用开水调服。

功效

用于缓解妊娠呕吐现象。

麦门冬粥

配方 鲜麦冬汁、鲜生地汁各50克，薏米15克，大米80克，生姜10克。

制用法 将大米、薏米、生姜一同放入锅中煮熟，然后加入准备好的两种汁，调匀后煮成粥状即可。趁热服用效果最佳，每日1次即可。

功效

有安胎、止呕的功效。

竹茹散

配方 青竹茹、橘皮各9克，半夏15克，茯苓和生姜各12克。

制用法 将其研制成粉末，用温水冲服。1日1剂。

功效

适用于胃热气逆、妊娠呕吐。

丁香半夏姜汁敷脐法

配方 丁香粉、半夏粉、姜汁等量。

制用法 一起调至糊状，用小火熬制为膏状。待其温度在40℃左右时，敷在已经常规消毒的脐部，再用纱布覆盖固定即可，每次贴2小时左右，每日2次。

功效

主治妊娠呕吐。

安胎凉膈饮

配方 知母、麦冬各6克，人参3克，芦根12克，葛根9克，黑山栀、竹茹各4.5克，葱白2根。

制用法 水煎服，每日1剂，日服2次。

功效

养阴清胃。

柴胡清肝散

配方 柴胡、龙胆草、当归、川芎、黄芩、白芍、知母、生地、桔梗、甘草、黄连（吴茱萸汁炒）各3克。

制用法 水煎服，每日1剂，日服2次。

功效

清肝和胃。主治妊娠呕吐。

人参汤

配方 人参12克，炙厚朴、生姜、枳实各6克。

制用法 水煎服，每日1剂，日服3次。

功效

益气养胃。适用于脾胃虚弱型妊娠呕吐。

土金双倍汤

配方 人参、苏子、茯苓、谷芽、巴戟天、菟丝子、白芍各9克，白术、薏苡仁、山药各15克，神曲6克，砂仁1粒，甘草0.6克，柴胡1.5克。

制用法 水煎服，每日1剂，日服2次。

功效

健脾益肾，降气安胎。

子宫颈炎

宫颈炎是育龄妇女的常见病，有急性和慢性两种。急性宫颈炎常与急性子宫内膜炎或急性阴道炎同时存在，但以慢性宫颈炎多见。主要表现为白带增多，呈黏稠的黏液或脓性黏液，有时可伴有血丝或夹有血丝。长期慢性机械性刺激是导致宫颈炎的主要诱因，慢性宫颈炎是子宫颈部的慢性糜烂性或增殖性炎症，多由急性宫颈炎转化而来，也可无明显急性期表现。慢性宫颈炎是临床常见多发病，随年龄增长，发病率明显提高，未婚妇女极少见。主要是行经和性生活对宫颈的刺激所致。相当于中医学的“带下病”范畴。

野牡丹叶液

配方 多花野牡丹干叶2000克。

制用法 加水过叶，煮沸30分钟，2煎仍加水过叶，煮沸1小时。2煎混合浓缩成1000毫升，分装备用。用时，先用窥器扩张阴道，用消毒干棉球拭净宫颈黏液，再将浸透药液的棉球贴于宫颈糜烂面，每日1次。

功效

主治慢性宫颈炎。

土茯苓甘草汤

配方 土茯苓30克，鸡血藤、忍冬藤、薏苡仁各20克，丹参15克，车前草、益母草各10克，甘草6克。

制用法 每日1剂，水煎服。

功效

清热利湿，解毒化瘀。主治子宫颈炎。

枯矾冰片

配方 枯矾、儿茶、五倍子、白及、硇砂、冰片各适量。

制用法 上药碾粉，每5日上药1次，5次为1个疗程，经期停用。

功效

解毒消肿，祛腐生肌。主治子宫颈糜烂，白带多，有接触性出血。

潞党参方

配方 潞党参、当归、车前子（布包）、炒苍术各10克，陈皮、荆芥炭、柴胡、黄柏、水蛭、土鳖虫、甘草各6克，蒲公英、紫花地丁、红藤、败酱草、杭白芍各15克，炒白术、淮山药各30克。另有冰硼散或截带散：黄柏15克，冰片2克，蜈蚣1克，雄黄3克，青黛10克，枯矾6克，白鲜皮10克，硼砂15克，硇砂3克，共研细末，外用纳阴。

制用法 每日1剂，水煎3次，分3次服。1个月为1个疗程。冰硼散或截带散装入胶囊，每晚临睡前用2~3粒，塞入阴道内深部，后以带线棉球堵塞阴道，翌日取出。每周2~3次，10次为1个疗程。

功效

健脾燥湿，清热化瘀。主治慢性子宫颈炎。

红藤生地汤

配方 红藤、生地、乌梅、石榴皮各30克，蒲公英、忍冬藤、生地榆各20克。

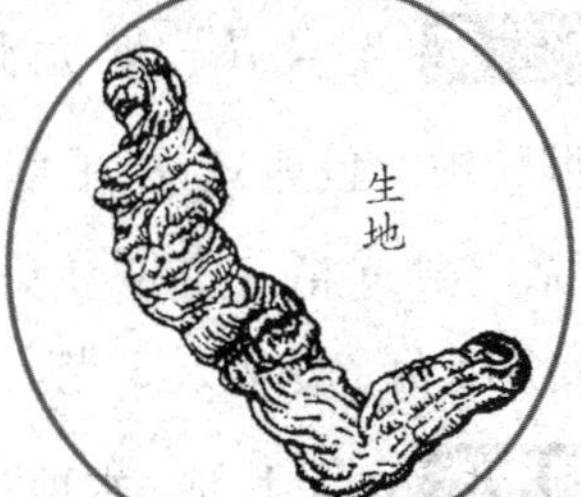

制用法 水煎至200~300毫升，

徐徐灌注阴道20～30分钟，每日1～2次，5次为1个疗程。

功效

主治慢性子宫颈炎。

白扁豆方

配方 白扁豆250克。

制用法 炒后研末。每日2次，每次16克，米汤送服。

功效

适用于宫颈炎。

赤石脂海螵蛸散

配方 赤石脂、海螵蛸各18克。

制用法 2药共研成细末。每次服3克，每日3次。

功效

适用于宫颈炎赤白带下。

生黄芪煎剂

配方 生黄芪、煅龙骨（包煎）、煅牡蛎（包煎）、凤尾草、红藤各30克，制黄精、金樱子、黄实、乌贼骨各15克，炮姜炭3克。

制用法 每天1剂，水煎，分早、晚服，7剂为1个疗程。在冷冻术后第1天开始服药。

功效

适用于慢性宫颈炎。

鸡蛋艾叶汤

配方 鸡蛋2个，艾叶15克。

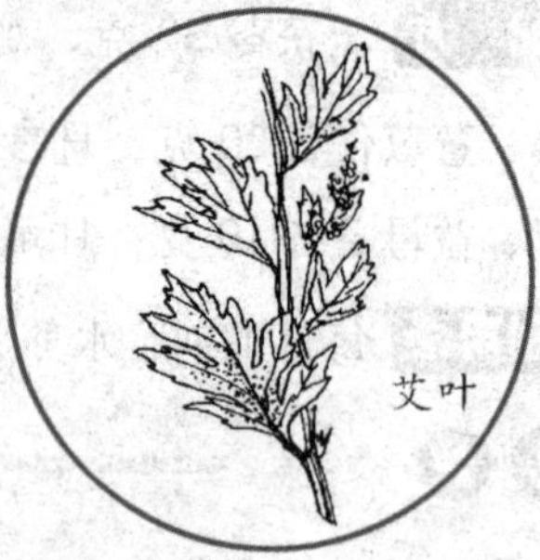

制用法 艾叶煎汤，去渣，放鸡蛋同煮。

功效

适用于宫颈炎。

冬瓜子方

配方 冬瓜子90克，冰糖适量。

制用法 冬瓜子捣烂，加等量冰糖和水煎。早、晚各服1次。

功效

适用于宫颈炎。

薏米粥

配方 薏米60克，红糖30克。

制用法 按常法煮粥食用。每日1剂。

功效

健脾利湿，清热排脓。适用于慢性宫颈炎。

鸡冠花瘦肉汤

配方 鸡冠花20克，猪瘦肉100克，红枣（去核）10枚。

制用法 将鸡冠花、红枣、猪瘦肉洗净；把全部用料一起放入砂锅，加入适量清水，大火煮沸，改小火煮30分钟，调味即可。鸡冠花有白色、红色2种，白色者以渗湿清热为主，治白带；红色者除清热利湿，尚能入血分以治赤白带，使用时可按症候不同选用。

功效

有清热利湿止带的功效。

金银花汤

配方 金银花、蒲公英各15克。

制用法 水煎服。每日1剂，2次分服。

功效

清热解毒，消肿散结。适用于慢性宫颈炎。

五倍子涂抹法

配方 五倍子、枯矾各等份，甘油适量。

制用法 五倍子、枯矾研细末，用甘油调成糊状。用棉签蘸药粉涂于子宫颈管口内外。每日1次，15次为1个疗程。病较重者可连用1个疗程。月经来潮时，可以暂停用药。

功效

适用于慢性宫颈炎。

天花粉栀子芦根汤

配方 天花粉、栀子各15克，芦根、绿豆各30克。

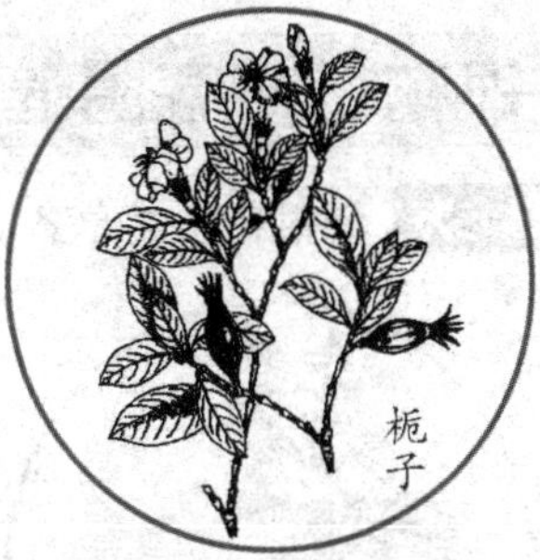

制用法 所有药材水煎内服。每日2次，每天1剂。

功效

天花粉可清热、解毒、利湿。适用于宫颈炎湿热症，症见小便短赤、涩痛等。

蛇床子方

配方 蛇床子、黄柏、苦参、贯众各15克。

制用法 煎水，每日冲洗阴道。7日为1个疗程。

功效

适用于宫颈炎。

苦荬汤

配方 细叶苦荬菜、广西黄柏树皮、阔叶十大功劳茎、灵香草各适量。

制用法 水煎，趁热熏患处，待温坐盆。每日1剂。

功效

适用于宫颈炎。

金银花甘草塞阴道法

配方 金银花、甘草各10克。

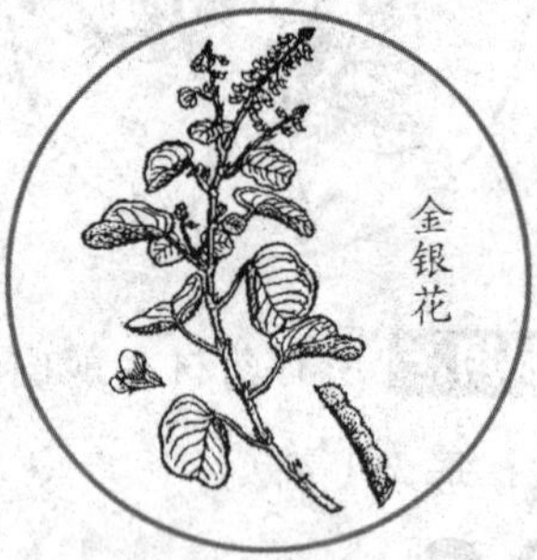

制用法 研细末，先用温盐水将阴道分泌物冲洗干净，用带线的药棉蘸药末放入阴道。每晚1次，12小时后拉出药棉，5天为1个疗程。

功效

清热解毒。适用于宫颈炎。用药后红肿消退，白带多、腰痛等症状明显改善。

猪胆汁白矾方

配方 鲜猪胆汁1个，白矾9克。

制用法 将白矾放入猪胆汁内，阴干或烘干，研末，过罗极细，备用。一般轻者上药5次即愈，重者上药10次。

功效

清热，解毒。适用于慢性宫颈炎。

无花果叶汤

配方 无花果叶20克（鲜品50克）。

制用法 加水煎汤，趁热坐浴。每日1次。

功效

清热解毒。适用于慢性宫颈炎。

鸡蛋清塞宫颈法

配方 鸡蛋清适量。

制用法 宫颈部位用生理盐水揩拭干净，用鸡蛋清涂抹患处，然后再用蘸满蛋清的棉球塞于宫颈处。次日取出，连用5天为1个疗程。

功效

此法适用于宫颈糜烂有出血者。

宫颈糜烂

2008年，"宫颈柱状上皮异位"取代了"宫颈糜烂"的叫法。由于炎症的刺激程度不同，宫颈处黏膜柱状上皮生长较慢，上皮平坦，外表光滑，即为单纯性糜烂；柱状上皮生长速度快，形成腺体增生时，为腺样糜烂；如果腺体扩张则可为滤泡型糜烂；同时伴间质增生，形成小的突起，被覆柱状上皮不匀，则形成乳头状糜烂。宫颈糜烂是妇科疾病中最常见的一种。

五倍子糊

配　方 五倍子60克。

制用法 将五倍子研极细粉末，加水适量，放器皿中炖热搅成糊状，涂患处。

功效

适用于治疗宫颈糜烂。

鸡蛋清

配　方 新鲜鸡蛋1个，高锰酸钾溶液适量。

制用法 将鸡蛋用消毒水洗净，打破，取纯蛋清。阴道用高锰酸钾溶液冲洗后，将线扎棉球蘸上鸡蛋清后填入子宫颈口（并将扎棉球之线头留在阴道口以外，以利于棉球取出）。过5小时后取出，每日换1～2次。月经来潮时停止治疗。

功效

清热，解毒，消肿。用治子宫颈糜烂。宫颈糜烂并有出血者疗效颇佳。

猪苦胆石榴皮末

配　方 猪苦胆5～10个（阴干后约30克），石榴皮60克，花生油适量。

制用法 共研成细粉，用适量花生油调成糊状，装瓶备用。用前先以温开水清洗患部，揩干宫颈分泌物，再将扎线的棉球蘸药塞入宫颈糜烂处。每日1次，连用多次。

功效

解毒杀虫，生肌。主治宫颈糜烂。

紫草香油

配方 紫草、香油各适量。

制用法 将紫草放入香油中，浸渍7天。或将香油煮沸，将草泡入沸油中，成玫瑰色即可。每日1次，涂于子宫颈，外用带线棉球塞于阴道内，第2天取出。

功效

治疗宫颈糜烂。

博落回液

配方 博落回、苦参各3克，大黄、黄柏、贯众、苍术各15克，生甘草、白芷各10克。

制用法 水煎，每日1剂，冲洗阴道2次。

功效

治宫颈糜烂。

狼毒车前汤

配方 狼毒200克，茯苓、生甘草各50克，车前子100克。

制用法 上药煎取500毫升，经纱布滤液冲洗阴道。每日1次。

功效

治宫颈糜烂、阴道炎。

益母川芎汤

配方 益母草60克，车前子30克，熟地黄15克，当归、川芎、白芍药、赤芍药、甘草各10克。

制用法 加水煎沸15分钟，过滤取液，渣再加水煎20分钟，滤过去渣，2次滤液对匀，分早、晚2次服，日1剂。

功效

治宫颈糜烂。

冰片麝香末

配方 冰片、麝香各1克，雄黄5克，儿茶、乳香、没药各10克，白矾500克。

制用法 上药共研细末，过筛，分包，每包2克备用。使用时备好直径约4厘米的扁圆形消毒棉球，将1包药粉撒于宫颈外部。

功效

治宫颈糜烂。

子宫脱垂

子宫从正常位置沿阴道下降，宫颈外口达坐骨棘水平以下，甚至子宫全部脱出于阴道口以外，称为子宫脱垂。子宫脱垂常合并有阴道前壁和后壁膨出，分娩造成宫颈、宫颈主韧带与子宫骶韧带的损伤及分娩后支持组织未能恢复正常为此病发生的主要原因。此外，产褥期产妇多喜仰卧，且易并发慢性尿潴留，子宫易成后位，子宫轴与阴道轴方向一致，遇腹压增加时，子宫即沿阴道方向下降而发生脱垂。产后习惯蹲式劳动（如洗尿布、洗菜等），都可使腹压增加，促使子宫脱垂。未产妇发生子宫脱垂者，系因生殖器官支持组织发育不良所致。

升麻麝香膏

配　方 升麻、黄芪、柴胡、党参各10克，麝香0.3克，枳壳15克，陈醋适量。

制用法 除麝香另研外，诸药混合研成细末，以醋调和为膏状，备用。患者平卧床上，取麝香0.15克纳入脐孔穴中央，再将药膏敷在脐窝上，外以纱布覆盖，胶布固定。每3日换药1次，10次为1个疗程。

功效

本方适用于气虚型子宫脱垂。症见子宫脱垂，甚或脱出阴道口外，卧或收入，劳则坠出更甚，自觉小腹下坠，心悸乏力。

升麻茄根

配　方 升麻、茄根各30克。

制用法 上药烧成灰，研末，香油调匀，涂于纸上，卷成筒状，送入阴道，晨起取出，1日1次。

功效

治子宫脱垂。升麻具有升提作用，茄根色黄入脾，能补益中气，2药合用，对中气下陷之子宫脱垂有效。

黄芪五味子末

配　方 五味子、菟丝子、韭菜子、蛇床子各10克，升麻5克，黄芪15克，米醋适量。

制用法 上药共研细末，装瓶备用。取药末适量，用米醋调为稀糊状，敷于肚脐处，上盖纱布，胶布固定。每日换药1次。

功效

温肾，益气，升提。主治子宫脱垂。

白前山药液

配　方 白前、土牛膝、山药、云木香、桔梗、沙参、花粉各30克，铁菱角60克，山茄、土大黄各15克。

制用法 每日1剂，水煎服，连服至治愈。

功效

主治子宫脱垂。

艾叶枳壳洗剂

配　方 艾叶9克，枳壳30克。

制用法 每晚睡前煎汤熏洗1次，每次约20分钟，连用7日。

功效

收敛升提。治产后子宫脱垂，少气乏力。

升麻牡蛎散

配　方 升麻6克，牡蛎12克。

制用法 将上药共研细粉，每日分2～3次空腹服下。按子宫脱垂程度Ⅰ度、Ⅱ度、Ⅲ度，分别服药1个月、2个月、3个月为1个疗程，可连服3个疗程。少数患者于服药1周后出现下腹微痛，可不停药或减量。

功效

主治子宫脱垂。

蓖麻仁麝香贴

配　方 蓖麻仁30克，麝香0.3克。

制用法 捣烂后敷贴百会穴及脐部，收效后即去药。

功效

本方主治子宫脱垂。

蓖麻子米饭

配　方 蓖麻子100克，米饭20克。

制用法 将蓖麻种仁同米饭捣烂敷脐部，子宫收缩后去药。

功效

治疗子宫脱垂、脱肛。

升提散

配　方 党参、黄芪、白术、升

麻各5克，陈皮、柴胡各4.5克，生姜3片，红枣7枚，仙鹤草、熟地各8克，桑寄生、海螵蛸、金银花各6克。

制用法 每日1剂，水煎服。

功效

补中益气，滋补肝肾。主治子宫脱垂。

五倍子野菊花丸

配方 五倍子、枯矾各60克，升麻、蛇床子、野菊花各30克。

制用法 将上药共研为极细末，炼蜜为丸。每丸9克，每次1丸，1日3次，开水送服。

功效

主治子宫脱垂。

柴胡升麻液

配方 柴胡、升麻、知母各15克，黄芪、党参各60克，桔梗20克，重症者再加红参15克（另炖后兑入）。

制用法 将上药水煎，2天服1剂。

功效

主治子宫脱垂。

女性更年期综合征

女性更年期综合征是女性卵巢功能逐渐衰退至完全消失的过渡时期，由于生理和心理改变而出现的一系列临床症状，常见有烘热汗出、烦躁易怒、心悸失眠或忧郁健忘等。根据临床表现，本病属于中医学的“绝经前后诸证”的范畴。本病是妇女在绝经前后，肾气逐渐衰竭，冲任亏虚，精血不足，天癸渐绝，月经将断而至绝经，出现一系列生理变化，但有些女性由于体质或精神因素以及其他因素的影响，一时不能适应这些生理变化，使阴阳失去平衡，脏腑气血功能失调而出现的一系列脏腑功能紊乱的症候。

吴茱萸外敷方

配　方 吴茱萸12克，龙胆草20克，硫黄6克，朱砂0.6克，明矾3克。

制用法 上药共研细末，加小蓟根汁60克，用凡士林适量拌匀。取少许外敷双侧期门穴（第6肋间隙，距前正中线3.5寸处）和双侧涌泉穴（足掌心，第2跖骨间隙的中点凹陷处），纱布覆盖，胶布固定。每日1换。连续3~5日愈。

功效

主治更年期妇女综合征，亦同时宜于脏躁症的治疗。

二仙汤

配　方 仙茅、知母、仙灵脾、黄柏皮各10克，当归6克，巴戟天15克，红糖、白糖各30克。

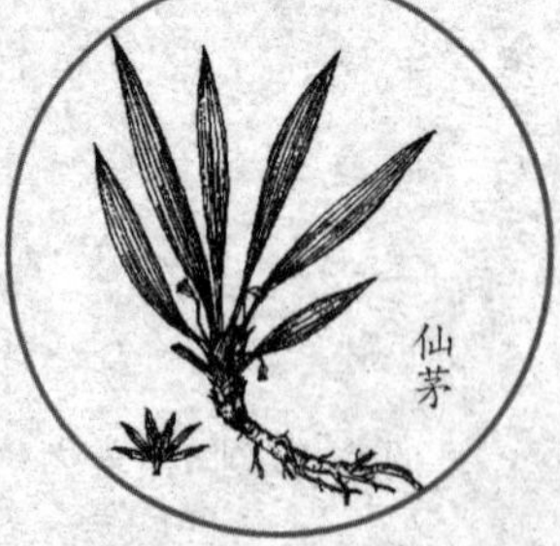

制用法 将中药煎水，去渣，取滤液，再在滤液中加入红、白糖，煮1~2沸，即成。每日早、晚各服1次，每次30~50毫升。

功效

本方主治更年期综合征。

太子参外敷方

配　方 太子参60克，朱砂、琥珀各15克，白豆蔻、薄荷各10克。

制用法 上药共研成细粉和匀。用时，取药粉适量与温水调成膏，敷于病人肚脐内，外盖纱布，然后用胶布固定。每日换药1次，可连续应用。

功效

本方太子参补气养阴，朱砂、琥珀安神助眠，白豆蔻化湿开胃，薄荷开窍醒神。全方具有安神开窍、清热养阴的作用。

甘草大枣煎剂

配　方 浮小麦1克，炙甘草10克，大枣10枚。

制用法 先将炙甘草加水煎煮取汁，再用炙甘草汁与小麦、大枣同煮，先用大火煮沸，最后用小火煨至小麦烂熟成粥样。每日早、晚空腹食1碗。

功效

本方主治妇女更年期综合征。

三参饮

配方 玄参、丹参、党参、柏子仁、酸枣仁、茯苓、浮小麦、白芍各10克，天冬、麦冬、远志各5克，生地、熟地各12克，当归3克，元胡6克，龙骨、牡蛎各15克，五味子、桔梗各5克。

制用法 清水煎服，每日1剂，1剂煎2次，分早、晚温服，16剂为1个疗程。

功效

适用于因肾阴不足，不能上济于心，或平素心气不足，不得下通，心肾不交而出现的一系列症状。

黄连麦冬煎剂

配方 黄连3克，麦冬、白芍、白薇、丹参、枣仁各9克，龙骨15克。

制用法 煎服汤药。每日1剂，1剂煎2次，早、晚温服，连续服药1个月为1个疗程。

功效

主治妇女更年期综合征。症见烘热汗出、心烦易怒、口干、失眠、心悸、心慌等。

熟地山药煎剂

配方 沙参、熟地、山药、枸杞、菟丝子、茺蔚子、夜交藤各20克，五味子、女贞子、桑葚子各15克，当归10克，柏子仁12克。

制用法 每日1剂，大火煮沸，慢火煎煮15分钟，煎2次，1日服3次，空腹温服。

功效

主治妇女更年期综合征。

枸杞百合羹

配方 枸杞子30克，百合60克，鸡蛋黄2个，冰糖适量。

制用法 将枸杞子、百合加水1000毫升，煎煮至300毫升。然后将鸡蛋黄搅烂，倒入汤中。加冰糖适量调味，分2次服。

功效

适用于更年期综合征。

生地枣仁粥

配方 酸枣仁（研碎）、生地各30克，大米100克。

制用法 酸枣仁与生地先水煎取

汁200毫升，加入煮好的米粥中，每日服1次，宜常服。

功效

适合更年期妇女食用。

二仙羊肉汤

配方 羊肉250克，仙灵脾15克，仙茅、龙眼肉各10克。

制用法 将仙茅、仙灵脾洗净，用纱布包裹；羊肉洗净，切小块。把全部用料一起放入砂锅内，加清水适量，大火煮沸后，小火煮3小时，去药包，调味即可。随量饮用。

功效

适合更年期妇女长期食用。

甘麦饮

配方 小麦30克，红枣10枚，甘草10克。

制用法 水煎服。每日早、晚各服1次。

功效

适用于绝经前后伴有潮热出汗、烦躁心悸、忧郁易怒、面色无华、精神恍惚、悲伤欲哭者。

赤豆薏苡仁红枣粥

配方 赤小豆、薏苡仁、粳米各30克，红枣10枚。

制用法 每日熬粥食之。1日3次。

功效

适用于更年期有肢体水肿、皮肤松弛、关节酸痛者。

黑豆磁石枕

配方 黑豆、磁石各1000克。

制用法 上药分别打碎（磁石打碎成米粒大小），和匀，装入枕芯，制成药枕。

功效

黑豆补肾养阴；磁石镇惊安神。二者合用，具有滋肾安神除烦的作用。

苏木血竭散

配方 苏木40克，血竭、红花各25克。

制用法 共为细末，每次5克，1日2次，口服。又加花椒10克，以上药末10克，用香油调成泥状敷于脐穴，每日1换，7日为1个疗程。

功效

该药有通经活络、祛瘀止痛之功，对更年期综合征和经前期综合征均有良效，对痛经、月经闭止也有奇效。

习惯性流产

习惯性流产是指连续自然流产3次及3次以上者。近年常用“复发性流产”称呼这一症状，改为2次及2次以上的自然流产。患者每次流产往往发生在同一妊娠月份。中医称为“滑胎”。习惯性流产的原因大多为孕妇黄体功能不全、甲状腺功能低下、先天性子宫畸形、子宫发育异常、宫腔粘连、子宫肌瘤、染色体异常、自身免疫等。

习惯性晚期流产常为子宫颈内口松弛所致。多由于刮宫或扩张宫颈所引起的子宫颈口损伤，少数可能属于先天性发育异常。此类病人在中期妊娠之后，由于羊水增加，胎儿长大，宫腔内压力增高，胎囊可自宫颈内口突出，当宫腔内压力增高至一定程度，就会破膜而流产，故流产前常常没有自觉症状。

荔枝大枣汤

配　方 干荔枝、干大枣各7枚。

制用法 共加水煎服，每日1剂。

功效

具有补血生津的作用。适用于妇女贫血、流产后体虚的调养。

豆浆大米粥

配　方 豆浆2碗，大米50克，白糖适量。

制用法 将大米淘洗净，以豆浆煮米做粥，熟后加糖调服。每日早空腹服食。

功效

具有调和脾胃、清热润燥的作用。适用于流产后体虚的调养。

鸡蛋枣汤

配　方 鸡蛋2个，红枣10枚，红糖适量。

制用法 锅内放水煮沸后打入鸡

蛋卧煮，水再沸下红枣及红糖，小火煮20分钟即可。

功效

补中益气，养血。适用于贫血及病后、产后气血不足的调养。

糖饯红枣

配方 干红枣、红糖各50克，花生米100克。

制用法 将干红枣洗净后用温水浸泡；花生米略煮，取皮备用。枣与花生皮同入小铝锅内，加煮花生米的水，再加水适量，以小火煮30分钟，捞出花生米皮，加红糖，待红糖溶化收汁即成。

功效

具有养血、理虚的作用。适用于流产后贫血或血象偏低者。

安胎防漏汤

配方 菟丝子20克，覆盆子、川杜仲各10克，杭白芍6克，熟地黄、潞党参各15克，炒白术、棉花根各10克，炙甘草6克。

制用法 未孕之前，预先水煎服此方3～6个月；已孕之后，可以此方随证加减。每日1剂，日服2次。

功效

温养气血，补肾固胎。

乳鸽枸杞汤

配方 乳鸽1只，枸杞30克，盐少许。

制用法 将乳鸽去毛及内脏杂物，洗净，放入锅内加水与枸杞共炖，熟时加盐少许。吃肉饮汤，每日2次。

功效

具有益气、补血、理虚的作用。适用于流产后体虚及病后气虚的调养。

固胎汤

配方 党参、炒白术、熟地各30克，淮山药15克，炒扁豆、山茱萸、枸杞子、炒杜仲、川续断各9克，桑寄生15克，炒白芍18克，炙甘草3克。

制用法 每日1剂，用水浓煎2次，分2～3次温服，连续服用，须超过以往流产天数半月。

功效

脾肾双补，止痛安胎。

艾叶鸡蛋煲

配方 艾叶12克，鸡蛋2只。

制用法 将艾叶、鸡蛋放入瓦煲（忌用铁器）中，加入清水，用小火同煮（鸡蛋煮熟后去壳取蛋再煮）。有滑胎习惯的孕妇，孕后第1个月可每日服1次，连服5~8天；孕后第2个月，每周服1次；孕后第3个月，每半月服1次；孕后第4个月起，每月服1次，直至妊娠足月。

功效

本方适用于滑胎。

苎根银花煎剂

配方 苎根（锉）80克，银花200克，清酒1盅。

制用法 以水1大盅，煎至半盅，去渣；分2次温服。

功效

本方适用于妊娠胎动欲堕，腹痛不可忍。

功效

健脾益肾，滋肾益精。

苜蓿子鸡蛋

配方 苜蓿子3克，鸡蛋2个。

制用法 将苜蓿子捣烂，加水煮20分钟，取汁1碗，倒入打匀的蛋液中，隔水蒸至凝膏。每日1~2剂，连服1周。

功效

本方适用于堕脱、小产。

熟地阿胶丸

配方 菟丝子250克，熟地170克，党参、阿胶、杜仲各120克，川断、白术、鹿角霜、巴戟、枸杞各100克，当归头70克，春砂仁17克，大枣50枚。

制用法 药研细末，炼蜜为丸，每次6~10克，日服3次，连服3个月为1个疗程。

功效

适用于先兆流产、习惯性流产。

人参黄芪煎剂

配方 人参、黄芪、当归、续断、黄芩各3克，白术7克，川芎、白芍、熟地各2.5克，砂仁、炙甘草各1.5克，糯米1撮。

制用法 水煎服，妊娠后每隔3~5日服1剂，直至滑胎月份。

功效

本方适用于因气血两虚、倦怠少食，屡有堕胎的患者。

白带异常

白带异常是妇科常见病，白带是阴道分泌物的一种，指的是从女性阴道中流出的白色液体。正常的白带无异味，流量较为规律。白带异常有生理性白带异常和病理性白带异常之分。生理性白带异常是指受生理周期的影响，随着女性体内雌激素分泌增加，白带量会增多，且透明如蛋清，甚至可拉成丝状。病理性白带异常，往往由一些妇科病引起，白带呈现量多、有异味、颜色为透明或灰黄，甚至呈现泡沫状或凝乳状等不正常现象。病理性白带异常和人们日常生活中的卫生习惯有关，女性阴道菌群失调，长期处于潮湿、不洁的环境中，白带异常的症状便会出现。

冰糖冬瓜子汤

配方 冰糖、冬瓜子各30克。

制用法 将冬瓜子洗净捣末，加冰糖冲开水1碗放在陶罐内，用小火隔水炖好服食，每日2次，连服5～7日。

功效

此方适用于湿热型白带增多。

银杏豆浆汤

配方 银杏（去心、去皮）10粒，豆浆适量。

制用法 银杏捣碎冲入豆浆内，炖熟后内服，每日1次，连服数日可见功效。

功效

适用于带下病初起、白带增多的患者。银杏有一定毒性，一定要炖熟，且不宜长期服用。

山药莲苡汤

配方 山药、莲子、薏苡仁各60克。

制用法 将山药、莲子（去皮、去心）、薏苡仁洗净，一起放入砂锅中，加水500毫升，用小火煮熟后即可服用。一般每日 1 次，服用 5 ~ 7 次见效。

功效

此方适用于脾胃虚型引起的白带异常。

马齿苋冲蛋白

配方 鲜马齿苋适量，鸡蛋 2 枚。

制用法 洗净，放入碗中，用棒捣烂，绞汁约 60 毫升。鸡蛋打碎、去黄，用蛋白和入马齿苋汁搅和，开水冲服，每日 1 次。

功效

适用于白带异常。

白果鸡蛋

配方 白果肉 4 粒，鸡蛋 1 枚。

制用法 白果去皮、心，鸡蛋小头打一洞口，将白果肉塞入，用湿纸糊好洞口，煮熟鸡蛋即可食用。每日早起吃 1 个，连服 5 ~ 10 天，病程长者可服 20 天。

功效

适用于白带增多。

芡实莲子荷叶粥

配方 芡实、莲子各 60 克，鲜荷叶 1 张，糯米 50 克。

制用法 将芡实去壳，莲子去皮、去心。把鲜荷叶剪成 3 公分长、2 公分宽的片并洗干净以后，把三者加糯米一起放入砂锅里，加水 500 ~ 600 毫升煮熟，每日分 2 次服用，一般 5 ~ 7 天即可见效，服用时，亦可加适量砂糖调味。

功效

此方适用于脾虚型白带增多。

金樱子膏

配方 金樱子、蜂蜜各 200 克。

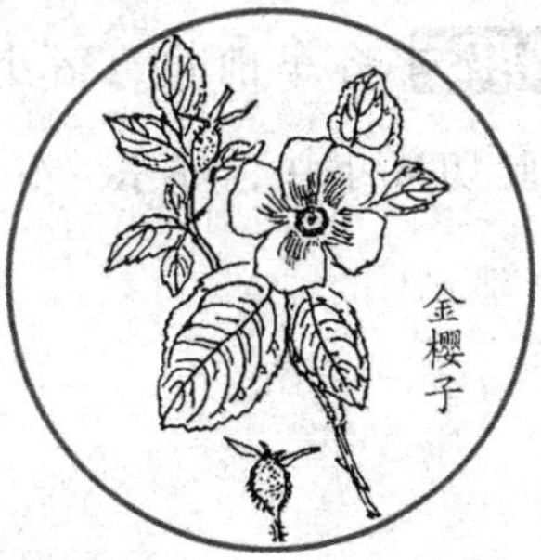

制用法 金樱子剖开去核，洗净，水煮 2 次，合并煎液，浓缩至膏状，加入蜂蜜，煮沸即可。每服 10 ~ 15 克，每日 2 次，开水冲服。

功效

适用于白带清稀、量多、腰酸肢冷。

莲子枸杞酿猪肠

配方 莲子、枸杞各 50 克，

猪小肠2小段，鸡蛋2个。

制用法 先将猪小肠洗净，然后将浸过的莲子、枸杞和打开的鸡蛋混合后放入猪肠内，两端用线扎紧，加清水1000毫升，待猪肠煮熟后切片服用。每日分3次服，隔日1剂。

功效

适用于肾虚型白带增多。

车前草炖猪小肚

配方 鲜车前草60～90克（干车前草20～30克），猪小肚2具（约200克）。

制用法 将车前草、猪小肚洗净，小肚切成小块，加水、少量盐，炖半小时即可，饮汤吃猪肚。每日1次，连服数日。

功效

主治湿热带下，由经期、产后或手术后感染所致的白带异常。

萆薢银花绿豆汤

配方 萆薢、银花各30克，绿豆30～60克。

制用法 先将萆薢、银花洗净煎水，取汁加绿豆共煮成粥，加适量白糖，每日1次，连服3～5日。

功效

主治热毒带下，白带异常。

第6章 男科疑难杂病良方

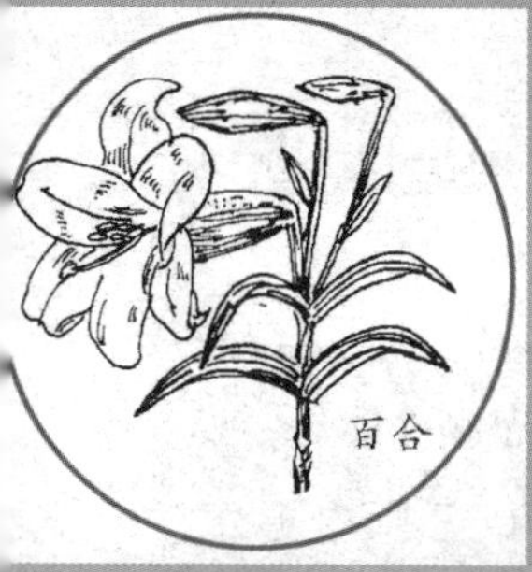

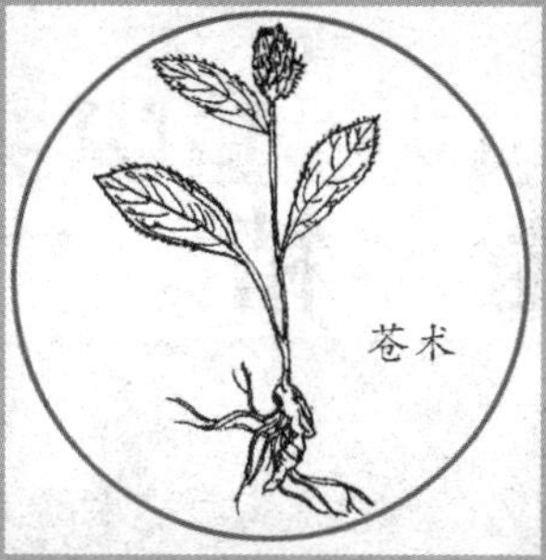

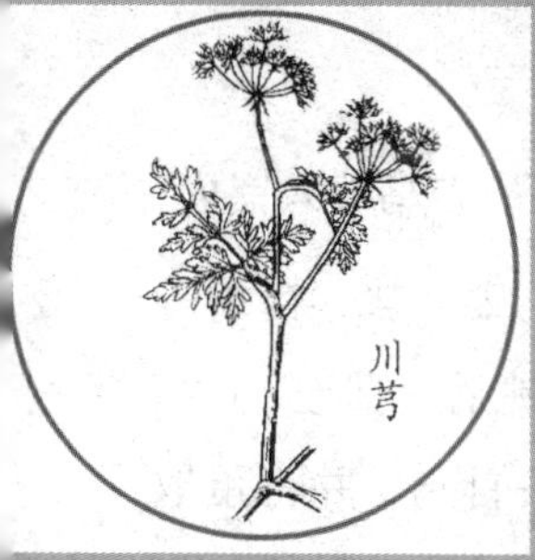

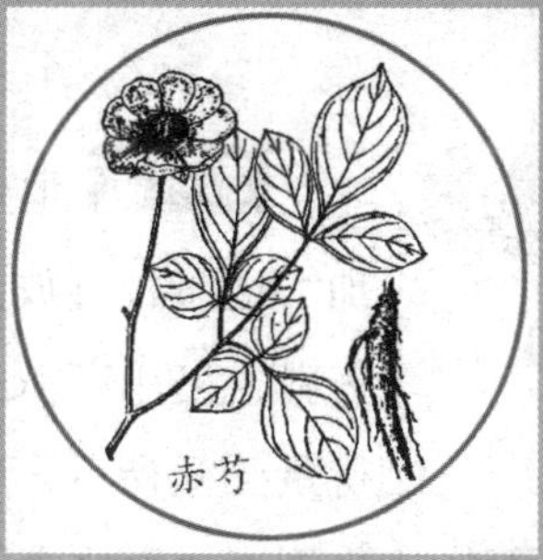

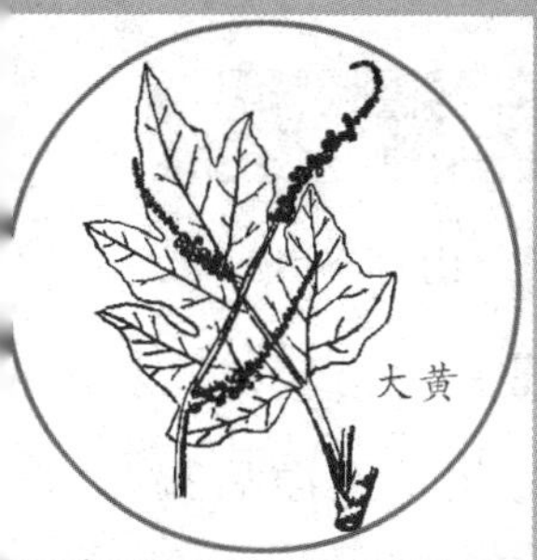

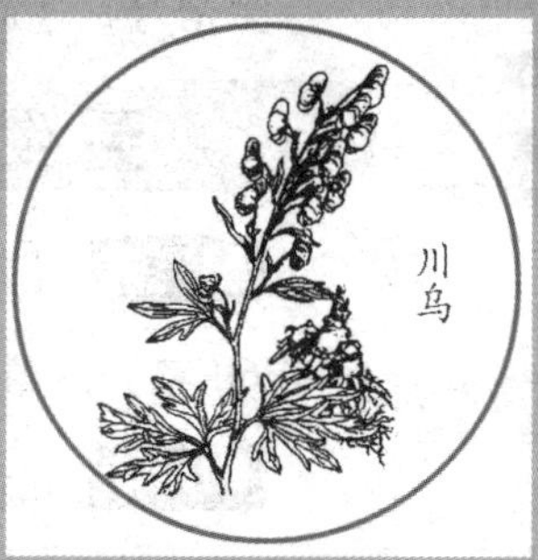

遗 精

遗精是指因脾肾亏虚，精关不固，或火旺湿热，扰动精室所致的，以不因性生活而精液频繁遗泄为临床特征的病症。本病发病因素比较复杂，主要有房室不节、先天不足、用心过度、思欲不遂、饮食不节、湿热侵袭等。有梦而遗精者，称为梦遗；无梦而遗精，甚至清醒时精液自出者，称为滑精。

淡菜皮蛋粥

配 方 淡菜30克，皮蛋1个，大米100克。

制用法 大米淘洗净，加水煮粥。另将淡菜洗净，待米熟时加入同煮。将皮蛋打碎去壳，在粥将熟时投入粥中，再煮15分钟。加适量盐、味精等服食。每晨食1次，连食数日。

功 效

适用于肾阴虚遗精者。

首乌鸡蛋

配 方 首乌100克，鸡蛋2枚，葱、姜、盐、料酒、味精、猪油各适量。

制用法 把鸡蛋、首乌放入锅内，加水适量，再放葱、姜、盐、料酒等佐料，先用旺火烧沸后，即改小火。待蛋熟汤稠后，即去首乌，并将蛋取出剥壳，再放入汤中煮2分钟，加入味精少许。吃蛋饮汤，每日1次。

功 效

主治男性遗精。

菟丝山药粥

配 方 菟丝子、山药各40克，粳米60克，白糖适量。

制用法 先将菟丝子洗净后捣碎，加水煎取汁，去渣后，入粳米煮成粥。将山药研细末，加入粥中再煮片刻，加白糖适量即可服食。每日1

剂，10天为1个疗程。

功效

适用于肾虚不固者。

金樱芡实粥

配方 金樱子15克，芡实30克，粳米60克。

制用法 先煎金樱子取浓汁，去渣。药汁与芡实、粳米同煮成粥。每日1剂，分2次温服，2～3天为1个疗程。

功效

主治男性遗精。感冒及发热者忌服。

莲子粉

配方 莲子粉30～50克，大米100克，白糖适量。

制用法 大米淘洗干净，加水煮粥，快熟时加入莲子粉，再煮至粥熟，调入白糖即成。每日1剂。

功效

补脾止泻，益肾固精。适用于阳虚不固型遗精。

白果鸡蛋羹

配方 白果仁2枚，鸡蛋1只，精盐少许。

制用法 将白果仁研为细末，放入碗内，打入鸡蛋，加精盐及清水少许，调匀后上笼蒸熟食用。每日早、晚各1剂。

功效

滋阴补肾，涩精。适用于阴虚火旺型遗精。

韭菜子补骨脂

配方 韭菜子、补骨脂各30克。

制用法 韭菜子、补骨脂捣碎共研为末。白水送服，每服9克，日服3次。

功效

温肾壮阳，固精止遗。适用于命门火衰、精关不固引起的遗精滑泄、神衰无力。

莲子鸡蛋方

配方 鸡蛋1个，去心莲子、芡实、怀山药各9克，蔗糖适量。

制用法 将莲子、芡实、怀山药一同煎熬，再用其汤煮鸡蛋，蛋熟后在汤内加入适量蔗糖即可。吃蛋喝汤，每日1次。

功效

此方有补脾益肾、固精安神之功效。适用于肾虚遗精。

韭菜子粥

配　方 韭菜子10克，粳米50克。

制用法 将韭菜子用小火炒熟，与粳米、细盐少许同入砂锅内，加水500毫升，以慢火煮至米开粥稠即可。每日温热服2次。

功效

此方有温肾助阳、止遗泄之功效。

石菖蒲白果酒

配　方 石菖蒲30克，白果14个，酒15毫升。

制用法 前2味水煎汤，加酒服，每日1次。

功效

治夜梦遗精。

核桃补骨脂方

配　方 核桃仁9克，补骨脂6克。

制用法 共捣成泥状，用盐水送服，每日1次。

功效

补肾固精。

甲鱼汤

配　方 甲鱼1只，猪脊髓200克，生姜、葱、胡椒粉各适量。

制用法 将前2味加生姜、葱、胡椒粉，炖汤。吃肉喝汤。

功效

此方有滋阴、补髓、固肾的功效。适用于肾虚遗精者。

金锁固精丸

配　方 莲须、芡实、沙苑蒺藜各12克，牡蛎、龙骨各10克。

制用法 水煎服，每日1剂，分2次服。

功效

固肾涩精。主治肾虚不固之遗精。症见遗精滑泄、神疲乏力、四肢酸软、腰痛耳鸣，舌淡苔白，脉细弱。

九味固精汤

配　方 五倍子15克，芡实、韭菜子、石莲须、金樱子各9克，白茯苓、熟地各15克，煅龙骨（先煎30分钟）、山萸肉各9克。

制用法 水煎服，每日1剂，重者2剂，日服2～4次。

功效

滋肾填精，固涩秘精。主治遗精。

生龙牡汤

配 方 生龙骨、生牡蛎各50克，生芡实、生莲子各30克，知母15克，白芍18克，五味子6克。

制用法 水煎，每日1剂，分早、晚2次温服，6剂为1个疗程。

功效

滋阴清热，固涩精关。

六子汤

配 方 金樱子、女贞子、枸杞各15克，莲子心、韭菜子、菟丝子、沙苑子、芡实各12克，黄芪20克。

制用法 水煎，每日1剂，分3次服。

功效

益肾固精。适用于男性遗精。

阳 痿

阳痿又称勃起功能障碍（ED），是指在有性欲要求时，阴茎不能勃起或勃起不坚，或者虽然有勃起且有一定程度的硬度，但不能保持性交的足够时间，因而妨碍性交或不能完成性交。阳痿分先天性和病理性两种，前者不多见，不易治愈；后者多见，而且治愈率高。中医认为，阳痿是指青壮年男子，由于虚损、情志失调或湿热下注等原因，致使宗筋弛纵，引起阴茎痿软不举，或临房举而不坚，影响正常性生活的病症。

党参仙蛤丸

配 方 党参、白术、山萸肉、仙茅、仙灵脾、阳起石、熟地、白芍、当归、五味子、菟丝子、诃子肉、旱莲草、女贞子、覆盆子、牛膝各30克，蛤蚧1对（去头足）。

制用法 上药共研细末，炼蜜为丸，每丸重10克。每日服2次，每次2丸，白开水送下。

功效

补肾健脾。主治精神焦虑，失眠健忘，腰膝酸软，脉沉细，苔薄白。

人参杞子丸

配方 人参、仙灵脾、肉苁蓉、杞子各30克。

制用法 上药研细末，炼蜜为丸，每粒2克，每服1粒，每日2～3次。或用白酒500毫升泡2周后，每服5～10毫升，每日2～3次。

功效

补肾壮阳，强阴益精。

柴胡香附饮

配方 柴胡、香附各9克，青、陈皮各6克，赤白芍、郁金、熟地、白蒺藜、仙茅、淫羊藿各12克，当归15克，枸杞30克，蜈蚣2条。

制用法 每日1剂，水煎服，30剂为1个疗程。

功效

疏肝解郁，荣养宗筋。主治阳痿。

海螵蛸生龙牡汤

配方 海螵蛸、生龙骨、生牡蛎各30克，公丁香5克，鹿角霜、阳起石各15克，蛇床子、怀牛膝、韭子各10克，硫黄（研吞）1克。

制用法 水煎，每天1剂，7天为1个疗程。连服2个疗程无效者，改用他法。

功效

补肾壮阳。主治阳痿。

虫草炖母鸡补肾

配方 冬虫夏草5枚，母鸡1只，盐、味精各适量。

制用法 将鸡开膛取出杂物，洗净，与冬虫夏草同放入锅内，加水炖1个半小时，待鸡肉熟烂时下盐、味精。吃肉饮汤，每日服2次，可连续服食3～5天。

功效

补肺，益肾。用于肾虚之阳痿、遗精及腰痛、腿软等。

双胶阳起石汤

配方 鹿角胶（熔化）、龟甲胶（熔化）、枸杞、肉苁蓉各12克，炙黄芪18克，熟地黄20克，淫羊藿、益智仁（打碎）各9克，巴戟天、阳起石（打碎先煎）各15克。

制用法 每日1剂，水煎，分2～3次于饭前服。

功效

补肾壮阳，填精补髓，益气补中。主治阳痿。

三子二草丸

配方 制附子、甘草、益智仁

各10克，蛇床子、淫羊藿各15克，女贞子、旱莲草各9克。

制用法 上药共研细末，炼蜜为丸计12粒，备用。每次服1粒，日服3次，温开水送服。4天为1个疗程。

功效

暖肾固精，滋补肾阴。主治继发性阳痿。

麻雀地龙末

配方 麻雀12只，地龙40克，蜈蚣（中等大）20条，淫羊藿叶（或茎）50克。

制用法 各药分别研为细末（麻雀去毛及内脏焙干）。然后将末混匀，分为40包。每次1包，每日2次，米酒适量冲服。20天为1个疗程。

功效

补益肝肾，健脑安神。主治阳痿。

杞叶羊肾汤

配方 枸杞鲜叶250克，羊肾1对，葱白15根，生姜3片，食醋适量。

制用法 羊肾剖开去筋膜洗净、切片，再与其他4味一起煮汤服用。每日1剂，佐膳食用，可以常吃。

功效

补肾气，益精髓。用于治疗腰酸阳痿。

鲜虾炒韭菜

配方 鲜虾250克，鲜嫩韭菜100克，醋适量，植物油、黄酒、酱油、生姜丝各少许。

制用法 虾洗净取仁，韭菜洗净切段；先用热油锅煸炒虾仁，然后入醋等其余调味品，稍烹即可；将韭菜煸炒至嫩熟为度，烩入虾仁即成。每日1剂，经常食用。

功效

补虚助阳。适用于阳痿、不育症的辅助治疗。

鸡睾丸

配方 鸡睾丸适量，白酒、醋、蒜泥各适量。

制用法 选择鸡冠红大、毛色艳丽、翅大身高的公鸡，宰杀后，取出睾丸浸入白酒中3小时左右，再取出烤黄备用。食用时可蘸酒、醋和蒜泥，隔晚服1次，每次1对。

功效

主治阳痿、早泄等症。

蜈蚣丝瓜子散

配方 蜈蚣1条，丝瓜子30个，甘草15克，醋适量。

制用法 将蜈蚣焙干，丝瓜子炒香，合甘草共研为细末。分2次服完，淡醋汤送服，早、晚各1次，7日为1个疗程。

功效

主治阳痿不举。

红参熟地汤

配方 红参10克，熟地30克，黄芪25克，白术、枸杞、乌药、巴戟各15克，山茱萸、柏子仁各10克，五味子、远志、肉桂各5克。

制用法 水煎服，每日1剂，早、晚分服，1周为1个疗程。

功效

适用于阳痿。

加味二妙散

配方 炒黄柏、炙远志各5克，细辛、肉桂各2克（后下），莲须、蛇床子、炒苍术、半夏、制南星、石菖蒲各10克，金樱子12克，芡实11克，煅牡蛎25克，（先煎）。

制用法 水煎服，每日1剂，15天为1个疗程。

功效

治疗湿热型阳痿，症见身酸体困，腰膝酸软。

阳起石合剂

配方 阳起石30克，巴戟天、葫芦巴、山茱萸各10克，淫羊霍、首乌各15克，仙茅6克，肉苁蓉12克，菟丝子、枸杞子、五味子各10克，羊睾丸1对。

制用法 每日1剂，水煎服。15天为1个疗程。

功效

主治阳痿。

蜈蚣蛤蚧散

配方 蜈蚣、生蛤蚧、淫羊藿各40份，当归、白芍、甘草各120份。

制用法 共研细末，过90～120目筛。每次6克，1日2次，空腹用醋或黄酒送服。30日为1个疗程。

功效

主治阳痿。

细辛茶

配方 细辛5克。

制用法 沸开水冲泡代茶饮。15天为1个疗程。连用2～3个疗程。

功效

本方适用于阴寒内盛体质的阳痿患者。阴虚火旺或阳热亢盛者不宜用。

不射精症

不射精症通常是指阴茎虽然能正常勃起和性交，但就是达不到性高潮和获得性快感，不能射出精液；或是在其他情况下可射出精液，而在阴道内不射精。本病继发性不射精症大多是由于精神心理因素导致，属于功能性的。只要消除患者的心理阴影，就可治愈，且预后好。

中医对不射精症的辨证分型较多，如肝郁化火、瘀血阻滞、阴虚火旺、肾阳不足、心脾两虚等类型。还有各种原因引起的气滞、湿阻、湿热、毒邪或外伤等，均可导致络脉阻塞窍道，精室郁闭不通，从而导致不射精症。

仙灵脾酒

配　方 仙灵脾60克，白酒500克。

制用法 将仙灵脾装入纱布袋中，浸泡在酒内，封口3周后即可饮用。于每晚睡前饮1小盅。

功效

益肝肾，助元阳。适用于肾阳虚衰引起的不射精症。

白羊肾羹

配　方 白羊肾2具切片，肉苁蓉30克酒浸切片，羊脂120克切片，胡椒6克，陈皮3克，荜拨、草果各6克，葱、盐、姜各适量。

制用法 先将肉苁蓉、胡椒、陈皮、荜拨、草果等装入绢袋内，扎紧袋口，与羊肾、羊脂等同煮做汤，汤成后，取出药袋，搅入面粉糊，制成白羊肾羹食用。早、晚各服1大汤匙。

功效

补益肾阳。适用于命门火衰之阳痿、不射精症。

桃仁粥

配　方 桃仁10克，粳米50克。

制用法 桃仁研碎，加米一起如常法煮粥。作早餐食用，食时加入红糖少许。

功效

活血化瘀。凡由瘀血阻络而致的不射精症，均可用之。

黄花菜马齿苋饮

配方 黄花菜、马齿苋各30克。

制用法 用水同煮，代茶饮。

功效

清热解毒。适用于肝经郁热引起的不射精症。

橘皮饮

配方 橘皮（干、鲜均可）10～15克，杏仁、老丝瓜络各10克。

制用法 3味共煮15分钟，澄清后，加少许白糖，代茶饮。

功效

理气，通络，化痰。用于肝气郁滞所致的不射精症。

葱炖猪蹄

配方 猪蹄4个，葱50克。

制用法 将猪蹄洗净，用刀划口，置锅内，适量加水，先用旺火煮沸，然后用小火炖烂即成，分顿吃蹄喝汤，佐餐食用。

功效

具有填精补益之功。适用于肾阴虚弱而致的不射精、精液少者。

赤小豆粥

配方 赤小豆30克，粳米50克，白糖适量。

制用法 先将赤小豆煮熟，再入粳米煮粥，粥成后加入白糖适量。作早餐食用。可常食之。

功效

清热利湿，散血消肿。适用于湿热久蕴所致的不射精症。

远志枣仁粥

配方 远志肉、炒枣仁各10克，粳米50克。

制用法 如常法煮米做粥，煮沸后即放入远志、枣仁。每晚睡前作夜宵食用。

功效

宁心安神，交通心肾。用于心肾不交之不射精症。

栗子桂圆粥

配方 栗子10颗，桂圆15克，粳米50克，白砂糖少许。

制用法 将栗子切成小碎块，与米同煮成粥时放入桂圆肉，食用时加入少许白砂糖。

功效

补心肾，定神志。适用于心肾不交之不射精症。

桃仁墨鱼汤

配方 桃仁6克，墨鱼1条。

制用法 将墨鱼去骨洗净，与桃仁同煮，鱼熟后去汤，只食肉，作早餐食用。

功效

具有活血通络之功。用于瘀血阻滞而致的不射精症。

海马酒

配方 海马1对，白米酒500毫升。

制用法 将海马浸入酒中，封固，2周后即可饮用。每日睡前饮1小盅，不会饮酒者可加入适量温开水饮用。

功效

有补肾壮阳的效果。适用肾阳不足所致的不射精症。

无精子症

无精子症是最难治的不育症之一，指的是在所射出的精液中连续3次找不到一个精子的病症，此病约占男性不育症患者的15%~20%，其形成原因有多种，概括起来大致有2种，一种是睾丸本身功能障碍，称为原发性无精子症或非梗阻性无精症，另一种是睾丸生精功能正常，但因输精管道阻塞，精子无法排出体外，被称为梗阻性无精症。

育阴丰精汤

配方 生地、熟地、鹿角胶各15克，知母、泽泻、丹皮、枣皮、麻仁各10克，肉桂3克，红花6克。

制用法 水煎，逐日1剂，分2次服。3个月为1个疗程。

功效

有育阴丰精之功效。

生养丸

配方 红参40克，鹿茸10克，鹿角胶、山萸肉各60克，枸杞子、熟地、黄芪、五味子各80克，海狗肾、蛤蚧各1对。

制用法 上药共为细末，炼蜜为丸，1日2次，每次服10克。温开水冲服。

功效

补肾益气。适用于肾气亏虚所致的无精子性不育。

蛤蚧散冲剂

配方 蛤蚧、黄酒各适量。

制用法 将蛤蚧晒干，研成细末，每取2克，每日2次，温黄酒送服。

功效

补肾壮阳，止咳定喘。主治精少症（肾阳虚衰）。

还春生精汤

配方 人参25克，鹿茸、三七各5克，淫羊藿、枸杞子、韭菜子各20克。

制用法 每日1剂，水煎服，分早、晚2次口服。

功效

益元生精，补中有泻，阴阳并用，气血双调。主治少精、无精症。

丹参莪术煎剂

配方 丹参、莪术、牛膝各15克，柴胡10克，生牡蛎（先煎）30克，生芪20克。

制用法 每日1剂，水煎服。3个月为1个疗程。并可随症加减。

功效

祛瘀通窍。主治精子减少症。

温肾益精汤

配方 菟丝子、甘枸杞、覆盆子、五味子、锁阳各10克，鹿茸2克（另炖）。

制用法 每日1剂，水煎服。

功效

温肾益精。主治精子稀少、精液稀薄。

益精还春煎

配方 生地黄12克，山茱萸、山药、枸杞子、菟丝子、桑葚子、远志、黄柏、麦冬各10克，知母、丹皮各6克。

制用法 水煎服，每日1剂，早、晚分服。

功效

滋阴降火。主治肾阴不足、相火亢盛之精子减少症。

赤豆小麦粥

配方 赤小豆、小麦各50克，通草5克。

制用法 将通草水煎取汁，兑入赤小豆、小麦煮成的稀粥内，再煮1~2沸即成。每日1剂，2次分服。

功效

清热利湿。主治湿热下注型少精子症。

增精丸

配方 雄蚕蛾、鹿角胶、淫羊藿、制附子、菟丝子、怀牛膝、覆盆子、石斛、韭菜子、肉苁蓉、肉桂、巴戟天、海狗肾等各适量。

制用法 先以凉水煮鹿角胶末至沸，胶溶化后进黄酒100~200毫升，并放进蚕蛾末，小火煮沸，住火，进余药粉末（菟丝子需先经65度白酒浸泡12小时），搅拌做丸，重9~12克。早、午、晚各服1丸。15~20天为1个疗程。

功效

补肾壮阳，填精种子，适用于无精子性不育，证属肾阳虚衰型。

苡仁山药粥

配方 薏苡仁150克，山药50克，粳米100克。

制用法 按常法煮粥服食，每日1剂。

功效

清热利湿，健脾生精。主治湿热下注型少精子症。

斑龙丸

配方 鹿角胶、龟板胶、肉苁蓉、五味子各600克，仙灵脾、韭菜子、菟丝子、怀山药、黑豆各240克，人参、茯神、补骨脂、柏子仁各200克，蛤蚧1对，紫河车2具，牛睾丸2对。

制用法 上药为末，和蜜为丸，丸重10克，每日3次，每次1丸。

功效

有补肾生精之功效。

性欲低下症

性欲低下指的是持续或反复对性生活的欲望不足或完全缺乏。可分为完全性性欲低下和境遇性性欲低下。大多数完全性性欲低下者每月仅性生活1次或不足1次，但在配偶要求性生活时可被动服从；境遇性性欲低下只是在某一特定环境或某一特定性伴侣的情况下发生。

几乎所有严重的全身性急、慢性疾病都可导致男性性欲低下，肝硬化、慢性肾功能衰竭、慢性活动性肝炎等全身性疾病，可破坏正常的激素代谢过程，导致患者生理和心理上的衰竭状态并伴有性欲的减退、缺失。遗传性及营养性疾病亦可引起性欲低下。

远志五味散

配　方 肉苁蓉、五味子、菟丝子、远志、蛇床子各等份。

制用法 将药研成粉末，每日睡前空腹服6克，黄酒送服。

功效

温肾助阳，敛精安神。适用于性欲低下、阳痿。

九香丸

配　方 九香虫50克，车前子、陈皮、白术各20克，杜仲40克。

制用法 先将九香虫炒至半生半熟，车前子微炒用布包，杜仲微炙。5味药共为细末，炼蜜为丸如梧桐子大，每日服5克，晚临睡前再服1次，淡盐水或白酒送下。

功效

补肾益气。适用于肾虚型性欲低下，兼见阳痿不起。

海虾桃仁散

配　方 生海虾500克，核桃仁80个，淫羊藿200克，白酒250毫升。

制用法 先将酒放入合适的容器内，加热；待酒热后投入生海虾，充分浸透，取酒虾焙干为度。核桃仁去皮盐渍，焙干，与海虾共为细末，分作20包，1日服1包，每包分2次服用，每次取淫羊藿10克煎水100毫升，分送海虾散，1个月为1个疗程，服药期间禁房事。

功效

温肾补阳。适用于肾阳不足，命火衰微，性欲低下，阳痿。

赞育丹

配方 熟地15克，当归、仙茅、山茱萸各8克，白术、枸杞、杜仲、巴戟天各10克，肉苁蓉12克，仙灵脾、韭菜子各6克，附子、肉桂各3克。

制用法 水煎，分2次服。

功效

有温肾壮阳之功。对阳痿、性欲淡漠、不育等有较好疗效。

延龄固本丹

配方 菟丝子（酒制）、肉苁蓉（酒洗）各120克，天门冬、麦门冬、生地黄、熟地黄（酒制）、山药、牛膝（酒洗）、杜仲（姜汁炒）、巴戟天（酒浸去心）、枸杞子、山茱萸（酒蒸去核）、白茯苓、五味子、人参、木香、柏子仁各60克，覆盆子、车前子、地骨皮各50克，石菖蒲、远志、甘草（水浸姜汁炒）、川椒、泽泻各30克。

制用法 共研细末，酒煮稀面糊和丸，如梧子大，空腹温酒送服80丸。

功效

有温肾壮阳、添精补髓、益气养血等功效。

延寿丹

配方 天门冬、远志、山药、巴戟天各90克，柏子仁、泽泻、熟地（炒去汁）、生地、枸杞、茯苓、覆盆子、赤石脂、车前子各60克，杜仲（炒）、菟丝子（酒浸）、牛膝（酒浸）、肉苁蓉（酒洗）各120克，当归（酒洗）、地骨皮、人参、五味子各30克。

制用法 共为细末，蜜丸如梧子大，每服70丸。

功效

有滋肾阴、补肾阳之功效。可防治肾虚体弱、腰膝酸软、阳痿尿频、头晕乏力等病症。

二精丸

配方 黄精（去皮）、枸杞子各100克。

制用法 共为细末，炼蜜为丸，如梧子大，每服30～50丸，空腹温酒下。

功效

有滋补肾阴之功效。

五子丸

配方 菟丝子（酒蒸）、炒韭子、益智仁、炒茴香子、炒蛇床子各等份。

制用法 共研细末，酒糊为丸，如梧子大，每服50～70丸，糯米或盐汤送下。

功效

具有温肾壮阳之功。

二黄丸

配方 干地黄、熟地黄、天门冬、麦门冬、人参各等份。

制用法 共研细末，炼蜜为丸，如梧子大，日服1～2次，每服30～50丸，空腹温酒或盐汤送下。

功效

有滋阴、补肾、添精之功效。

补精膏

配方 牛髓、炒胡桃肉、杏仁泥各120克，山药250克。

制用法 将胡桃肉、杏仁泥、山药同捣成膏，入炼熟蜜500克，与炼牛髓和匀入砂锅煮沸至熟，盛瓶备用。每服1匙，空腹服下。

功效

具有滋肾补精之功效。

益肾固精丸

配方 大熟地240克，山茱萸肉、淮山药、牡丹皮、云茯苓、线胶各120克，龙骨生研水飞10克，莲须30克，芡实60克。

制用法 用牡蛎熟粉炒线胶成珠后，去牡蛎，磨粉。再同各药共研细面，炼蜜为丸，如绿豆大，每日早、晚各服12克。

功效

有益肾固精之功效。

五子衍宗丸

配方 枸杞子、菟丝子各240克，覆盆子120克，醋蒸五味子30克，车前子60克。

制用法 共为细末，炼蜜为丸，如梧子大，每服9克，1日2次，白开水或淡盐汤送下，冬月酒送下。

功效

具有滋阴补肾、固精止遗之功效。

牛鞭丸

配方 牛鞭1根，韭菜子25克，淫羊藿、菟丝子各15克，蜂蜜适量。

制用法 将上药焙干为末，炼蜜为丸，黄酒冲服。

功效

补火助阳。主治性欲低下、阳痿诸症。

枸杞绿茶

配方 枸杞子15克，绿茶3克。

制用法 将上2味放入杯中，用沸水冲泡，代茶饮用。每日1剂。

功效

补肾生精，养肝明目。主治肾阴虚所致的性欲低下。

参茸补阳酒

配方 红参20克，鹿茸6克，白酒1000毫升。

制用法 将红参、鹿茸蒸软，放入白酒中，加盖密封，浸泡15天后，可以饮用。每日早、晚空腹服15毫升。

功效

补气壮阳。主治阳虚畏寒、肢体不暖、腰膝酸冷、性功能低下等。

仙茅枸杞煎剂

配方 仙茅、枸杞、淫羊藿、鹿胶、熟地各20克。

制用法 羊肾2个同煎，每日1剂，日服2次，10日为1个疗程。

功效

本方既有温肾壮阳之功，又具滋阴养血之能，故对男女性冷淡患者均具疗效。

补骨脂丸

配方 补骨脂240克（盐水炒），云苓120克，韭菜子60克。

制用法 将上药浸入陈醋内，醋高过药面1指，加热煮沸，取渣令干为末，再做成丸，如桐子大，每服20丸，早、晚各1次。

功效

温补肾阳，固精涩遗。主治性欲减退、遗精、阳痿。

胡桃酒

配方 胡桃肉120克，杜仲、补骨脂各60克，小茴香20克，白酒1500毫升。

制用法 将上述4味药切碎，放酒中密封浸泡1个月，即可。每日2

次，每次20毫升。

功效

补肾温阳，壮腰益精。主治阳痿、遗精、性功能减退等。

鹿茸山药酒

配方 鹿茸15克，山药60克，白酒1000毫升。

制用法 将鹿茸、山药与白酒同置入容器中，密封浸泡7天以上便可服用。每次服15～20毫升，日服3次。

功效

补肾壮阳。主治性欲减退、阳痿、遗精、早泄；肾阳虚弱的遗尿、久泻。

前列腺炎

前列腺炎是男性泌尿生殖系统的常见病。在50岁以下的男性中为最常见的泌尿系统疾病。前列腺炎是指前列腺特异性和非特异感染所致的急慢性炎症，从而引起的全身或局部症状。前列腺炎可分为非特异性细菌性前列腺炎、特发性细菌性前列腺炎（又称前列腺病）、特异性前列腺炎（由淋球菌、结核菌、真菌、寄生虫等引起）、非特异性肉芽肿性前列腺炎、其他病原体（如病毒、支原体、衣原体等）引起的前列腺炎、前列腺充血和前列腺痛。

葫芦壳汁

配方 葫芦壳、冬瓜皮各50克，西瓜皮30克，红枣10克。

制用法 将以上4味放入锅中加水400毫升，煮至约150毫升时，去渣取汁饮服。每日1剂。

功效

适用于前列腺肥大患者，可减少腹胀，解湿毒。

刺猬皮末

配 方 刺猬皮10克。

制用法 水煎300毫升，分2次内服。或将刺猬皮焙干研末吞服，每服3克，每天3次，3个月为1个疗程。

功 效

利尿除湿。主治男性前列腺肥大。

三七粉

配 方 三七3～6克。

制用法 研末吞服，也可炖肉食用。1日2次。

功 效

三七对前列腺肥大有较好效果，并且无明显副作用。

三七洋参散

配 方 三七、西洋参各15克。

制用法 分别研混匀。每次用温开水冲服2克，每日1次（病程较长、小便点滴而出者每日2次），15天为1个疗程。

功 效

主治前列腺疾病。

胡桃壳汤

配 方 胡桃壳500克，鸡蛋4个。

制用法 胡桃壳置锅内加水覆盖，煮沸2小时，加鸡蛋，再煮2小时后去渣，每次服1个鸡蛋。

功 效

适用于前列腺炎。

导湿活血汤

配 方 龙胆草5克，茯苓、车前子、木通、川芎、牛膝、王不留行、穿山甲、桃仁、红花、滑石各10克，丹参15克，甘草5克。

制用法 水煎内服，1日1剂，15天为1个疗程。

功 效

主治慢性前列腺炎。

参芪枸杞粥

配 方 党参、黄芪各30克，枸杞子10克，粳米100克。

制用法 将前3味加水煎取浓汁，兑入粳米粥内，再煮1～2沸即成。每日1剂，2次分服。

功 效

健脾补肾。适用于脾肾亏虚型前列腺炎。症见小便有余沥、量少而不畅等。

冬瓜海带汤

配　方 冬瓜（连皮）150克，海带100克，薏米50克。

制用法 按常法煮汤服食。每日1剂。

功效

清热利湿。适用于湿热型前列腺炎。症见小便不畅、短赤灼热、小腹胀满等。

陈皮双花茶

配　方 玫瑰花10克，茉莉花、陈皮各5克。

制用法 将上3味放入杯中，用沸水冲泡，代茶饮用。每日1剂。

功效

疏肝理气。适用于肝经气滞型前列腺炎。

益智分清饮

配　方 益智仁、石菖蒲、乌药各9克，川萆薢12克。

制用法 水煎服，每日1剂，分2次服。

功效

利湿化浊，温暖下元。主治慢性前列腺炎下焦虚寒证。

淡竹叶

配　方 淡竹叶、木通、灯芯草各10克。

制用法 加水煎沸15分钟，滤出药液，再加水煎20分钟，去渣，2煎药液混合。分2次服，每日1～2剂。

功效

主治前列腺炎。

治浊固本丸

配　方 莲须、黄连、猪苓各60克，茯苓30克。

制用法 水煎服，空腹时温酒送服。

功效

固本澄源，清热利湿。主治前列腺炎温热下注而致白浊绵绵不绝证。

黄柏知母

配　方 黄柏、知母、大黄各15克，牛膝20克，丹参30克，益母草50克。

制用法 水煎服，每日1剂。

功效

清热活血。适用于湿热蕴滞型慢性前列腺炎。

血精症

血精症是泌尿外科及男科领域常见疾病，指在性生活射精和遗精时排出红色的精液。正常的精液是乳白色的黏稠液体，它的主要成分是精子，由睾丸产生，但它必须在精囊、前列腺和尿道球腺所分泌的精浆里才能生存。精浆里的血主要来自精囊，精囊位于膀胱和直肠之间。精囊可因细菌感染或房事过频而引起炎症，其主要表现就是精囊炎，亦称血精症，即精液中混有血液。血精既是一个病名，又是一个症状，是中西医共有的病名。

根据病变性质的不同、含血量的多少，血精可分为肉眼血精和镜下血精。肉眼血精即精液看上去是血性，或有血凝块；镜下血精只有在显微镜下才能看到精液中有红细胞。现代医学认为血精是精囊炎的特有症状。血精发病年龄以青中年性活动旺盛期居多，发作呈间歇性，有的患者未经治疗亦会自行消失，但这并不是痊愈，间歇期为几个星期至几年不等。

鲤鱼汤

配方 鲤鱼500克，胡椒、小茴香、葱、姜各适量。

制用法 将鱼去鳞鳃、去内脏，洗净，放水适量，加入调料煮汤。吃鱼喝汤，每周2次，连续服用3周。

功效

此方有清利湿热之功。用于湿热下注引起的血精。

猪肾煮黑豆

配方 猪肾1对，黑豆500克。

制用法 将猪肾洗净，剔除臊筋，和黑豆加水同煮，煮至豆熟而不烂为度。猪肾食用，黑豆取出晒干，大火微炒，嚼食黑豆，每天30~60克，半月为1个疗程。

功效

此方有补肾益精之功。用于肾虚

不固引起的血精。

鲜藕粥

配　方 鲜藕、粳米各50克。

制用法 同煮成粥，放入适量白糖调服。

功效

此方有清热凉血止血之功。用于血热妄行引起的血精。

萆薢菖蒲煎剂

配　方 川萆薢30克，石菖蒲、赤芍、大蓟、小蓟、地榆炭各10克，焦栀子6克，龟甲、白茅根、蒲公英各10克，甘草6克。

制用法 上药共煎至300毫升，早、晚温服。

功效

适用于血瘀有热型血精症。

鱼腥草煎剂

配　方 鱼腥草30克，乌药、香附子、公英、牛膝、覆盆子、川楝子、土元各10克，甘草6克，猪肾2枚。

制用法 水煎服，每日1剂，14天为1个疗程。

功效

适用于慢性精囊炎型血精症。

莲子粥

配　方 莲子、粳米各适量。

制用法 莲子去皮，与粳米同煮成粥，放入砂糖调服，每周3次，连续服用3周。

功效

此方有补益心脾之功。用于气血亏损引起的血精。

生地黄粥

配　方 生地黄50克，黑米适量。

制用法 2者同煮成粥，加适量白糖调服，每日1次，连续服用2周。

功效

此方有滋阴降火之功。用于阴虚火旺引起的血精。

蹄筋血藤汤

配　方 猪蹄筋80克，鸡血藤50克，红枣30克。

制用法 先将猪蹄洗净，清水泡1夜，翌日用开水浸泡4小时，再用清水洗净，与鸡血藤、红枣同置砂锅内，加水炖煮至蹄筋熟烂，加盐调味，饮汤吃红枣、蹄筋。每周3次，连续服用2周。

功效

此方有活血通瘀之功。用于瘀血内阻引起的血精。

地黄栀子煎剂

配方 生地黄、牡丹皮、白芍各10克，山茱萸、栀子各12克，白茅根、当归、仙鹤草、小蓟各15克。

制用法 用水煎煮成汤药，每日1剂。

功效

适用于阴虚火旺、迫血上行所致的血精症。

男性不育症

对于男性不育，医学解释为：夫妇同居1年以上，未采用任何避孕措施，由于男方因素造成女方不孕者，称为男性不育。男性生殖环节很多，主要有男性生殖系统的神经内分泌调节，睾丸的精子发生，精子在附睾中成熟等。在这些环节中受到疾病或某种因素的干扰和影响，都可发生生育障碍，因此，男性不育症不是一种独立的疾病，而是由某一种或很多疾病与因素造成的结果。

男性不育症根据临床表现，可分为绝对不育和相对不育两种。前者指完全没有生育能力，如无精子症患者就属这一类。后者指有一定的生育能力，但生育力低于怀孕所需要的临界值，如少精子症患者、精子活力低下症患者等。严格地讲，只要射精，排出的精液含有活动精子，就有生育可能。

熟地杜仲散

配方 熟地、紫河车各20克，枸杞子、怀山药、山萸肉、菟丝子、杜仲、肉苁蓉各10克，巴戟天、蛇床子、五味子各6克，鹿茸3克。

制用法 各药单味研末，混匀收贮备用。每次服5克，每天3次，用药汤送下。

功效

滋阴补肾。主治男性不育症。

柴胡饮

配方 柴胡、丹皮、栀子、当归、茯苓、白芍、陈皮各10克，大黄（后片）6克。

制用法 水煎服，每日1剂。

功效

补肾壮阳。主治男子不育。

乌梅汤

配方 细辛3克，党参、当归各15克，乌梅、干姜、附片、桂枝各9克，黄柏10克，黄连6克。

制用法 水煎，内服。

功效

温补肾阳，清热通络。主治男性不育症。

九子合剂

配方 枸杞子、菟丝子、覆盆子、五味子、车前子、韭菜子、女贞子、桑葚子、苣胜子各等份。

制用法 上药共研极细末，炼蜜为丸，每丸重9克。每次服1丸，每日夜半淡盐汤送下。3个月为1个疗程。

功效

阴阳并补，生化肾精。主治男性不育症。

柴胡白芍饮

配方 柴胡、白芍、郁金、枳壳、益母草各10克，香附20克，牛膝、姜黄、王不留行各8克。

制用法 每日1剂，水煎，分2次服。每连续服用7日后停药3日，30日为1个疗程。

功效

疏肝解郁，活血化瘀。主治男性免疫性不育。

补肾益精汤

配方 熟地黄30克，枸杞子、山药、茯苓、巴戟天、党参、补骨脂、仙茅、淫羊藿、山萸肉各15克，露蜂房、蛇床子各10克。

制用法 水煎服，每日1剂，日服2次。

功效

补肾填精。适用于男性不育症。

温肾益气汤

配方 党参、枸杞子、何首乌各20克，白术10克，茯苓、熟地、破故纸各12克，山药、菟丝子各30克，覆盆子、淫羊藿、肉苁蓉各15克，甘草5克。

制用法 水煎服，每日1剂，日服2次。

功效

补肾健脾，温阳益气。此为男子不育症秘方。

忘忧散

配　方 白术15克，当归、茯神、丹皮、麦冬各9克，郁金3克，白芍30克，巴戟天、远志、白芥子各6克，柴胡、陈皮、神曲各1.5克。

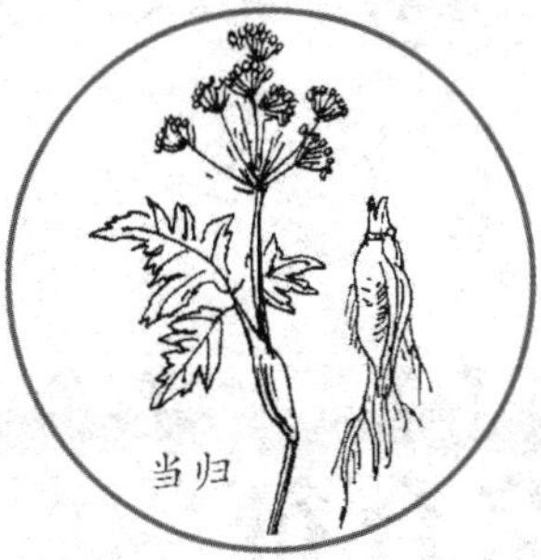

制用法 水煎服，每日1剂，每日服2次。

功效

疏肝解郁。适用于肝气郁结所致的不育。

人参四味丸

配　方 人参、鹿茸、五味子、仙灵脾各30克。

制用法 上药研细末，炼蜜为丸，每粒2克，每服1粒，日2～3次。或用白酒500毫升泡2周后，每服5～10毫升，每日2～3次。

功效

益气生精，补肾壮阳。主治男性不育症。

龙胆草当归饮

配　方 龙胆草、柴胡各10克，栀子、黄芩、车前子、泽泻各12克，生地15克，木通、甘草各6克，当归8克。

制用法 每日1剂，水煎，分2次温服。

功效

清泻肝经湿热实火。主治湿热型不育。

育精汤

配　方 制首乌15克，韭菜子、当归、熟地、覆盆子、仙灵脾、川牛膝各12克，菟丝子10克。

制用法 水煎服，每日1剂，日服2次，1个月为1个疗程。

功效

适用于肾阳不足型不育。

益精毓麟丸

配　方 熟地、菟丝子、枸杞、破故纸各30克，覆盆子、茯苓各20克，炒韭子、五味子各15克，肉桂、车前子、沉香各10克，鹿茸、胡桃仁各5克，巴戟天25克。

制用法 上药研末，炼蜜为丸，每丸9克重。每次服1丸，每日服3次。

功效

滋阴补肾，益髓填精。

平火散

配　方 熟地30克，玄参15克，麦冬、生地、丹皮、山药、石斛、沙参各9克。

制用法 水煎服，每日1剂，日服2次。

功效

滋阴清热。适用于男性不育。

纯一丸

配　方 白术、山药各100克，芡实10克，薏苡仁25克，肉桂200克，砂仁50克。

制用法 上药共为末，炼蜜为丸，每日服50克。

功效

补肾健胃，化湿祛痰。

男性更年期综合征

男性进入中年后，随着睾丸功能的逐渐减退，会出现内分泌功能紊乱，出现类似妇女“更年期综合征”的一系列表现，称为男性更年期综合征。相比女性，男性睾丸的退化萎缩是缓慢渐进的，性激素分泌减少也是缓慢的，精子的生成在更年期也不完全消失，而男性更年期来得较晚，一般来说，男性更年期要比女性更年期晚3~5年。出现的时间很不一致，发病年龄一般在55~65岁左右；临床表现轻重不一，轻者甚至无所觉察，重者影响生活及工作。

淫杞龟鹿丸

配　方 淫羊藿、枸杞子、龟板、鹿角胶各30克，巴戟天、淮知母、黄柏（盐炒）各15克，酸枣仁、牡蛎、山茱萸、沙苑子各25克，党参、杜仲、淮山药、补骨脂各20克，芡实50克。

制用法 上药共研细末，炼蜜为丸。每次服12克，每日服3次，温开水送服。

功效

泻火育阴，潜阳固涩，调理冲任。主治男性更年期综合征。

更年汤

配　方 清半夏、鹿角胶（烊化）、紫河车（冲服）各10克，巴戟天20克，肉苁蓉、党参、茯苓、枸杞子、车前子（包煎）、茵陈、桑葚子、炙甘草各15克，淫羊藿25克，生地黄、熟地各30克。

制用法 每日1剂，水煎服，每日服3次。

功效

益肾平肝，利水化痰。主治男性更年期综合征。

阴虚型方

配　方 知母、黄柏各10克，当归12克，山茱萸、女贞子、旱莲草、白芍、酸枣仁各15克，熟地、珍珠母各20克。

制用法 水煎，分3次服，每日1剂。

功效

滋阴降火。用于治疗男性更年期综合征，中医辨证属阴虚型。

阳虚型方

配　方 熟地18克，山茱萸、山药、枸杞子、菟丝子各12克，白术、仙茅、淫羊藿各10克，莲子、覆盆子各15克。

制用法 水煎，分3次服，每日1剂。

功效

温阳补肾。用于治疗男性更年期综合征，中医辨证属阳虚型。

紫草当归煎剂

配　方 紫草30克，巴戟天、白芍各18克，淫羊藿、麦冬、五味子各15克，当归、知母、竹叶各10克。

制用法 将上药水煎，分2次温服，每日1剂。10天为1个疗程。

功效

主治男性更年期综合征。

钩藤巴戟天煎剂

配方 钩藤（后下）30克，巴戟天20克，鹿角胶、紫河车、党参、黄芪、肉苁蓉、枸杞子、车前子、淫羊藿、生地、桑葚子各15克，法半夏、炙甘草各10克，大枣5枚。

制用法 将上药水煎，每日1剂，分2次口服。10剂为1个疗程。

功效

主治男性更年期综合征。

生地山药汤

配方 生地30克，山药、山茱萸各20克，泽泻、茯苓、丹皮各15克，枸杞子10克，当归、远志、五味子、菖蒲、龙骨、牡蛎各12克，甘草6克。

制用法 水煎，内服。1个月为1个疗程。

功效

滋补肝肾，定神安志。主治男性更年期综合征。

二仙汤

配方 仙茅、知母、仙灵脾各10克，当归6克，巴戟天15克，黄柏皮10克，红糖、白糖各30克。

制用法 将中药煎水，去渣，取滤液，再在滤液中加入红、白糖，煮1～2沸，即成。每日早、晚各服1次，每次30～50毫升。

功效

主治男性更年期综合征。

二地二冬煎剂

配方 五味子、桔梗、天冬、麦冬、远志各5克，生地、熟地各12克，当归3克，柏子仁、酸枣仁、玄参、丹参、党参、茯苓、浮小麦、白芍各10克，元胡6克，龙骨、牡蛎各15克。

制用法 清水煎服，每日1剂，1剂煎2次，分早、晚温服，16剂为1个疗程。

功效

适用于男性更年期综合征。

第7章 皮肤科疑难杂病良方

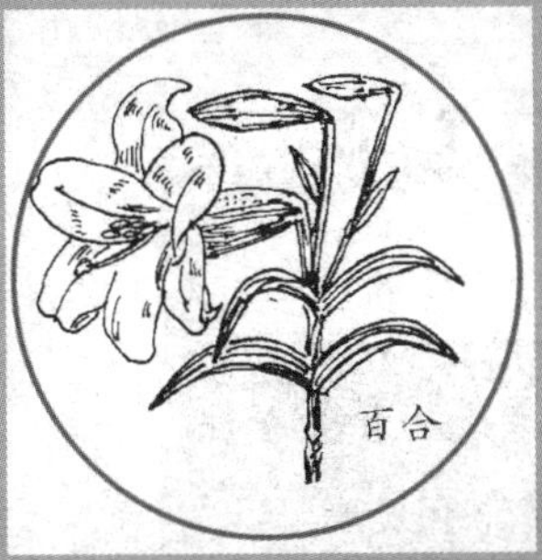

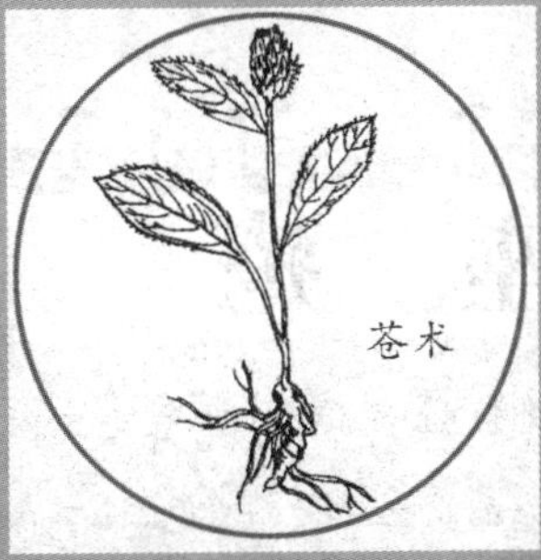

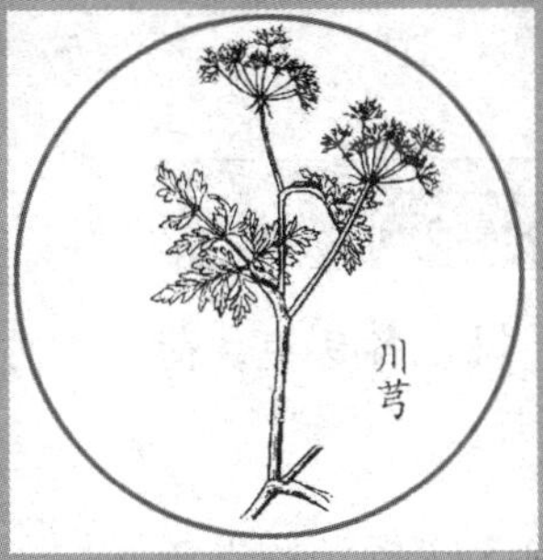

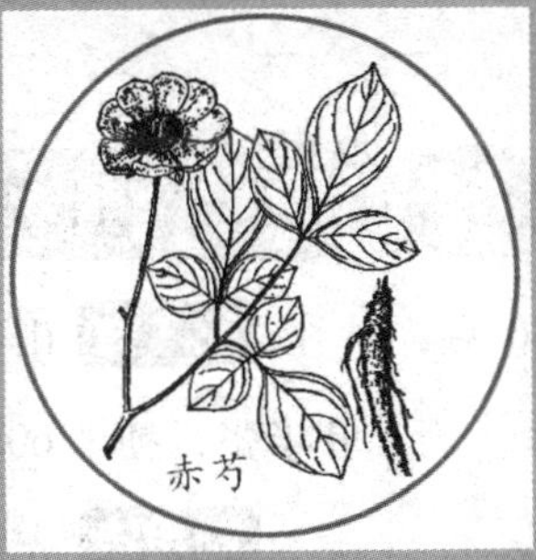

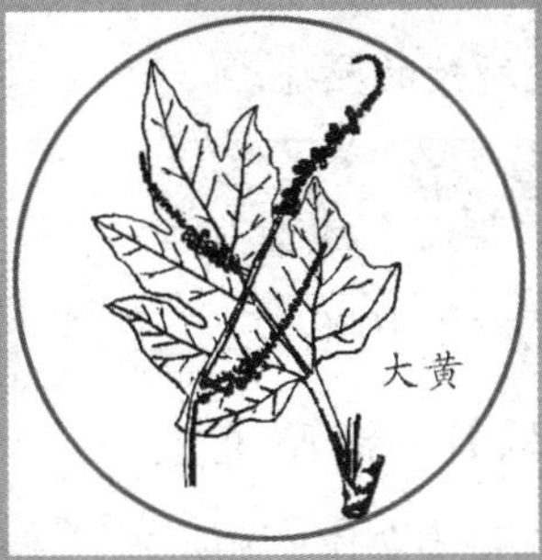

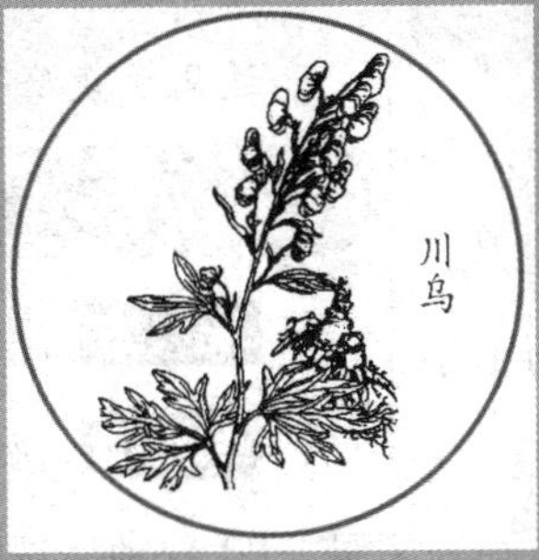

痤疮

痤疮是一种毛囊、皮脂腺的慢性炎症，主要发生在颜面及胸背等多脂区。有自限性，皮损多形，如粉刺、丘疹、脓疱、结节，常伴有皮脂溢出，青春期后，大多痊愈或减轻。以往痤疮被认为是皮脂腺疾病，实际上其损害包括毛囊、皮脂腺及表皮。属于中医“肺风粉刺”范畴。由阴虚之体易生内热，或感染火毒，造成阴虚内热所致。

蒲公英连翘汤

配方 蒲公英、连翘各30克，木贼15克。

制用法 水煎服，每日2次。

功效

适用于面部痤疮。

天葵草液

配方 紫背天葵草（干品）15克，薏苡仁30克，米泔水500毫升。

制用法 米泔水煎前2味药半小时，内服一半，再以另一半洗患处，隔日1剂，每剂分3次服洗。

功效

主治痤疮。

山楂桃仁粥

配方 山楂、桃仁各9克，荷叶半张，粳米60克。

制用法 先将前3味煮汤，去渣后入粳米煮成粥。每日1剂，连用30日。

功效

适用于痰瘀凝聚所致的痤疮。

菟丝子汁

配方 新鲜菟丝子1000克。

制用法 捣碎取汁，涂脸上患处，20分钟后洗净，每周2次。

功效

适用于痤疮。

枸杞消炎粥

配　方 枸杞子30克，白鸽肉、粳米各100克，细盐、味精、香油各适量。

制用法 洗净白鸽肉，剁成肉泥。洗净枸杞子和粳米，放入砂锅中，加鸽肉泥及适量水，小火煨粥，粥成时加入细盐、味精、香油，拌匀。每日1剂，分2次食用，5~8剂为1个疗程。

功效

具有托毒排邪、养阴润肤、消痈退肿的功效。适用于皮肤有感染、脸生粉刺者。

薏苡仁海带双仁粥

配　方 薏苡仁、枸杞子、桃仁各15克，海带末、甜杏仁各10克，绿豆20克，粳米50克。

制用法 将桃仁、甜杏仁用纱布包好，水煎取汁，加入薏苡仁、海带末、枸杞子、绿豆、粳米同煮粥吃。每日2次。

功效

清热解毒，清火消炎，活血化瘀，养阴润肤。适用于防治痤疮。

果菜绿豆饮

配　方 取小白菜、芹菜、苦瓜、柿椒、柠檬、苹果、绿豆、蜂蜜各适量。

制用法 先将绿豆煮30分钟，滤其汁。将小白菜、芹菜、苦瓜、柿椒、苹果分别洗净切段或块，搅汁，调入绿豆汁，滴入柠檬汁，加蜂蜜调味饮用。每日1~2次。

功效

有清热解毒、防治粉刺的功效。

冬瓜薏苡仁粥

配　方 冬瓜、薏苡仁、盐各适量。

制用法 将冬瓜洗净后，去皮去子，然后切块，备用。将薏苡仁淘洗后，放入锅中，加入适量的水，再将冬瓜块放入一同熬煮，待黏稠后，加入盐调味，即可关火食用。

功效

有清热解毒的作用，可有效治疗毛囊炎。

枸杞叶茶

配　方 枸杞叶适量。

制用法 将枸杞叶放入砂锅中

后，加入适量的水煎汤，待20分钟后，即可关火，然后去渣，代茶饮用。

功效

清热解毒，止痒。适用于治疗痤疮。

金银花煎剂

配方 金银花、紫花地丁、野菊花、黄芩、知母、白芷、赤芍、连翘、生甘草各10~12克。

制用法 水煎服。

功效

清热解毒。治疗热毒型痤疮。

桃仁红花汤

配方 桃仁、制半夏、丹参、象贝母、红花、川芎、牡蛎、蒲公英、银花、甘草各10~12克。

制用法 水煎服。

功效

活血化痰，散结。用于治疗血瘀痰涎型痤疮。

黄芩生地汤

配方 枇杷叶、桑白皮、黄芩、生地、生石膏、知母、茵陈、栀子、蝉衣、甘草各10~12克。

制用法 水煎服。

功效

适用于肺胃热盛型痤疮。

牛枇杷叶汤

配方 生枇杷叶去毛，霜桑叶、麦门冬、天门冬、黄芩、杭菊花、细生地、白茅根、白鲜皮各12克，地肤子、牛蒡子、白芷、桔梗、茵陈、丹皮、苍耳子各9克。

制用法 水煎服，每日1剂。

功效

用于治疗痤疮。

土茯苓金银花汤

配方 土茯苓30克，赤芍、蒲公英、茜草各10克，生地榆、黄柏、地肤子、金银花、板蓝根各15克。

制用法 水煎服，每日1剂。

功效

清热解毒，活血祛湿。适用于痤疮患者。

白果汁

配方 白果适量。

制用法 将药洗净，切开，绞汁，取汁频涂患部，干后再涂，直至汁尽，每日用2~3粒。

功效

解毒排脓，平痤除皮。适用于痤疮患者。

白芷苦参汤

配方 白芷、白花蛇舌草各10~30克，丹参20~30克，川椒3~5克，苦参、仙灵脾、甘草各5~10克。

制用法 水煎服。

功效

主要用于治疗粉刺。

丝瓜藤水治痤疮

配方 丝瓜藤水适量。

制用法 丝瓜藤生长旺盛时期，在离地1米以上处将茎剪断，把根部剪断部分插入瓶中（勿着瓶底），以胶布护住瓶口，放置1昼夜，藤茎中有清汁滴出，即可得丝瓜藤水擦患处。

功效

清热，润肤。适用于治疗粉刺、痤疮。

茄汁炒藕片

配方 鲜藕300克（切片），番茄100克（绞汁），调料适量。

制用法 先将藕片用菜油煸炒，然后加入调料，将熟时加入番茄汁即可。

功效

清热除湿，凉血益阴。

海带绿豆汤

配方 海带、绿豆各15克，甜杏仁、玫瑰花各9克，红糖适量。

制用法 玫瑰花用纱布包好；甜杏仁用沸水浸泡去皮；海带用温水泡发后切成丝。将以上各原料与绿豆放入锅内，加适量清水煮至绿豆开花软烂即成。拣去玫瑰花，吃绿豆粥。

功效

活血化瘀，消除粉刺。适用于痤疮。

凉拌三菜

配方 石花菜30克，嫩鱼腥草、芹菜各100克，盐、醋、白糖、芝麻油各适量。

制用法 将石花菜用水发软；鱼腥草折段；芹菜洗净切段，入沸水中焯一下，将上3味用盐、醋、白糖、芝麻油凉拌。佐餐食。分2次食用。

功效

清热润燥，利大小便。适用于脾胃湿热型痤疮，症见皮肤红肿热痛、大便秘结、小便黄少、少食腹胀、胸脘满闷、二便不利等。

鱼腥草山楂饮

配方 鱼腥草、山楂各15克，地骨皮、枇杷叶各9克。

制用法 鱼腥草洗净沥干水，与山楂、地骨皮、枇杷叶共入锅，加水适量，中火煎20分钟，弃渣饮汁。每日2次，连服数日。

功效

清热解毒。适用于丘疹、脓疱痤疮，小便黄短者。

枇杷石膏粥

配方 枇杷叶10克，石膏30克，鱼腥草、粳米各100克。

制用法 将枇杷叶、鱼腥草、石膏水煎取汁，放入粳米煮粥。分2次服。

功效

清宣肺热，凉血，利湿。适用于肺经风热型痤疮，症见颜面潮红、粉刺湿热等。

凉拌海蜇

配方 海蜇200克（洗净切丝），紫菜15克（撕碎），芹菜50克（切丝），调料适量。

制用法 先将芹菜丝用开水焯过，再以凉水浸渍，捞出控干，与海蜇丝、紫菜拌匀，加调料即成。

功效

活血通络，祛风散结。适用于前额、面颊甚至胸背处疙瘩丛生，多有脓疱、硬结者。

菊花桑皮汤

配方 枇杷叶、菊花、桑皮、生甘草、苦参各9克，丹皮10克，赤芍12克。

制用法 水煎服，日服1剂。

功效

清热祛风，凉血利湿。

白芷消炎粉

配方 白芷、蜂蜜各适量。

制用法 先将适量白芷磨成粉，然后用蜂蜜调和，涂在有痤疮的部位。

功效

消炎解毒，有美白、祛痘的效果。

化瘀散结祛痘方

配　方 桃仁、当归、红花、赤芍各6克，益母草、银花各12克，夏枯草、海藻、炒三棱、昆布、炙半夏、陈皮各10克。

制用法 用水煎服，每日1剂，早晚饭后温服。

功效

对面部囊肿性痤疮有一定疗效。

皮肤瘙痒症

皮肤瘙痒症，是指临床上无原发损害，且以瘙痒为主的感觉功能异常性皮肤病。在经过中由于搔抓可出现继发性皮肤损害，如抓痕、血痂等。本病与祖国医学文献中记载的“痒风”相类似。病发生随年龄、季节而有不同。一般以老年人多见（老年性皮肤瘙痒症），冬夏易发（冬季皮痒症、夏季皮痒症），发于冬季者，春暖可愈；发于夏季者，入冬即轻。

依据皮肤瘙痒的范围或部位，皮肤瘙痒症可分为两种，一种是泛发性皮痒症。常由一处开始，逐渐扩延，甚至可遍布全身。多见于老年人。除因老年皮肤萎缩干燥，易于发生外，内脏癌肿、肝脏病、糖尿病等系统性疾病，均易伴发本症。

另一种是局限性皮痒症。瘙痒限于某一局部，也可同时数处被侵。多与局部因素有关，一般以外阴、肛门、头部、小腿、掌跖、外耳道等处多见。

老生姜泥

配　方 新鲜老生姜1块。

制用法 捣烂如泥，以纱布包裹，涂擦患处。每次10～20分钟，每日1～2次，疗效显著。

功效

有止痒、润肤的效果。

大枣雪梨膏

配方 大枣10枚，雪梨膏20毫升。

制用法 将枣先泡半小时，入砂锅内加水煮至枣烂后加入雪梨膏后服用。

功效

润肺护肤，健脾益气。适用于冬季皮肤干燥脱屑、老年皮肤瘙痒。

猪蹄骨汤

配方 猪蹄骨2~3个。

制用法 加水煮沸后再熬5分钟。每天临睡前用医用药棉或洁净的白布条蘸猪蹄骨汤在皮肤瘙痒处搽洗一遍。

功效

可治顽固性皮肤瘙痒。

中药煎剂

配方 苍耳子、艾叶各30克，苦参、地肤子、白鲜皮、露蜂房、土槿皮、苏叶、川椒各20克。

制用法 每天1剂，加适量水煎煮后，滤取药液，趁热洗浴，早、晚各1次，每次搓擦15~20分钟，连用7天为1个疗程。

功效

适用于皮肤瘙痒症。

二藤洗方

配方 夜交藤、鸡血藤、乌梢蛇各20克，白酒适量。

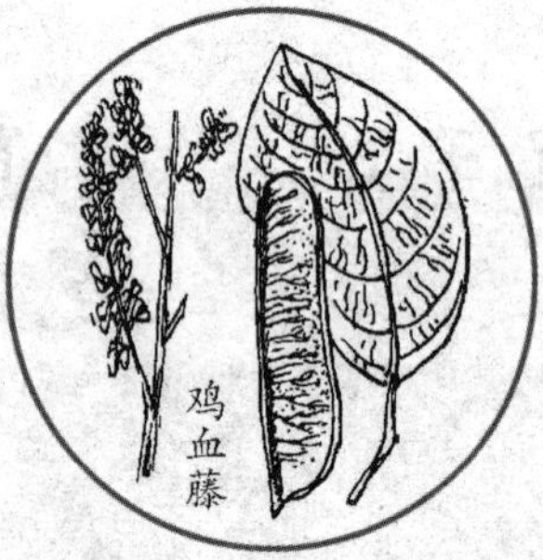

制用法 3药用白酒浸泡，1周即成。每日洗浴时，加入药液30~50毫升于浴水中洗浴，连用5~7天。

功效

除湿止痒。用于治疗皮肤瘙痒症。

祛风止痒汤

配方 牡蛎、珍珠母各30克，生地、当归、益母草、夜交藤各24克，丹皮15克，防风12克，蝉衣7克，荆芥、甘草各9克。

制用法 先将上药用水浸泡30分钟、牡蛎。珍珠母另煎1小时，再合余药，共煎煮30分钟，每剂煎2

次，将2次煎出的药液混合。每日1剂，早、中、晚各温服1次。

功效 平肝熄风，凉血止痒。

益气凉血汤

配方 当归6克，生黄芪、生地、桑叶、苍耳子、黑豆皮、栀子皮、蝉蜕、白鲜皮、杭菊花、橘叶各10克。

制用法 水煎服。每日1剂，日服2次。可连服数剂。

功效 益气凉血，清热祛风。

六味止痒汤

配方 蛇床子、地肤子、苦参各30克，黄柏15克，花椒5克，甘草10克。

制用法 水煎3次。每次加水300毫升，煎取200毫升。头煎、3煎药液，倾入盆内，加温水适量洗澡，第2次煎液，分3次内服。

功效 清热利湿，祛风止痒。

止痒散

配方 熟地黄、露蜂房、丹参、地肤子、苦参各100克，蝉衣、乌梢蛇各50克。

制用法 上药共研极细末，过120目筛后装瓶密闭备用。用时，每取药末4克，每日服3次。1周为1疗程。直至痊愈止。

功效 滋阴活血，祛风止痒。

石膏浮萍汤

配方 生石膏30克，浮萍、黄芩各6克，生地12克，丹皮9克，白鲜皮、连翘、苍耳子、山栀、赤芍各10克，蝉衣5克，甘草3克。

制用法 水煎服。每日1剂，每日服2次。

功效 清热解毒，散风止痒，凉血除湿。

润燥祛风汤

配方 大胡麻、当归、白鲜皮、苦参、乌蛇肉各9克，制首乌、生地各12克，板蓝根15克，荆芥、防风各4.5克。

制用法 水煎服。每日1剂，每日服2次。10剂为1个疗程。

功效 润燥祛风。

痱子

痱子是夏季或炎热环境下常见的表浅性、炎症性皮肤病。因在高温闷热环境下，由于环境中气温高、湿度大，出汗过多，不易蒸发，汗液使表皮角质层浸渍，致使汗腺导管口变窄或阻塞，汗腺导管内汗液潴留后因内压增高而发生破裂，外溢的汗液渗入并刺激周围组织而于汗孔处出现丘疹、丘疱疹和小水疱。痱子好发于皱襞部位。若有细菌繁殖、产生毒素，可加重炎症反应。

痱子一般发病急，但在凉爽的环境里会自行消退且较快。表面有发白的小尖，易出现在额头、后背，时轻时重。生了痱子后剧痒、疼痛，有时还会有一阵阵热辣的灼痛等表现。

沙参麦冬汤

配方 沙参、麦冬、山药、青蒿、白扁豆各12克，茯苓、丹皮、乌梅、玄参各6克。

制用法 水煎，分为2次服用，每日1剂。

二黄治痱子

配方 黄连、大黄各6克，冰片3克，75%的酒精200克。

制用法 黄连、大黄切碎捣细，浸泡在酒精中，1天后即可使用。使用时先清洗患处，再用消毒棉花蘸药液直接涂擦痱子处，每日1~2次，连续使用3~4天，即见显效。

功效

用于治疗痱子。

茯苓通草汤

配方 薏苡仁、茯苓、通草、竹叶、白蔻仁各10克，连翘15克，滑石20克。

制用法 水煎服，每日2次，每

次150毫升。

功效

适用于因病卧床或高热汗出不解胸腹发出的痱子。

大青叶甘草液

配方 金银花、大青叶各20克，芦根30克，蝉蜕、薄荷、甘草各6克，荆芥、桔梗、藿香、神曲各12克。

制用法 上药加水煎煮2次，药液对匀，分为2次服用，每日1剂。

功效

清热止痒。

樟脑石膏粉

配方 樟脑6克，黄柏、石膏各12克，滑石18克，炉甘石9克，冰片3克。

制用法 上药共研细末，用棉球蘸药粉扑患处，每日3~5次。

功效

适用于痱子。

丝瓜叶汁

配方 嫩丝瓜叶适量。

制用法 洗净，切碎，捣如泥状，用干净纱布绞挤汁液。以汁涂搽患处，每日1~2次。

功效

用治痱子、疖肿、癣等。

黄瓜外涂方

配方 黄瓜1条。

制用法 洗净，切片。涂擦患处，每日洗澡后及临睡前各1次。

功效

清热解毒。用治痱子。

苦瓜汁

配方 鲜苦瓜1个。

制用法 将苦瓜切丝，装碗中，加食盐1撮（约0.3~0.5克），搅拌，腌制几分钟，揉汁搽患处，每天1~2次。

功效

清热解毒。治疗痱子，1~2天即可见效。

马齿苋汁

配方 取鲜马齿苋150克。

制用法 将马齿苋切碎，加水200克，煎15分钟，弃渣取汁，凉后外涂，每日5~6次。

功效

清热解毒。治疗痱子。一般2~3天可消除。

花椒水

配方 花椒30克。

制用法 将花椒加水3000毫升，煎煮，待温后洗患处。

功效

杀虫止痒。治疗痱子。

鱼腥草液

配方 鲜鱼腥草120克。

制用法 取鱼腥草水煎，待温，给患儿洗澡。1日1次。

功效

主治痱子。

生石膏末

配方 生石膏50克，茶叶10克。

制用法 共研细末，撒患处，每日1~2次。

功效

主治痱子。

生蒲黄

配方 生蒲黄30克，枯矾10克。

制用法 共研末，撒患处，每日2次。

功效

主治痱子。

苦参

配方 苦参60克，浮萍30克。

制用法 水煎，洗患处，每日2~3次。

功效

主治痱子。

芹菜花椒汁

配方 芹菜100克，花椒6克。

制用法 水煎，洗患处，每日2~3次。

功效

主治痱子。

枸杞梗叶液

配方 枸杞梗带叶适量。

制用法 将枸杞梗及叶洗净，放入盆内加水煮1小时，晾晒。冲洗身上的痱子，每日2次。

功效

清血热，止痛痒。用治夏日皮肤

长痱子、疮疖。

绿豆滑石粉

配 方 绿豆粉、滑石粉各等份。

制用法 将两粉和匀。用时洗净患处，扑撒于痱子上。

功 效

清热解毒。用治痱子成疮。

黄黏土冰片

配 方 黄黏土1小块，冰片10克。

制用法 取地下较深处的黄黏土块，晒干，辗碎，过筛留粉末。冰片研细，与黄土粉调匀。涂撒在痱子上，每日1~2次。

功 效

清热，止痛。用治痱子、小疮疖红痒。

寒水石末

配 方 寒水石、滑石粉、甘草粉各等份。

制用法 研成极细末即可使用。沐浴后，将患处擦干，洒上此种药粉，每日2~3次。

功 效

主治痱子。

雀 斑

雀斑，是发生于面部皮肤上的黄褐色点状色素沉着斑，系常染色体显性遗传。日晒可诱发和加重皮损，多在3~5岁出现皮损，女性较多。其数目随年龄增长而逐渐增加。好发于面部，特别是鼻部和两颊，可累及颈、肩、手背等暴露部位，非暴露部位无皮疹。损害为浅褐或暗褐色针头大小到绿豆大斑疹，圆形、卵圆形或不规则。散在或群集分布，孤立不融合。无自觉症状。夏季经日晒后皮疹颜色加深、数目增多，冬季则减轻或消失。常有家族史。

茯苓敷面剂

配方 白茯苓、蜂蜜各适量。

制用法 将白茯苓研成细末，用蜂蜜调膏状，每晚用以敷面，晨起洗去，半月后可去雀斑。

功效

美白，祛斑。

雀斑汤

配方 生地20克，丹参、鸡血藤、浮萍各30克，连翘15克，荆芥穗、红花、川芎、生甘草各10克。

制用法 水煎服，每日1剂，日服3次。

功效

凉血祛痰，清肺祛风。用于祛除雀斑。

水牛角

配方 水牛角60克，白附子、白芷各15克，升麻、羌活、防风、生地各30克，川芎、红花、黄芩各15克，生甘草6克。

制用法 将各药研成细末，蒸熟，做成小丸，每晚服10克，温开水送服。

功效

祛风清热，凉血散血。对治疗雀斑有效。

益母草液

配方 益母草50克。

制用法 将益母草加水适量煮取汁液，贮瓶备用，每晚取汁20毫升洗面。

功效

活血祛瘀，消除雀斑。

苍耳子粉

配方 苍耳子若干。

制用法 将苍耳子洗净，焙干，研成细粉，装瓶备用。每次饭后服3克，米汤下，每日3次。

功效

适用于因风邪袭面、气血失和而致的雀斑。

熟地甘草汤

配方 熟地15克，山茱萸、炒丹皮、甘草各10克，茯苓12克，山药30克，升麻、白附子、细辛、巴戟天各3克。

制用法 水煎服，每日1剂，分

2 次服。

功效

本方适用于因肾阴亏损而致的雀斑。

黑牵牛米

配方 黑牵牛米、鸡蛋清各适量。

制用法 两者调匀，备用，在临睡前将调好的黑牵牛米涂抹在脸上，晨起洗去。

功效

既可除雀斑，又能保护皮肤。

旋覆粉

配方 旋覆花若干。

制用法 将旋覆花捡去杂物，去除梗叶，筛净泥土，研成细粉备用。用时洗脸。

功效

适用于雀斑，亦可使皮肤润泽、驻颜。

白檀香汁

配方 白檀香、浆水各适量。

制用法 将白檀香捣磨成汁。浆水制法是：将煮熟的小米浸泡在冰水中五六天，至生出白色泡沫时，滤出备用。每晚用温浆水洗脸，毛巾擦干，然后在雀斑局部涂上檀香汁，第二天晨起擦去。

功效

适用于雀斑。

桃花蜂蜜散

配方 桃花、冬瓜仁各等份，蜂蜜适量。

制用法 将桃花阴干，研成细粉；冬瓜仁去壳，研末。二者加入蜂蜜调匀，夜晚以此蜜敷面，每晨起洗净，每日 1 次。

功效

理气活血，润养祛斑。对雀斑有效。

茵陈赤芍煎剂

配方 茵陈 20 克，生地榆、老紫草、地肤子、土茯苓各 15 克，赤芍 10 克。

制用法 水煎服，每日 1 剂。

功效

清热凉血，消斑美容，适用于雀斑。

湿疹

湿疹是由多种内外因素引起的瘙痒剧烈的一种皮肤炎性反应。分急性、亚急性、慢性三期。急性期具渗出倾向，慢性期则浸润、肥厚。有些病人直接表现为慢性湿疹。皮损具有多形性、对称性、瘙痒和易反复发作等特点。湿疹病因复杂，常为内外因相互作用的结果。内因如慢性消化系统疾病、精神紧张、失眠、过度疲劳、情绪变化、内分泌失调、感染、新陈代谢障碍等，外因如生活环境、气候变化、食物等，均可导致湿疹的发生。外界刺激如日光、寒冷、干燥、炎热、热水烫洗以及各种动物皮毛、植物、化妆品、肥皂、人造纤维等均可诱发。是复杂的内外因子引起的一种迟发型变态反应。

密陀僧末

配　方 密陀僧30克，黄柏20克，冰片2克。

制用法 共研细末。用于湿疹渗液时，直接撒于患处。

功效

适用于急性、慢性湿疹。

萆薢渗湿汤

配　方 苡米、萆薢各20克，土茯苓30克，生甘草、泽泻、紫草、丹皮、黄柏、苦参、白鲜皮各10克，滑石15克，木通6克，刺蒺藜30克，红花5克。

制用法 水煎服，1日1剂。

功效

清热，利湿，止痒。

知柏地黄汤

配　方 知母15克，黄柏、玉竹、白及、白鲜皮、地肤子、丹皮、山药、泽泻、茯苓、山茱萸各10克，地骨皮12克，生地、玄参各30克。

制用法 水煎2次服用。1日1剂，第3煎水待温浸泡患处，忌食辛辣之物。

功效

适用于湿疹。

吴茱萸硫黄末

配方 炒吴茱萸30克，海螵蛸20克，硫黄6克，蓖麻油适量。

制用法 共研细末，用蓖麻油调敷。

功效

适用于慢性湿疹。

黄连蜂巢末

配方 黄连、蜂巢等量，凡士林适量。

制用法 先将黄连、蜂巢研末，再将凡士林小火熔化，加入黄连、蜂巢末搅拌成膏状。用时先用2%的温盐水洗净患处，后涂油膏。

功效

散风祛湿。

鱼胆黄柏粉

配方 青鱼胆、黄柏各等份。

制用法 先将黄柏研末，再将青鱼胆剪破，取胆汁，与黄柏粉末调匀，晒干备用。使用时将纱布包裹药粉敷于患处。

功效

清热解毒。可用治皮肤湿疹久治不愈者。

当归知母液

配方 菟丝子、当归、知母各15克，胡麻仁、茯苓、生地、玄参各12克，何首乌20克，川芎、甘草各6克，麦冬、玉竹、蝉蜕、桃仁各10克。

制用法 每剂水煎2次，早、晚分服。第3煎凉后湿敷患处。

功效

养血熄风，除湿止痒。用于治疗湿疹。

石膏生地煎剂

配方 生石膏30克，生地20克，白蒺藜、金银花、丹皮、车前草、滑石各15克，黄芩、知母、苦参各10克，蝉蜕6克。

制用法 每剂水煎2次，早、晚分服。第3煎凉后湿敷患处。

功效

清热解毒，除湿止痒。用于治疗湿疹。

龙胆草生地液

配方 龙胆草8克，丹皮、黄芩、栀子、苦参各10克，金银花、茵陈、地肤子、生地各15克，滑石18克，甘草3克，泽泻30克。

制用法 每剂水煎2次，早、晚分服。第3煎凉后湿敷患处。

功效

清肝利湿止痒。用于治疗湿疹。

炉甘石末

配方 炉甘石30克，孩儿茶20克，冰片10克。

制用法 共研成细末，贮瓶备用。有渗出液者可用上药撒之，无渗出者用麻油调匀涂擦患处，每天2次。

功效

适用于急性湿疹。

蒲黄龙骨末

配方 生蒲黄、龙骨、乌贼骨各等份。

制用法 研成细末，过筛，将此粉直接撒于患处，渗液湿透药粉时，再继续撒药。再用药时，不要将原已干燥的药粉去掉。

功效

适用于急性湿疹渗液多者。

苦参黄柏末

配方 黄柏、龙胆草、苦参各30克。

制用法 共研成细末，瓶装备用。有渗出液者可用药粉撒之，无渗出液则用麻油调匀涂擦患处，每天2次。

功效

适用于急性湿疹。

滑石明矾末

配方 滑石、五倍子、明矾各15克，蛋黄油各适量。

制用法 滑石、五倍子、明矾共研成细末，再用蛋黄油调成糊状，外涂患处，每天2次。

功效

适用于治疗阴囊湿疹。

苦参蛇床子煎剂

配方 大枫子、苦参各50克，蛇床子、浮萍、荆芥、川芎各15克，苍耳子、仙鹤草各30克。

制用法 加水煎沸15～20分钟，滤取药液，倒入盆中，趁热熏洗患处，待药液变温时，可坐浴，每天2次。

功效

适用于肛门湿疹。

地肤倍子洗方

配方 地肤子、五倍子各30克，土槿皮、白鲜皮、地榆、土茯苓、皂刺、紫草各15克，黄柏、赤石脂、甘草各10克。

制用法 水煎，将药汁倒入盆中，趁热熏洗患处，每天早、晚各1次，每次20～30分钟。

功效

适用于顽固性肛门湿疹。

二矾膏

配方 明矾、皂矾、黄丹、赤石脂各30克。

制用法 共研成细末，用麻油调成糊状，将药厚厚地涂于患处，待药稍干后用纱布包裹，待其干燥结痂自行脱落而愈。

功效

适用于治疗顽固性慢性湿疹。

斑秃

斑秃，是一种突然发生的、界限性的、圆形或椭圆形的头发脱落，秃区头皮及周围头发光泽均正常，无炎性反应及自觉症状。初起常为一片，面积较小，然后逐渐扩大增多，严重者头发全部脱落，甚至周身毛发全部脱落。本病属于中医学“油风”“油风毒”“鬼舔头”等范畴，俗称“圆秃”。

人参熟地饮

配方 旱莲草、当归、美登木各20克，枸骨12克，冬虫夏草9克，人参、茯苓各15克，熟地30克，制首乌、白术、天麻、全蝎、白芍各10克。

制用法 每日1剂，水煎取汁，

前2煎，早、晚口服，第3煎取药液外洗。

功效

扶正固本，滋补肝肾，养血祛风。主治斑秃。

桑叶柏叶生发擦剂

配方 桑叶、侧柏叶、半夏、首乌、白人参、花椒各20克，苦楝皮、白芍各10克，生姜5片，红辣椒2个。

制用法 将上述药物一同浸入75%的酒精500毫升中，1周后滴入蓖麻油5滴，摇匀备用。直接用棉签蘸取药液涂擦患部，每日3次。涂擦后可在秃发区适当按摩。

功效

滋阴养血，祛风生发。主治斑秃。

五子益精生发汤

配方 覆盆子、菟丝子、枸杞子、旱莲草各15克，车前子6克，五味子5克，何首乌12克，鸡血藤10克。

制用法 每日1剂，水煎取汁200毫升，分早、晚2次服用。

功效

补肝肾，益精髓。主治斑秃。

加减美发汤

配方 何首乌、当归各30克，杭白芍12克，淡竹叶、补骨脂、鱼鳔胶各9克（烊化），菟丝子、枸杞子、怀牛膝各10克，代赭石、炙甘草各6克，连翘心4.5克。

制用法 水煎服，每日1剂。

功效

补养肝血，佐以益肾。主治肝血不足，血余失养。

桑葚黄芪饮

配方 桑葚、楮实子、黄芪各30克，熟地、当归、白芍、制首乌、党参、白术、茯苓各12克，远志、肉桂、天麻、陈皮各10克，五味子、炙甘草各6克。

制用法 每日1剂，水煎，分5次内服，一般服1个月，重症患者服2~3个月。

功效

养营血，助心阳。主治斑秃。

制附子四物末

配方 制附子20克，骨碎补15克，侧柏叶25克，食醋60克。

制用法 将制附子、骨碎补、侧

柏叶共研细末，加入食醋中，浸泡10日后即成。用药棉蘸上述浸液涂擦患处，每日不得少于3次。

功效

祛风除湿，行气活血，通络生发。

首乌山茱萸汤

配方 首乌、山茱萸、枸杞、菟丝子各15克，熟地18克，黑芝麻、白芍各30克，当归12克，川芎10克，羌活6克。

制用法 每日1剂，水煎，分2次服，1个月为1个疗程。

功效

滋养肝肾，祛风养血。主治斑秃。

白癜风

白癜风是一种常见的后天性表皮色素脱失性皮肤病，该病在全身各部位可发生，常见于指背、腕、前臂、颜面、颈项及生殖器周围等，女性外阴部亦可发生，青年妇女居多。中医称为“白癜”或“白驳风”，在皮肤上可出现大小不等的圆形或椭圆形白斑，边界清晰，边缘色素较深。白癜风易诊断难治疗，且影响美观。中医认为，肺主气，主白色。白斑是由于气血不足，使皮肤不得营养而变白。

近代研究表明，白癜风除皮肤外，还会累及眼、耳等，该病发生于任何年龄、性别和人种，其中以20~30岁的青年人为多见，一般发病率为0.5%~4%，近年来有逐年上升的趋势。

清炖蛇肉

配方 乌梢蛇1条（约500克），陈皮6克，生姜3片，清水1000毫升，精盐适量。

制用法 乌梢蛇去内脏，洗净，

与陈皮、生姜同放入砂锅内，加入清水共炖。待蛇肉熟烂后加入精盐即可。饮汤吃肉。

功效

祛风通络，除湿止痛。适用于风寒湿痹型白癜风。

首乌防风汤

配方 首乌、桑葚子各30克，白蒺藜18克，赤芍12克，三棱、防风各15克。

制用法 每日1剂，水煎服，早、晚分2次口服。

功效

活血祛风，调和气血。适用于白癜风。

如意黑白散

配方 旱莲草90克，白芷、何首乌、沙苑蒺藜、刺蒺藜各60克，紫草45克，重楼、紫丹参、苦参各30克，苍术24克。

制用法 上药研细末，收贮勿泄气，每天服3次，每次服6克，开水送下。另用肉桂30克，补骨脂90克，水酒各半，浸泡1周，温水沐浴后，外搽患处。

功效

适用于治白癜风。

红花当归饮

配方 红花、当归各10克。

制用法 水煎，口服。每天1剂，分2次服。孕妇禁用。

功效

有活血化瘀的作用。适用于白癜风。

沙苑蒺藜猪肝

配方 沙苑蒺藜60克，猪肝1副。

制用法 沙苑蒺藜研末；将猪肝煮熟，切片。将猪肝蘸沙苑蒺藜食用，每日1次。

功效

养肝补血，通经活络。适用于白癜风。

青核桃皮

配方 青核桃皮（未成熟的核桃青皮）1个，硫黄5克。

制用法 青核桃皮洗净，捣烂如泥，加入硫黄再捣，调匀。搽抹白斑处。每日搽之。

功效

用治白癜风。

生大黄擦方

配方 生大黄末30克。

制用法 加甘油少许，酒精混合为糊状。涂擦患处。

功效

用于白癜风。

脱发

脱发是头发脱落的现象，有生理性及病理性之分。生理性脱发指头发正常的脱落；病理性脱发是指头发异常或过度脱落。随着社会压力不断增大和生活节奏的加快，环境的不断恶化，以及不良的饮食习惯，伴随我们的非健康、亚健康问题也与日俱增，脱发患者越来越多。脱发患者应多喝生水，多吃含有丰富铁质的食品，瘦肉、鸡蛋的蛋白、菠菜、包心菜、芹菜、水果等都是最佳的治疗食物。

红花饮

配方 桃仁、红花、赤芍各9克，川芎5克，当归须10克，生姜2片，红枣7枚，葱白3根，黄酒250克。

制用法 黄酒加适量水，将药倒入浸泡1小时后煎，煮沸后再煎25分钟，去渣，滤取药汁300～500毫升，每日煎服2次。

功效

活血化瘀，透络通窍。用治脂溢性脱发、斑秃。

制首乌熟地汤

配方 制首乌24克，熟地、侧柏叶、黄精各15克，枸杞子、骨碎补各12克，当归、白芍各9克，红枣5枚。

制用法 水煎服，每日1剂，1

个月为1个疗程。

功效

补肾精，益肝血。

茯苓生发方

配　方 茯苓2000克。

制用法 将上药研为细末，每次服8克，白开水冲服，每日2次。坚持服至长出发根为度。

功效

健脾益肾，养血安神。治疗脱发。

黑芝麻饮

配　方 生地、熟地、侧柏叶各15克，当归、黑芝麻各20克，首乌25克。

制用法 每日1剂，水煎2次，分2次服。

功效

养血清热。适用于风热血燥之脱发。

白术熟地汤

配　方 炒白术、猪苓、萆薢、白鲜皮、首乌藤各15克，泽泻、车前子、川芎、桑葚各9克，赤石脂、生地、熟地各12克。

制用法 水煎服，每日1剂，日服2次。

功效

健脾祛湿，滋阴固肾，乌须健发。主治脂溢性脱发。

女贞子茯苓汤

配　方 女贞子、菟丝子、旱莲草、桑葚子、制首乌、茯苓各12克，当归9克。

制用法 水煎服，每日1剂。

功效

滋阴补肾。主治脂溢性脱发。

二地当归饮

配　方 生地黄、熟地、当归、旱莲草各20克，侧柏叶15克，黑芝麻30克，制首乌25克。

制用法 先将药物冷水浸泡约1小时后即行煎煮，煮沸后改小火，继煎30分钟，每剂药可煎服3次。

功效

补肝肾，乌须生发。主治脂溢性脱发及须发早白。

白术当归生发养血汤

配　方 白术、当归、侧柏叶、

冬桑叶、女贞子各12克，党参、土茯苓、白芍、制何首乌各15克，生薏苡仁30克。

制用法 每日1剂，水煎取汁200毫升，分早、晚2次服用。1个月为1个疗程，治疗3个疗程后评定疗效。

功效

健脾祛湿，益气养血。主治脂溢性脱发。

寻常疣

疣是由病毒引起的良性赘生物，多见于儿童及青年。引起疣类的病毒为人类乳头瘤病毒，它存在于棘层细胞中，可促使细胞增生形成疣状损害。常见者有寻常疣、扁平疣等。寻常疣在临床上表现为坚硬、表面干燥粗糙的疣赘状，顶端可分化呈刺状，如绿豆至豌豆大。有自身接种性而多发。好发于手、足背、手指、足缘或甲廓等处。中医称之为“疣目”“千日疮”，其基本病机为肝血失养，燥瘀肌肤，兼感邪毒。扁平疣为针头至扁豆大小的扁平丘疹，多数散在，呈正常皮色或带棕色。

鱼香草方

配方 鱼香草（又名土薄荷、青薄）鲜品适量，酒精适量。

制用法 先用酒精将疣体及周围皮肤消毒，用消毒刀片将疣体表面削去一部分，再取适量鲜鱼香草搓绒擦疣体面，每天3次。

功效

消炎，消肿毒。主治寻常疣。

硫黄消疣散

配方 精制硫黄3克，豆腐1块，绿壳鸭蛋1枚。

制用法 将纯硫黄纳入豆腐内同煮，煮至豆腐呈黑绿色为度。将硫黄取出，阴干，研末。再将绿壳鸭蛋一端敲一小孔，放入硫黄末于蛋孔内，搅转，复将蛋孔封好，置饭锅内蒸熟。剥去蛋壳，上、下午各食半个，食1蛋为1个疗程。

功效 解毒，杀虫，疗疮。用治寻常疣、扁平疣。

蓝酱牡蛎汤

配方 板蓝根、败酱草、牡蛎（先煎）、生薏苡仁各30克，露蜂房、夏枯草、赤芍、红花、木贼草各10克，马齿苋15克，香附12克。

制用法 每日1剂，水煎，分2次服。同时取其药渣再煎取液局部溻洗1次，每次20分钟。5周为1个疗程。

功效 清热解毒，凉血活血。主治扁平疣。

羌活茵陈汤

配方 羌活、茵陈、苦参各15克，防风、当归、黄芩各12克，炙甘草、猪苓、白术、泽泻、知母各10克，升麻、苍术、葛根各6克，党参30克。

制用法 每日1剂，水煎服。

功效 清热利湿。主治扁平疣。

马齿苋苡仁汤

配方 马齿苋60克，蜂房9克，大青叶15克，生薏苡仁30克。

制用法 每日1剂，水煎服。

功效 清热解毒。主治寻常疣。

木贼香附煎

配方 木贼、香附子各30克。

制用法 上药加水600毫升煎取药液，将药液倒入盆内，待温擦洗患处，每日1剂，日洗2～3次，每次洗20分钟。一般外洗1～2剂即可痊愈。

功效 理气解表。主治寻常疣。

四仁汤

配方 薏苡仁、冬瓜仁各30克，桃仁、杏仁各10克。

制用法 每日1剂，水煎服。

功效 清热解毒，疏通腠理，通利血脉。主治扁平疣。

苍耳液

配方 苍耳子10克，75%的酒精50毫升。

制用法 将苍耳子浸泡于酒精中，密闭浸泡7天，滤渣取液备用或此药仍浸泡药液内，用棉签蘸药液涂抹患处，每天数次，寻常疣10天即可，扁平疣7天即可。停药15～20天后其疣自行脱落。

功效

散风祛湿。主治寻常疣、扁平疣。

荨麻疹

荨麻疹是一种常见的皮肤病。是由于各种因素致使皮肤黏膜血管发生暂时性炎性充血与大量液体渗出而造成局部水肿性的损害，局部或全身性皮肤上突然成片出现红色肿块，发病迅速，消退亦可迅速，有剧痒。可能伴随有发热、腹痛、腹泻或其他全身症状。

荨麻疹起病较急，皮损常突然发生，开始孤立散在，逐渐可随搔抓而增多增大，互相融合成不整形、地图形或环状。如微血管内血清渗出急剧，压迫管壁，风团可呈苍白色，周围有红晕，皮肤凹凸不平，呈橘皮样。皮损大多持续半小时至数小时自然消退，消退后不留痕迹，但新的风团陆续发生，此起彼伏，不断发生，1天内可反复多次发作。

芝麻根煎剂

配方 芝麻根1握。

制用法 洗净后加水煎。趁热烫洗。

功效

清热，散风，止痒。用治荨麻疹。

韭菜外涂方

配方 韭菜1把。

制用法 将韭菜放火上烤热。涂擦患部，每日数次。

功效

清热，散风。用治荨麻疹。

红薯藤治荨麻疹

配方 红薯藤（干品）50克。

制用法 将上药水煎，加红糖适量饮服，每日1剂。35剂为1个疗程。

功效

主治荨麻疹。

首乌当归饮

配方 制首乌30克，当归、白芍、白及、地龙干各10克，路路通、生地各15克，川芎、乌药、荆芥、防风各6克，甘草5克。

制用法 先把上药用水浸泡30分钟，再煎30分钟，每剂煎2次，将2次煎出的药液混合。每日1剂，早、晚各服1次。15日为1个疗程。

功效

养血活血，祛风止痒。主治荨麻疹。

荆防参香化湿解表汤

配方 荆芥、防风、刺蒺藜、黄芩、苦参、车前子、藿香、佩兰各10克，白鲜皮、白茅根各15克。

制用法 每日1剂，水煎2次，早、晚分服。

功效

透热解表，化湿消疹。适用于外感湿热，兼受风邪，发于皮表者。

苍术茯苓汤

配方 苍术、黄芩、连翘、地肤子、茯苓、丹皮、蝉蜕各10克，厚朴6~9克，陈皮6克，甘草5克。

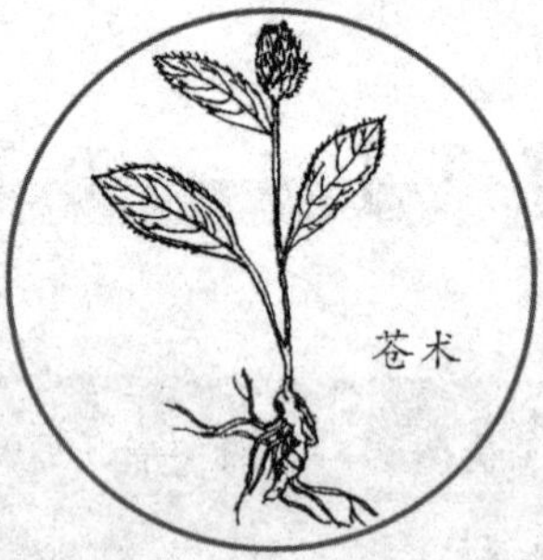

制用法 水煎服，每日1剂，日服2次。

功效

清热祛湿，运脾和中，散风活血。

麻黄四皮饮

配方 麻黄、干姜皮、浮萍各3克，杏仁4.5克，白鲜皮、丹参各15克，陈皮、丹皮、白僵蚕各9克。

制用法 水煎服，每日1剂，日服2次。

功效

开腠理，和血止痒。主治血虚因寒湿或风寒而发的慢性荨麻疹，或急性荨麻疹。

手足癣

手足癣是发生于掌、跖与指、趾间皮肤的浅部真菌感染。致病菌主要有红色毛癣菌、须癣毛癣菌和絮状表皮癣菌。手癣中医称之为“鹅掌风”，足癣中医又称“脚湿气”。这是一种接触传染病，会因共用面盆、脚盆、脚巾、手巾、拖鞋及澡盆而迅速传播。

手足癣的发生可能会出现混合的感染，该病常见于成年人，并且这种病很容易在夏季发作或者是加重，从而引起症状的发生，一般冬季是治疗手足癣的最好时机。要预防手足癣的发生，就应该及时地保持手足部位的清洁以及干燥，并且要做好自己的卫生工作。

紫菜车前子煎剂

配　方 紫菜、车前子各25克。

制用法 水煎。每日服2次。

功效

有利湿清热的功效。适用于湿性脚癣。

海带煮猪肉

配　方 海带、猪肥肉各120克。

制用法 把海带浸泡洗净，切丝。把猪肥肉切成薄片，与海带丝共入白开水中煮熟，不能放油盐等调味品。每日1剂，分2次，于饭后约1小时，将海带丝、猪肉连汤同食。10日为1个疗程。

功效

散瘀润燥。治手足癣。

赤小豆冬瓜

配　方 赤小豆150克，冬瓜300克。

制用法 加水煎汤服食。每日1剂，2次分服。

功效

清热解毒，利水消肿。适用于脚

气肿痛。

生地当归煎剂

配方 生地60克，当归15克。

制用法 水煎服，也可用煎液浸泡患处。

功效

适用于手足癣。

皂荚炖乳鸽

配方 乳鸽1只（250克），皂荚5克。

制用法 乳鸽去肠杂，将皂荚纳入鸽腹内，同煮食。

功效

祛风痰，除湿毒。治手足癣。

陈酒木香汤

配方 陈酒、木香、干姜各适量。

制用法 以上材料加水煎。每日服用3次。

功效

治疗手足癣。

苦杏仁涂搽剂

配方 苦杏仁100克，陈醋300毫升。

制用法 二者放入搪瓷容器内煮沸后，小火继续煮15～20分钟（使药液浓缩至150毫升为宜），冷却后装瓶备用。用时先用温水将足洗净晾干，再涂药液，每日3次。

功效

清热解毒，散瘀消肿。治足癣有奇痒难忍、搔破流水者。

黄柏明矾泡方

配方 黄柏50克，明矾30克。

制用法 先将黄柏研碎，加水煮15分钟成500毫升药液，滤渣后，再加入明矾，趁热泡患部。每日2次，每次20～30分钟。

功效

适用于手癣和脚癣。

荸荠洗手方

配方 荸荠、米醋各适量。

制用法 荸荠去皮，切片，浸醋中，小火煎10分钟，待醋煎干后，将荸荠捣烂，用适量洗患手，每天1次。

功效

解毒，杀虫，散瘀。治疗手足癣。

复方藿香洗剂

配　方 藿香25克，生大黄2克，黄精、明矾各10克，白醋500克。

制用法 以白醋浸泡上药24小时，经煮沸冷却后，将患部浸洗3～4小时。用药期间，5天内不用肥皂或接触碱性物质，一般1～2剂即可见到效果。

功效

治手、足癣。

银屑病

银屑病亦称牛皮癣，是一种临床发病范围广泛、症候表现复杂多变、有一定治疗难度的慢性皮肤病。它的皮损临床表现在红色丘疹或斑片上覆有银白色多层鳞屑，以四肢伸侧、头皮和背部较多。同时也是一种常见的慢性炎症性皮肤病，具有顽固性和复发性的特点。银屑病有明显的季节性，多数患者病情春季、冬季加重，夏季缓解。

西医认为，银屑病是多基因遗传，针对其采取的治疗方法是用抑制剂对银屑病的发病基因进行控制。而中医认为银屑病的发病机制是由气血虚弱或病久伤阴、饮食不当、情志失调而引起。气血虚弱或因病久耗伤阴，则营血失养、气虚血虚而生燥，皮肤失于濡养而成。

赤小豆茅根牛角粥

配　方 赤小豆、大米各50克，鲜茅根、水牛角各100克，红糖适量。

制用法 将茅根、水牛角加水2000毫升，煎至1000毫升，加大米、赤小豆煮粥，红糖调服，每日1剂。

功效

清热解毒，凉血消斑。用于治疗银屑病。

赤小豆绿根粥

配方 赤小豆、绿豆各30克，鲜芦根10克，大米50克。

制用法 鲜芦根洗净，与二豆、大米煮为稀粥服。每日早、晚各食1次。

功效

清热解毒，利湿润燥。

紫草青黛汤

配方 青黛10克，丹参、紫草各15克，甘草6克。

制用法 水煎服，每日2次，每日1剂。

功效

凉血，解毒，化瘀。治银屑病，疹色暗红、经久不退者。

滋血熄风汤

配方 生、熟地各20克，何首乌、银花藤、赤芍、川牛膝、当归各30克，威灵仙、蚤休、山豆根、白鲜皮、紫草、苦参、僵蚕、广地龙、火麻仁、车前子各10克，大黄3~6克，蝉衣6克。

制用法 每日1剂，水煎3次，分2次服。90剂为1个疗程。

功效

清热解毒，滋血熄风。

生地青叶汤

配方 生地、丹参、玄参、麻仁、大青叶、白鲜皮、草河车各15克，北豆根、连翘各10克。

制用法 水煎服。早、晚各服1次。

功效

养血润燥，清热解毒。

消银解毒汤

配方 板蓝根25克，银花15克，赤芍20克，苦参10克，水牛角片、地丁、生地、白鲜皮、土茯苓各30克，全蝎6克，海桐皮12克。

制用法 水煎2次，早、晚各服1次（饭后服）。

功效

凉血化斑，清热解毒，佐以化湿消风。适用于银屑病血热型（进行期）。症见皮疹全身泛发，多呈点滴或斑片状，色鲜红，银屑多，瘙痒重，新疹不断出现、扩大等。

苦参凡士林膏

配方 苦参100克，凡士林

400克。

制用法 上药调匀成膏。外敷患处。

功效

适用于银屑病静止期。

皮肤皲裂

皮肤皲裂是由于肌肤骤然被寒冷风燥所逼，致血脉阻滞，肌失濡养，手足部皮肤变得干燥，出现裂纹，最终促成皲裂。皮肤皲裂通常都伴有疼痛，严重者可影响日常生活和工作。

冬天的时候气候干燥，皮肤若不好好注意保养就容易发生手脚皲裂的情况，多见于老年人及妇女。因此，在干燥寒冷的季节里，要多吃些油脂才有利于皮肤的健康。此外，出现手脚皲裂时要注意保持营养，多吃含维生素A的食物，少吃碱性食物。维生素A有促进上皮生长、保护皮肤、防止皲裂的作用，如胡萝卜、豆类、绿叶蔬菜、牛奶等，还应适当多吃脂肪类、糖类含量丰富的食物，可使皮脂腺分泌量增加，减少皮肤干燥及皲裂。

大黄甘草膏

配方 生大黄15克，甘草30克，香油250克。

制用法 先将大黄、甘草切细碎后放入香油中，以小火煎熬，待炸至药成焦黄色，过滤去渣备用。用时取适量外搽皲裂处，每天3次，连用10天。

功效

治疗皮肤皲裂。

白及生地膏

配方 白及、生地各30克，香油、黄蜡各120克。

制用法 先将香油放入锅中加热，再把生地、白及加入油内炸枯，去渣后，放入黄蜡制成膏状。用前先用温水泡洗患处，擦干后，将药膏涂于患处，每天2次，连用10天。

功效

适用于皮肤皲裂。

二白蜂蜜膏

配方 白蔹、白及各30克，大黄50克。

制用法 炒后研为细粉贮瓶备用。治疗时将药粉少许加适量蜂蜜调成糊状外涂手足皲裂处。每天3次，连续使用10天为1个疗程。

功效

滋润肌肤。治疗手足皲裂。

麻油生地膏

配方 芝麻油、黄蜡100克，生地25克，凡士林50克。

制用法 先把芝麻油放在小锅内烧开，然后加入生地块，待浓煎后，滤掉生地渣滓，再同时加入黄蜡、凡士林同煎，直至完全溶化为度，外涂。

功效

润肤去燥。适用于手足皲裂。

黄豆膏

配方 黄豆、凡士林各适量。

制用法 将黄豆研细过筛，与2倍之凡士林混合调膏，装瓶备用。用时先洗净患处，然后用药外敷患处，以填平裂口为度。外用纱布包扎。每3日换药1次。

功效

防燥，润肤。主治手足皲裂。

杏仁末

配方 杏仁适量。

制用法 取杏仁研末，装于丝绸袋内，于米酒内泡1夜。用其汤液频搽患处，疗效佳。

功效

消炎润肤。主治手足皲裂。

明矾洗剂

配方 明矾10克，白及15克，马勃6克。

制用法 上药加水煎3次。每次加水600毫升，煮沸20分钟后，倒出药汁，将3次药液和匀，待温浸泡患处，每次20分钟。每日早、晚各1次，每剂可用3次，3剂为1个疗程。同时，另取本方1剂，共研细末，用凡士林调成20%的软膏。浸泡后涂药膏，效果更佳。

功效

消炎润肤。主治皮肤皲裂。

甘油白酒外涂方

配方 甘油20克，白酒250毫升。

制用法 将甘油与白酒搅匀，浸泡24小时。用此液涂擦皲裂部位，数日可愈。

功效

润肤防燥。主治皮肤皲裂。

香蕉膏

配方 香蕉皮或香蕉肉适量。

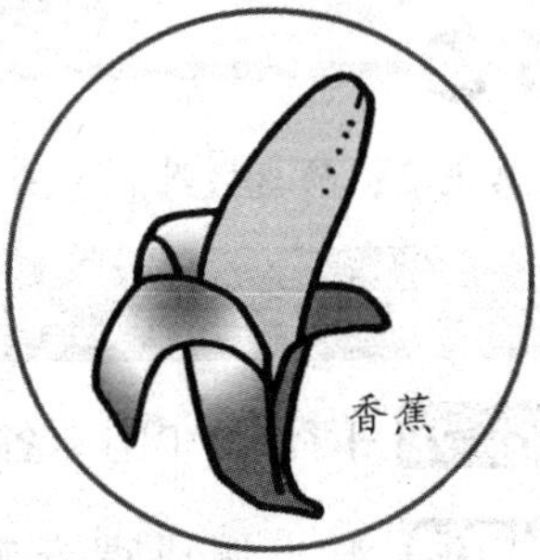

制用法 用香蕉皮擦皲裂处，每日擦数遍，数日后皲裂就会消失。每隔3天用香蕉皮擦1次，可防止皮肤皲裂。或将熟透的、皮发黑的香蕉放炉房焙热，然后用热水洗手，待裂口处皮肤变软后，用香蕉泥擦患处，并进行摩擦。一般连用数次，可使皲裂皮肤很快愈合。

功效

润肤生肌。主治手足皲裂。

蜂蜜猪油润肤方

配方 猪油30克（煎沸后），蜂蜜70克。

制用法 待猪油冷却后与蜂蜜调匀，装瓶备用。使用前，先把患处用热水浸泡20～30分钟，使角质软化，去掉污垢，然后敷涂此药。每日早、晚各1次。

功效

润肤，防燥。主治手足皲裂、干燥。

白及甘液

配方 白及粉100克，甘草粉80克，75%的乙醇、甘油各250毫升。

制用法 将前2味药与乙醇、甘油一并置入容器中，密封浸泡1周后备用。用时取药液涂擦患处，每日早、晚各1次，一般涂药1～2天见效。

功效

消炎通络，祛风润肤。主治手足皲裂。

鸡眼

鸡眼是局部皮肤角质层增生，多发生在脚底压力点部位，初生时往往会误认为是鞋底摩擦所长的老皮，稍久，会有不平的感觉，且渐粗硬，行走时如垫脚般很不方便，甚至疼痛不已。其形状透明浑圆，中有绿豆般大小的颗粒，左右脚常对称而生，故叫做“鸡眼”。

此症发生的原因，可能是终日甚少走动，或是鞋袜过紧，而影响脚底肌肉活动，导致血液循环不畅而引起。经常赤足着地、勤于锻炼的人，就不大会患鸡眼。如发现有脚心老皮渐硬，而有结块的迹象时，应每晚以热水泡脚，并于泡后用毛巾不断摩擦，同时放宽鞋袜，可达到预防的效果。

蜈蚣乌梅液

配　方 干蜈蚣30条，乌梅9克，菜籽油或香油适量，1%的盐水适量。

制用法 将蜈蚣、乌梅焙干，共研细末，装入瓶内，再加入菜籽油或香油（以油浸过药面为度）。浸泡7～10天后，即可使用。用时先以1%的盐水浸泡患部15～25分钟，待粗皮软化后，剪除粗皮（以见血丝为宜），再取适量药膏调匀，外敷患处，用纱布包扎，每12小时换药1次。

功效

通络止痛，解毒散结。主治鸡眼。

丁香膏

配　方 丁香末、肉桂末各等量。

制用法 温水调成稠膏敷贴患处，外盖纱布，胶布固定。1日1换。

功效

主治鸡眼。

半夏末

配　方 半夏适量。

制用法 研末，敷于患部。用药

前先洗净患处，剪（削）去鸡眼的角化组织，呈一凹面，放入半夏末，外贴胶布。经5～7天，鸡眼坏死脱落，生出新肉芽组织，再过数日即可痊愈。

功效

消痞散结，用于治疗鸡眼。

六味鸡眼膏

配方 五倍子、生石灰、石龙脑、樟脑、轻粉、血竭各1克，凡士林12克。

制用法 各研细粉，用凡士林调匀（可加温）成膏即成。先用热水泡洗患处，待鸡眼外皮变软后，用刀片仔细刮去鸡眼的角质层，贴上剪有中心孔的胶布（露出鸡眼），敷上此药，再用胶布贴在上面。每日换药1次。

功效

杀菌解毒，散结止痛。主治鸡眼。

地骨红花膏

配方 地骨皮、红花各10克，香油适量。

制用法 地骨、红花研成细末，加适量香油调成糊状。每晚热水泡脚后，取适量药糊涂在鸡眼上，再用无毒塑料薄膜盖上，用胶布固定。

功效

消肿解毒。适用于鸡眼。

葱白液

配方 鲜大葱适量。

制用法 取鲜大葱，将葱叶头割断，用手挤其液。缓慢涂搽，数次可愈。

功效

通阳杀菌。用治鸡眼。

荸荠葱白贴

配方 荸荠1枚，葱白1根。

制用法 将荸荠、葱白去皮，捣烂如泥。敷于鸡眼处，用卫生布包好。每晚睡前洗脚后换药1次。

功效

软结蚀疣，使皮肤角化细胞软化脱落。适用于鸡眼。

紫果敷

配方 紫果、食盐各适量。

制用法 紫果加盐适量捣烂。先把鸡眼厚皮刮去后，用此药外敷患处。每日4～6次。

功效

消肿解毒。治鸡眼。

消赘液

配方 骨碎补、补骨脂各9克，巴豆30克，鸦胆子20克，95%的酒精1000毫升。

制用法 将上药置于酒精中浸泡7天，去渣，用时用药棉蘸药液涂擦患处，每次4～6分钟，每日2～4次，一般3～7天即可痊愈。

功效

祛腐消赘。适用于鸡眼。

无花果贴

配方 未成熟的无花果适量。

制用法 捣烂，敷于患处。每日换药2次，数日见效。

功效

消肿解毒。治赘疣、鸡眼。

乌梅贴

配方 乌梅10枚，香油适量。

制用法 乌梅研成细末，装入瓶内，加上香油浸泡7～10天，和匀成药膏。用温盐水浸泡鸡眼，待粗皮软化后去除粗皮，取适量药膏敷在鸡眼上，再用纱布包扎，12小时换1次药，3天为1个疗程。

功效

适用于治疗鸡眼。

带状疱疹

带状疱疹是由水痘—带状疱疹病毒引起的，累及神经与皮肤的常见皮肤病。中医称“蛇丹”“蛇串疮”“蜘蛛疮”等。本病的特点为单侧性、沿着被侵犯的脑神经或脊神经分布，呈带形的多片红斑基础上生出成簇疱疹，并伴发热和神经痛，附近淋巴结肿大。一般2周内水疱干枯结痂，不留痕迹。

马齿苋合剂

配方 马齿苋60克，大青叶、蒲公英各15克。

制用法 先将上药用水浸泡30分钟，再煎煮30分钟，每剂煎2次，将2次煎出的药液混合。每日1剂，早、晚各服1次。

功效

清肝火，利湿热。治带状疱疹。

三粉擦剂

配方 雄黄、明矾各10克，琥珀末3克。

制用法 将上药共研成细粉，用凉开水调如稀浆糊，以新羊毛刷蘸之擦患处，随干随擦。

功效

清解邪毒。用治带状疱疹。

雄黄白矾膏

配方 雄黄、白矾各10克，乳香、没药各5克，冰片少许，生石灰水、香油各50毫升。

制用法 将雄黄、白矾、乳香、没药共研极细末，入冰片末混匀。加入生石灰水和香油，搅拌均匀成膏状。外涂患处，不须包扎，每日2~3次。一般1次止痛，2~3次可愈。

功效

清热燥湿，解毒止痛。主治带状疱疹，湿热毒邪蕴结肌肤者。

雄黄蜈蚣膏

配方 雄黄9克，蜈蚣3条(瓦焙)。

制用法 分别研为细末，混合均匀，香油调涂患处，每日3次。

功效

清火解毒。主治带状疱疹。

虎杖板蓝根汤

配方 虎杖15克，板蓝根20克，丹皮、赤芍各13克，蝉蜕10克，甘草5克。

制用法 每日1剂，水煎，分2次服。

功效

清热凉血，解毒。主治带状疱疹。

板蓝根煎剂

配方 板蓝根、紫花地丁、淡竹叶、金银花、虎杖、白花蛇舌草各20克，牡丹皮、柴胡、黄芩、枳壳、甘草、延胡索各10克。

制用法 水煎服。每日1剂，分2次服。

功效

清热解毒。主治带状疱疹。

珍珠壳汤

配方 龙胆草、牡丹皮、甘草、蝉蜕、柴胡、连翘各10克，板蓝根、车前子、生地黄、木通、泽泻各15克，珍珠壳30克。

制用法 水煎服。每日1剂，分2次服。

功效

清热，泻火，利湿。主治皮肤疱疹。

陈皮煮鸡蛋

配方 陈皮、当归各9克，柴胡15克，鸡蛋1个。

制用法 将前3味药洗净，与鸡蛋共置锅内，加水同煮，鸡蛋熟后去壳再入锅煮15～20分钟，去渣，吃蛋喝汤。每日1剂，连服5～7日。

功效

活血养血，理气止痛。适用于气滞血瘀型带状疱疹。症见皮损消退后局部疼痛不已等。

菱角粥

配方 粳米、红糖各100克，菱角500克。

制用法 菱角煮熟，去壳取肉，切碎；粳米加水煮至米粒开花时，放菱角煮成稠粥，加红糖调味。作早餐。

功效

清热祛湿。适用于湿热型带状疱疹。

马齿苋膏

配方 新鲜马齿苋100克。

制用法 将新采的鲜马齿苋洗净，切碎，捣成糊状涂敷患处，日换1～2次。如已破溃用野菊花煎汤洗净后再敷药。

功效

清热解毒，凉血消肿。热毒疮疡者内服、外敷均佳，故用以治疗本病亦有良效。

雄黄敷方

配方 大黄40克，雄黄、冰片、硼砂、滑石粉、地榆、赤芍药各20克，米醋适量。

制用法 共研为极细末，用米醋调成稀糊状。用时，把药物涂于患处，上敷油纸或塑料纸，然后用纱布、胶布固定。每日换药1次。

功效

凉血解毒，清热燥湿。用于治疗带状疱疹。